Dr. Winfried Weber

Emotional Taping

Die wirksamsten Tapings für Stress- und Krisensituationen

VAK

VAK Verlags GmbH
Kirchzarten bei Freiburg

Hinweise des Verlags
Dieses Buch informiert über die Anwendung der Tapingmethode bei emotionalen Belastungen. Die dargestellten Verfahrensweisen haben sich als sicher und effektiv bewährt. Wer sie anwendet, tut dies in eigener Verantwortung. Autor und Verlag beabsichtigen hier nicht, individuelle Diagnosen zu stellen oder Therapieempfehlungen zu geben. Die Informationen in diesem Buch sind nicht als Ersatz für professionelle therapeutische Hilfe bei gesundheitlichen oder psychischen Problemen zu verstehen.

Bibliografische Information der Deutschen Nationalbibliothek
Die Deutsche Nationalbibliothek verzeichnet diese Publikation in der Deutschen Nationalbibliografie; detaillierte bibliografische Daten sind im Internet über http://dnb.d-nb.de abrufbar.

VAK Verlags GmbH
Eschbachstr. 5
79199 Kirchzarten
Deutschland
www.vakverlag.de

2. Auflage: 2012

Abbildungen in Teil I u. Kopffotos: Dr. W. Weber
Alle weiteren Fotos: Gregor Pfitzer
Lektorat: Norbert Gehlen
Covergestaltung: fuchs_design München
Layout und Satz: Karl-Heinz Mundinger, VAK
Druck: Kösel GmbH & Co. KG, Altusried-Krugzell
Printed in Germany
ISBN: 978-3-86731-105-2

Inhalt

Vorwort 7

Teil I: Was ist und wie wirkt *Emotional Taping*?

Einführung 10
Kleine „Stresskunde“ 11
Angst und unsere Möglichkeiten der Reaktion 13
Woher kommen unsere Ängste? 14
Was macht die Angst mit unserem Körper? 15
Die Segmente unseres Körpers 18
Funktions- und Organstörungen 19
Was wirkt worauf? 19
Unser Nervensystem als „Computer“ 20

***Emotional Taping* – Anwendung und Wirkungsweise** 22
Aufbau und Nutzung dieses Buches 22
Die Tapes und das Taping 23
Verspannungszonen – Projektionszonen – Tapingzonen 23
Die wichtigsten Tapingregeln 25
Die Kraft des Bewusstseins 26
Innere Wege zum Ziel und Affirmationen 26
Überblick: Emotional-Taping-Gebrauchsinformation 27

Teil II: Seelische Probleme, körperliche Beschwerden und ihr Ausgleich mit *Emotional Taping*

1. Prägende Ereignisse der Vergangenheit 30
Kurzübersicht:
Innere Wege und Affirmationen bei *früherem* existenziellem Stress 33

2. Gegenwärtiger Stress 66
Kurzübersicht:
Innere Wege und Affirmationen bei *gegenwärtigem* Stress 66

3. Probleme in Partnerschaft und Familie 108
Kurzübersicht:
Innere Wege und Affirmationen bei Stress in Partnerschaft und Familie 108

4. Stress am Arbeitsplatz 143
Kurzübersicht:
Innere Wege und Affirmationen bei Stress am Arbeitsplatz 143

5. Probleme unter Freunden 172

6. Nächtliche Störungen 173
Kurzübersicht:
Affirmationen bei Stress in der Nacht 173

7. Störungen der Organfunktionen 191
Kurzübersicht:
Affirmationen bei Stresssymptomatik an Organen 191

8. Kopfschmerzen und Co. 231
Kurzübersicht:
Affirmationen bei Kopfschmerzen 231

9. Probleme von Kindern 248
Asthma - Krupp 248
Neurodermitis 252
Hyperaktivität 256

10. Ängste 260
Kurzübersicht:
Affirmationen bei Ängsten 261

Schlagwortverzeichnis der Symptome 290
Informationen über Bezugsquellen 293
Über den Autor 294

Vorwort

Das ist die Schattenseite der Zivilisation: In unserer gegenwärtigen Zeit zählt nicht mehr der Mensch in seiner Individualität. Der Mensch wird vielmehr nach der Leistung bewertet, die er in die Gesellschaft einbringt.

Individualität, Emotionalität, Gefühle sind Äußerungsformen des Einzelnen, die den Ablauf eines funktionierenden Räderwerks behindern. Um mithalten zu können, muss der Mensch oft Teile seiner Persönlichkeit aufgeben oder verleugnen. Er muss konform werden.

Mit Konformität ist hier gemeint: die Übereinstimmung mit den zunehmend menschenunwürdigen Normen eines durch wirtschaftliche Interessen bestimmten Kodex. Sie wird uns aufgezwungen und führt zu Spannungen, Stress, Depression und letztendlich zur Krankheit.

Dieses Buch soll helfen, solche Tendenzen zu unterlaufen. Es soll uns dabei unterstützen, wieder zu unserem Selbst zurückzufinden und unsere Persönlichkeit konfliktfrei in die Gesellschaft einzubringen – als glückliches, anerkanntes und verantwortungsvolles Individuum.

Eine neue Therapiemethode mit den verschiedensten Spielarten macht derzeit von sich reden: Aku-Taping, Chiro-Taping, Dolo-Taping, Kinesio-Taping, Medi-Taping, Pino-Taping ... und jetzt auch noch *Emotional Taping*.

Die Begeisterung für die neue Methode hat aber einen guten Grund. Mit diesen elastischen Tapes haben wir einen einfachen und schmerzfreien Zugang zu den Nervenstrukturen im Bindegewebe gefunden, die die Mediziner heute noch vor scheinbar unlösbare Rätsel stellen. Die Haut und das Unterhautfettgewebe mit all den hier vorhandenen Rezeptoren, Leitungsbahnen, Membranen und Gefäßen scheinen eine eigene Funktionseinheit zu bilden, die Verbindungen zu allen anderen Strukturen in unserem Körper aufweist. Nur so lassen sich die sekundenschnellen Wirkungen von Akupunktur, Akupressur, Triggerpunkten und Neuraltherapie erklären.

Ich erinnere mich an den Fall eines etwa 50 Jahre alten Mannes, der auf einen Stock gestützt meine Praxis betrat – zusätzlich hatte er einen Arm um den Hals seiner Frau gelegt. Er litt unter starken Bandscheibenbeschwerden im Bereich der mittleren Lendenwirbelsäule. Seit drei Monaten sei er ohne Erfolg behandelt worden und seine Schmerzen würden immer schlimmer. Ich hatte gerade ein einfaches Stoßwellengerät zum Ausprobieren in meiner Praxis. Es handelt sich dabei um ein Gerät, das das Bindegewebe über niederfrequente Stoßwellen in Bewegung versetzt. Nach einer kurzen Behandlung verließ der Mann ohne Beschwerden und ohne die Hilfe von Frau und Stock die Praxis. Ich war fassungslos ...

Die elastischen Tapes straffen oder stauchen die Haut, je nach Anwendung, und lösen bei aktiver oder passiver Bewegung der getapten Person Scherwirkungen im Unterhautfettgewebe aus. Die messbare Folge ist eine Erwärmung des Gewebes, bedingt durch Verstärken der Durchblutung von Haut und Unterhaut sowie durch Spannungsabnahme der „kontraktilen“ Elemente, auf Deutsch: Das Gewebe entspannt sich und meldet diese Entspannung mit hoher Wahrscheinlichkeit an andere Körperstrukturen.

Teil I

Was ist und wie wirkt Emotional Taping?

Einführung

Wie ich zur Anwendung von Tapes kam? – Es war im Jahre 1982: Ich saß in meiner Praxis und wurde von „Frust" geplagt. Nach 13 Jahren medizinischer Aus- und Weiterbildung und 2 Jahren Praxiserfahrung als niedergelassener Arzt war mir klar geworden, dass ich mein erworbenes klinisches Wissen in der Praxis nicht zugunsten meiner chronisch kranken und chronisch gestressten Patienten umsetzen konnte. Für akut Erkrankte taugte es, bei chronisch Kranken fuhr man damit „gegen eine Wand". Diese Unzufriedenheit führte mich zur Suche nach Alternativen.

In der angesehenen Zeitschrift *Bild der Wissenschaft* fand ich einen Artikel über eine Wärmebildstudie an der Universität Heidelberg. Ihr Thema war die Früherkennung von Brustkrebs. Die Studie wurde damals mit 1 Million DM von IBM gesponsert, brachte aber letztendlich keine neuen Erkenntnisse. Trotzdem bestimmte die Thermografie seit diesem Zeitpunkt mein Leben.

In der Heidelberger Studie wurde erforscht, welche Temperaturwerte bei gesunden Menschen über bestimmten Körperoberflächenstellen zu erwarten sind. Die Wärmemessung an der Körperoberfläche erwies sich als eine wahre Fundgrube. Man gab einem Kranken ein bestimmtes Medikament oder führte gezielt eine Therapie durch … und das „Orakel Temperatursteuerung" antwortete mit auffälligen Temperaturschwankungen. Faszinierend! Doch was sagten diese Abweichungen aus?

Kurze Zeit später fiel mir ein Buch des Münchner Arztes Reinhard Vogl in die Hände: *Akupunktur und bioenergetische Analyse*. Er beschrieb darin die körperorientierte Psychotherapiemethode des New Yorker Psychiaters Alexander Lowen und verglich sie mit der Denkweise der Traditionellen Chinesischen

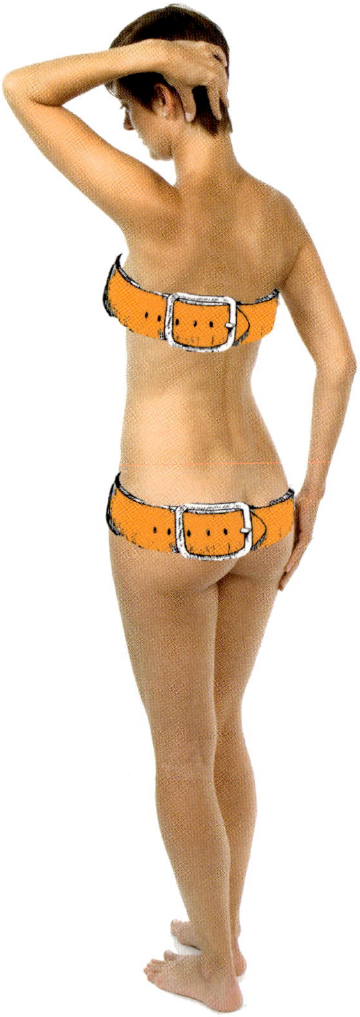

Abbildung 1: Konfliktbedingte oberflächliche Verspannungszonen (nach Keleman)

Medizin. Lowen vertrat die Auffassung, dass jeder nicht verarbeitete psychische Konflikt zu „segmentalen Verspannungen" führe. Unter segmentalen Verspannungen versteht man Verhärtungen im Bereich von Haut, Unterhaut und Muskeln, die den Körper ringförmig umschließen (vgl. Abbildung 1). Der Verlauf der Segmente, die durch diese Panzerungen geschützt werden sollen, wird in Abbildung 4 dargestellt (siehe S. 18).

Das war eine wirklich „heiße" Theorie, die möglicherweise mit der Wärmemessung bestätigt werden konnte. Und so war es auch. Bei ähnlichen Konfliktkonstellationen fand man in den gleichen Segmenten Verspannungen und damit verbunden eine verminderte Durchblutung und im Thermogramm eine auffällig niedrige Temperatur über diesem Hautareal. Therapeutisch konnte man nun verschiedene Wege gehen, um diese Stellen aufzulockern und Durchblutung und Funktion wieder zu steigern: Man konnte massieren, Neuraltherapeutika in die Haut quaddeln oder spritzen, Craniosacraltherapie anwenden oder Tapes aufkleben. Diese Tapes boten den großen Vorteil einer Langzeitwirkung. Ein auf die Haut aufgeklebtes Tape hielt bis zu einer Woche, überstand alle Duschbäder und entlastete zuverlässig die betroffenen Körperzonen. Eine Woche Taping entsprach sozusagen einer Woche ununterbrochener Therapie, und das am Tag wie auch in der Nacht.

Kleine „Stresskunde"

AIDS, Krebs, MS und Rheuma sind Erkrankungen, die uns vor Probleme stellen. Ihre Ursachen (Immunschwäche, Viren, Autoimmunmechanismen) scheinen uns zwar klar, aber die Umsetzung dieser Erkenntnis in eine kausale Therapie bereitet Schwierigkeiten.

Bei bakteriellen, viralen Erkrankungen und Pilzkrankheiten haben wir die Ursache deutlich „vor Augen": Erreger! Wir nehmen diese Erreger unter „Beschuss". Aber ist die Ursache solcher Erkrankungen wirklich ein sichtbares Substrat? Vielleicht ist diese „evidenzbasierte" Sichtweise (wie sie heute in der Medizin so schön genannt wird und die man für offensichtlich hält) ja falsch und der Grund für unsere Hilflosigkeit bei den heute noch unheilbaren Erkrankungen?

Thomas Nicols schrieb 1853 in seiner esoterischen Anthropologie:

> „Gesundheit ist im menschlichen Wesen die Vollkommenheit der körperlichen Ordnung, der intellektuellen Energie und der moralischen Kraft.
>
> Gesundheit ist der höchste Ausdruck aller in vollkommener Harmonie zusammenwirkender Fähigkeiten und Leidenschaften des Menschen.
>
> Gesundheit ist die vollkommene Befreiung von körperlichen Schmerzen und geistiger Disharmonie.
>
> Gesundheit bedeutet Schönheit, Energie, Reinheit, Heiligkeit und Glück.

Gesundheit ist jener Zustand, in dem der Mensch der höchste Ausdruck der Macht und Güte eines Schöpfers ist, den man kennt.
Wenn ein Mensch in seinem Wesen, seinem Körper und seiner Seele vollkommen ist, vollkommen in ihren harmonischen Adaptationen und Handlungen, und in vollkommener Harmonie mit der Natur, mit seinen Mitmenschen und Gott lebt, kann man von ihm sagen, dass er sich im Zustand der Gesundheit befindet."
(Nicols, Thomas L.: *Esoteric Anthropology,* New York 1853, S. 227)

Diese Harmonie des Menschen mit sich selbst und seiner Umgebung beruht auf der Fähigkeit zur ausgewogenen Koexistenz mit der ihn umgebenden Gesellschaft. Ist diese Fähigkeit nicht vorhanden, treten Konflikte auf. Konflikte führen im Menschen zu Spannungen, im energetischen Sinne zu „Fehlspannungen" und damit zu einem Energieungleichgewicht im menschlichen Regelsystem.
Wir sprechen im täglichen Leben von Stress und machen damit die Belastung, die von unserem Umfeld auf uns übertritt, für unsere Anspannung verantwortlich. In Wirklichkeit ist diese Anspannung, der sogenannte „Stress", ein Zeichen für unsere Unfähigkeit, Konflikte angemessen zu verarbeiten.
Stress in geringer Dosierung ist lebensnotwendig, damit unser selbstregulierendes System funktionsfähig bleibt. *Chronischer* Stress („Distress") jedoch führt in der Regel zu Erkrankungen. Im Stress schütten die Nebennieren Adrenalin und Cortisol aus. Die Adrenalinausschüttung bewirkt unter anderem:

- Beschleunigung des Herzschlags
- vermehrte Schweißsekretion
- Verengung der Hautgefäße
- Kontraktion der Haarbalgmuskulatur (Gänsehaut)
- Erschlaffung der Bronchialmuskulatur (Atem stockt)
- Gleichzeitig entsteht das Gefühl der Angst.

Dieses Phänomen nennt man bei Tieren Kampf-oder-Flucht-Reaktion. Stellt sich das Tier dem Kampf oder flieht es, so kommt es augenblicklich zur Entspannung durch Vermindern der Adrenalinausschüttung. Hält der Kampf oder die Fluchtsituation dagegen an und das Tier (oder der Mensch) kann oder will nicht mit Flucht oder Kampf reagieren, bleibt der Stress bestehen und eine Erkrankung wird wahrscheinlich. (Vgl. Capra, Fritjof: *Wendezeit*, München: Knaur 1988)
Die Cortisolausschüttung in der Stresssituation führt zur Hemmung der „Fresslust" der weißen Blutkörperchen und damit zu einer Hemmung der Abwehrkraft. Bei Dauerstress ist eine Immunschwächung die Folge. Bakterien, Viren und potenzielle Krebszellen können nicht mehr ausreichend vernichtet werden.

Angst und unsere Möglichkeiten der Reaktion

Von dem Moment an, da wir gezeugt wurden, sind wir Ereignissen unterworfen, die unsere Entscheidung fordern. Leider gilt, sobald wir dem Strom der Zeit ausgesetzt sind, häufiger der Spruch „Kommt Zeit, kommt Konflikt" als das Sprichwort „Kommt Zeit, kommt Rat".

Es wird immer wieder gerne angeführt, im Chinesischen bestehe der Ausdruck für „Krise" aus zwei Schriftzeichen: ein Zeichen für „Gefahr", das zweite für „Gelegenheit, Chance". Auch wenn chinesische Kollegen mir diese Interpretation nicht bestätigen konnten, hat diese begriffliche Verbindung meines Erachtens einen großen Wahrheitsgehalt: Jede für uns neue Herausforderung verlangt uns eine Entscheidung ab. Die gesündeste Entscheidung wäre, diese Herausforderung anzunehmen und konfliktfrei (das heißt übersetzt: ohne Kampf) aufzuarbeiten. Das aufgearbeitete Ereignis wird dann als neutrale Erfahrung in unserem Unterbewusstsein abgespeichert.

Liegen jedoch in unserem Unterbewusstsein schon relevante schlechte oder gute Erfahrungen vor, so werden diese in den Entscheidungsprozess mit einbezogen. Schlussfolgerungen daraus könnten etwa so lauten: „Dieses Problem wird meine Fähigkeiten übersteigen, es ist besser, wenn ich fliehe." Oder: „Meistens habe ich es geschafft, ich könnte es auch jetzt wieder schaffen, wenn ich angreife."

Kommt es zu einer bedrohlichen Situation, so bleiben mehrere Reaktionsmöglichkeiten:

- Ich entscheide mich vernunftgemäß.
- Ich entscheide mich aufgrund meiner in der Vergangenheit gesammelten Erfahrungen.
- Ich entscheide mich instinktiv, „aus dem Bauch" heraus.
- Meine Entscheidungsfähigkeit ist blockiert. Ich habe Angst. Diese Angst führt, wie oben bereits erwähnt, zu ungesunden Reaktionsweisen.

Angst ist oft nur ein Übergangsstadium, solange noch keine Entscheidung gefallen ist. Angst macht uns machtlos. Der Mensch im Zustand der Angst ist wie ein hilflos im Sturm treibendes Schiff, dessen Kapitän sich nicht entscheiden kann, einen Hafen anzulaufen oder gezielt aufs Meer hinauszusteuern.

Ich erinnere mich an folgende Szene:

Nepal – eine buddhistische Tempelanlage, zu der endlos viele Treppenstufen hinaufführen. Auf halber Höhe zum Tempel: eine abgemagerte, kotverschmierte Hündin. Oberhalb der Treppe am Tempeleingang eine bellende Hundemeute von etwa 10 Hunden, die langsam – die Reaktion der Außenseiterin testend – keilförmig auf die Treppe hinabstieg. An der Spitze der Meute der Anführer, der sich in seiner Führungsposition bedroht sah, hinter ihm in Rangfolge der Rest der Meute. Die Hündin stand regungslos, wie angewurzelt auf der Treppe und ließ sich, der Hackordnung entsprechend, von jedem der Hunde beschnuppern. Danach verstummte das Bellen und die Hündin schloss sich als Letzte der Meute an.

Die Hündin wählte die in ihrer Situation günstigste Reaktionsform: die Reaktionslosigkeit, die Blockade. Sie war alleine und wollte in die Gesellschaft und die Schutzgemeinschaft der Hunde aufgenommen werden. Angriff oder Flucht hätten dieses Ziel verfehlt.

Woher kommen unsere Ängste?

Im indischen Kulturkreis glauben die Menschen, dass das Leben nicht mit der Zeugung beginnt und nicht mit dem Tod endet. Sondern: Vor der Zeugung sind wir eins mit dem Universum. Wir befinden uns in einer kosmischen Existenz, die weder Zeit noch Raum kennt und dadurch auch keine Ängste in Bezug auf Zeit und Raum entwickeln kann.

Der Eintritt in den Raum und die Zeit geschieht zum Zeitpunkt der Zeugung. Wir nehmen Gestalt an und entwickeln Bedürfnisse, obwohl wir in der Gebärmutter versorgt werden. Bedürfnisse entstehen in dem Augenblick, in dem unser „Bedarf“ nicht mehr gedeckt wird.

Wie wir später sehen werden, kann ein solcher „Bedarfsentzug“ in der ersten Phase der Schwangerschaft (das ist die Zeit um die Zeugung bis zum dritten Lebensmonat) allein schon durch den Wunsch des Umfeldes zur Abtreibung auftreten. Es sei betont, dass es sich hierbei nicht immer um die Mutter handeln muss, sondern auch die Ablehnung des Kindes durch den Vater, die Eltern oder die Schwiegereltern der Frau haben hier ihren Einfluss. Das Kind antwortet auf diese gestörte Akzeptanz mit einer Störung seiner Identität und seines Egos.

In der zweiten Phase der Schwangerschaft (zwischen dem vierten und neunten Monat) können mangelnde Zuwendung und mangelndes Beschäftigen mit dem Kind, Ignorieren des Kindes im Mutterleib oder Beschimpfen des Kindes zu gestörtem Kommunikationsverhalten und später zu Einbrüchen in seiner Persönlichkeitsentwicklung führen.

Zustände der Mutter wie Ängste, Unruhe, Nervosität oder Verzweiflung werden auf das Ungeborene übertragen und lösen Verunsicherung aus. Diese Zustände führen auf Dauer zu einer Verkümmerung des Mutterkuchens. Die das Kind versorgenden Gefäße verengen sich und das Kind hungert. In dieser Phase, dem Zeitraum um die Geburt, besteht bei einer Verzögerung des Geburtsvorgangs oder bei Sauerstoffmangel unter der Geburt die Gefahr, dass eine Störung des Körperbewusstseins und des späteren Leistungsverhaltens auftritt. Mit der Geburt verlieren wir endgültig die Geborgenheit. Wir sind nicht mehr eins mit der Mutter, die Nabelschnur wird gekappt.

Wenn bis dahin das Leben in der Gebärmutter unbeschwert war, so treten jetzt schlagartig Ängste auf: Angst zu verhungern, Angst vor Verlust der Geborgenheit, Angst vor Verlust der Zuwendung. Wir sind gezwungen, um unsere Versorgung zu buhlen, es treten Kommunikationsängste und Persönlichkeitsängste auf. Diese Ängste entstehen durch „Noch-nicht-Wissen“, „Noch-nicht-Können“ und „Noch-nicht-wissen-Können“. Wir sind in diesem Stadium zum Handeln gezwungen. Bei diesem Handeln ohne das dazu notwendige Grundwissen müssen wir negative Erfahrungen hinnehmen.

In der späteren „Trotzphase“ erkennen wir plötzlich, wie vor einem Spiegel, unsere eigene Identität. Inzwischen haben wir begriffen, dass wir einen eigenen Körper haben, um den wir uns kümmern müssen, eine Persönlichkeit, die notwendig ist für die Auseinandersetzung mit dem Umfeld, und jetzt begreifen wir unser eigenes Ego, unsere Identität, die nach außen verteidigt werden muss.

In dieser Phase werden Identitätsängste geboren. Entweder wir gehen gegen diese Ängste an, stellen uns der Herausforderung, entwickeln ein autonomes, nach außen gerichtetes, starkes, mächtiges, überlegenes, vielleicht auch führendes Ich und *leben* – oder wir wenden unser Ich nach innen und unterwerfen uns, mit dem hintergründigen Wunsch, wieder in die Geborgenheit, in den Schoß des Universums einzutauchen, und wir *sterben* letztendlich.

Was macht die Angst mit unserem Körper?

Welche Auswirkungen können Ängste oder unsere Existenz, Persönlichkeit oder Identität bedrohende Ereignisse auf den Körper haben? – Ein Beispiel:

Eine bildhübsche Abiturientin verliebt sich in ihren Lehrer. Beide beschließen zu heiraten. Das Mädchen ist überglücklich. Plötzlich will der Lehrer aber nur dann in die Ehe einwilligen, wenn die Frau zuvor in seine Religionsgemeinschaft konvertiert. Daraufhin geht die Verbindung auseinander.

Vier Jahre vergehen, die junge Frau wagt es nicht mehr, eine Partnerschaft einzugehen. Plötzlich steht der Mann ihres Lebens vor ihr. Die auf diese Begegnung folgende Monatsblutung wird zum Horrortrip. Die Frau wird mit „akutem Unterbauch“ (= bretthater Bauch bei meist lebensbedrohlichen Erkrankungen) und massivsten Schmerzen in die Klinik eingewiesen. Eine ausführliche Untersuchung bleibt ohne Ergebnis ...

Liegt bei Frauen und Männern auf partnerschaftlicher oder existenzieller Ebene eine seelische Verletzung aus der Vergangenheit vor, so wird in deren Leben jede Entscheidungssituation, die zu einer größeren körperlichen Nähe oder Bindung führt, ein kurz- oder längerfristiges Abschalten der Fortpflanzungsfunktion nach sich ziehen. (Siehe weiter unten) Beispiele für solche Entscheidungssituationen könnten etwa sein:

- Soll ich mit meinem neuen Schwarm essen gehen?
- Soll ich mit ihm schlafen?
- Soll ich in eine gemeinsame Wohnung einziehen?
- Soll ich mich verloben? Soll ich heiraten?
- Soll ich ein Kind bekommen?
- Soll ich mit ihm ein Haus bauen?
- Soll ich einen Kredit aufnehmen?
- Soll ich einen neuen Job annehmen?
- Soll ich ...?

Der Verstand sagt: „Ja, toll, tu es!“, aber das Unterbewusstsein denkt: „Lass es lieber, es geht doch wieder schief, in dieser Situation nicht“, und gesteuert vom vegetativen, unwillkürlichen Nervensystem drosseln Frau oder Mann die Durchblutung in ihrem Unterbauch, um ihre Fortpflanzungsfähigkeit zu mindern, spannen aber auch die Muskulatur um das Becken an, um diese Organe mit einem muskulären Panzer für bessere Zeiten zu schützen.
Die Ängste um die eigene Körperlichkeit bleiben ein Leben lang bestehen, meistens unbewusst. Eine existenzielle Bedrohung unter oder kurz nach der Geburt, zusammen mit dem Sichergeben in diese bedrohliche Situation, wird zur entscheidenden Prägung für das spätere Leben. Spätere Prägungen durch Erziehung oder Verlust von Bezugspersonen, Scheidung der Eltern, Missbrauch oder Ähnliches werden diese „Kerbe“ im Lebenslauf nur vertiefen und stabilisieren.
In bedrohlichen Situationen, in denen man sich hilflos ausgeliefert fühlt, kommen urzeitliche, unwillkürliche und instinktive Verhaltensformen zum Einsatz. Salopp ausgedrückt: buckeln, sich aufblasen, den Schwanz einziehen. Wenn der Mensch „buckelt“, legt er den Kopf an die Brust und rundet die Brustwirbelsäule zu einem Schildkrötenpanzer, um Schläge schmerzloser ertragen zu können. Wenn er sich aufbläst, spannt er einen Muskelgürtel um seinen Oberbauch und überbläht die Lunge, um den Eindruck muskulärer Überlegenheit zu erwecken. Wenn er „den Schwanz einzieht“, so bedeutet das ins Menschliche übersetzt: Er spannt die Muskulatur des Beckenbodens an und macht sie hart, in der Absicht, den Körper gegen Verletzungen von außen zu schützen. Alexander Lowen beschreibt in seinen Büchern, dass der Mensch in Konfliktsituationen, die er geistig nicht bewältigen kann, schützende Muskelpanzerungen bildet. (Vgl. Abbildung 2 und Lowen, Alexander: *Körperausdruck und Persönlichkeit*, München: Kösel, 1988)
Diese Muskelverspannungen werden an den Stellen gebildet, wo sie – dem nicht zu lösenden Konflikt entsprechend – uns den größtmöglichen körperlichen Schutz versprechen. Hier erhöht sich nicht nur die Muskelspannung, sondern auch in der den Muskel schützenden Haut nimmt die Spannung zu und die Durchblutung ab. So lässt sich aus der Lokalisation der Muskelverspannungen, der Hautverspannungen und der Hauttemperatur indirekt auf unbewältigte Konflikte des jeweiligen Menschen schließen. (Vgl. A. Lowen)

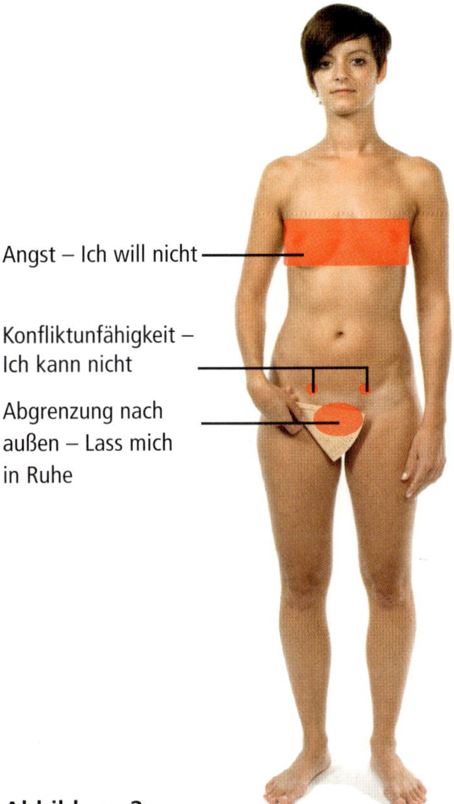

Abbildung 2

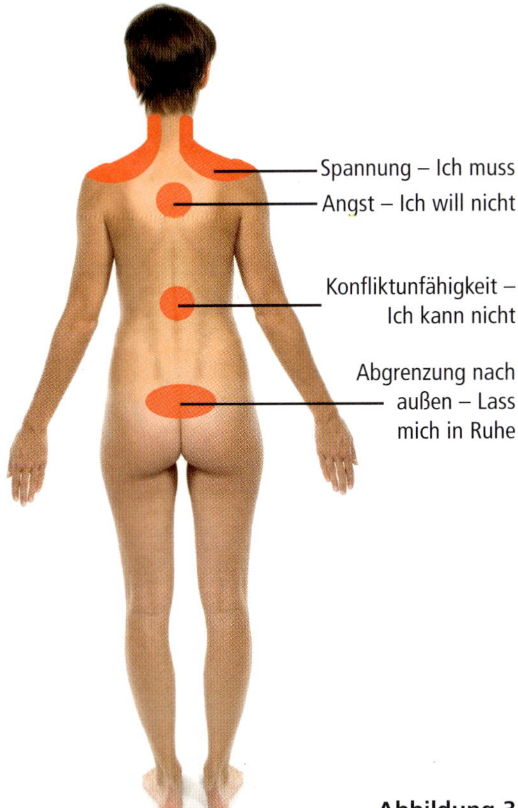

Abbildung 3

Ins tägliche Leben übersetzt bedeutet dies, dass eine verstärkte Anspannung des großen Trapezmuskels Halsstarrigkeit verursacht, die für die Situation steht: „Ich muss durchhalten, ich muss es schaffen, ich muss da durch!"

Eine Verspannung zwischen den Schulterblättern, die oft in die vorderen Brustanteile ausstrahlt, steht für Herzangst und die Situation: „Ich will nicht." Eine Verspannung der Haut und der Muskulatur im oberen Lendenwirbelsäulenbereich, die nach Perioden persönlicher Überforderung auftritt, steht für Konfliktunfähigkeit und hat die Bedeutung: „Ich kann nicht mehr."

Eine Verspannung über dem Kreuzbein steht für körperliche Überlastung mit daraus folgender Abgrenzung nach außen und bedeutet nichts anderes als: „Lass mich und meinen Körper in Ruhe."

Bleibt der Konflikt über längere Zeit ungelöst bestehen oder treten auf der gleichen Ebene neue Probleme auf oder gewinnen die alten erneut an Aktualität, so führen die fortdauernden Verspannungen der Muskelspangen im Bereich der Wirbelsäule zu einem enormen Druck auf Wirbelkörper und Bandscheiben. Die Bandscheiben halten dem Druck nicht länger stand. Durch Nervenquetschung kommt es zum sogenannten Hexenschuss in Höhe der betroffenen Segmente.

Die Segmente unseres Körpers

Wie bereits erwähnt, ist unser Körper ähnlich einem Regenwurm (oder dem „Michelin-Männchen“) in Segmente aufgeteilt. Im Bereich des Brustkorbs verlaufen diese nahezu horizontal, vom Nabel an neigen sie sich seitwärts nach unten. (Vgl. Abbildung 4)

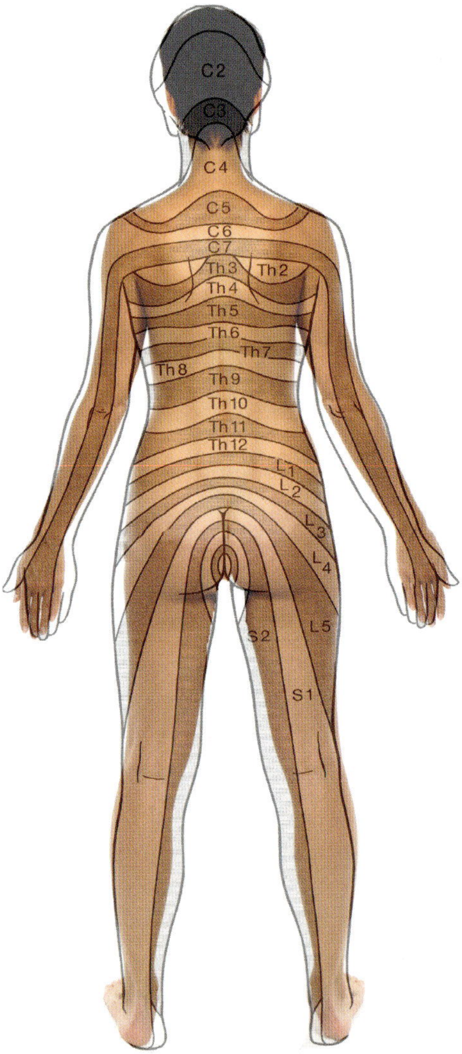

Abbildung 4

Im gesunden Zustand sind wir uns dieser Segmente nicht bewusst. Befinden wir uns jedoch in Belastungssituationen, so treten diese Segmente – wie im Fall des Hexenschusses – spürbar zutage. Sie werden nach dem Ursprung der aus dem Rückenmark entspringenden Spinalnerven bezeichnet. Diese entspringen mit Ausnahme des ersten Halsnervs und der Kreuzbeinnerven zwischen zwei Wirbeln. Ein Spinalnerv, der zwischen dem dritten und vierten Brustwirbel entspringt, wird als vierter Brustnerv bezeichnet und versorgt das vierte Brustsegment mit Nervenfasern unterschiedlicher Qualität. So finden wir Nervenfasern, die Schmerzreize aus diesem Segment zum Gehirn leiten, sowie Fasern, die durch unseren Willen (willkürlich) oder unabhängig von unserem Willen (unwillkürlich, reflektorisch) Muskelbewegungen hervorrufen. Es gibt aber auch Nervenfasern des vegetativen Nervensystems, die (beispielsweise bei Störungen im Organbereich) Schmerzen in diese Segmente projizieren können. Dann erfüllen diese Segmente die Aufgabe von Projektionszonen.

In diesen Segmenten, die oberflächlich gesehen nur Hautareale darstellen, sind Hautanteile, Muskelanteile und Organanteile miteinander „verschaltet. So ist beispielsweise bei chronischen Prozessen eine erhöhte Spannung der Haut mit *verstärkter* Hautdurchblutung, aber mit *verminderter* Organdurchblutung verbunden. Legt man die Erfahrungen von Alexander Lowen zugrunde, so muss man davon ausgehen, dass in den Segmenten nicht nur definierte Teile von Haut, Mus-

kel und Organ verschaltet sind, sondern auch psychische Reaktionsformen.
Erhöhte Haut- und Muskelverspannungen führen also in der Regel zu einer Mangeldurchblutung des zugehörigen Organs. Auch ist zu beachten, dass ein Muskel, der dauernd angespannt ist, in diesem Zustand die eigene Durchblutung hemmt und so wegen Sauerstoffmangel zu Krämpfen neigt.

Funktions- und Organstörungen

Bleibt die auf bestimmte Körperareale beschränkte (lokale) Mangeldurchblutung durch fortdauernde angstbedingte Verspannungen der betreffenden Person langfristig bestehen, so kommt es aufgrund des Sauerstoffmangels zu nicht mehr rückgängig zu machenden Veränderungen im Organgewebe. Gesundes Gewebe wird zerstört und es treten bindegewebige Narben auf. Die Funktion ist stark eingeschränkt. Durch den massiven Druck der Wirbelsäulenmuskulatur auf die Wirbelkörper treten hier Randleisteneinbrüche auf und die ideale Basis für Bandscheibenvorfälle ist gegeben.
Irgendwann kann die zur Körpererhaltung notwendige Funktion nicht mehr aufrechterhalten werden. Es kommt zur Erkrankung und zur Entgleisung der Körperfunktionen.

Was wirkt worauf?

Am Anfang aller Beschwerden steht ein Impuls von außen. Das kann eine konfliktbeladene Situation sein, falsche Ernährung oder Medikamenteneinnahme, aber auch Vergiftung, Infektion, Verletzung oder andere schädliche Umwelt- und Umfeldeinflüsse. Vernachlässigen wir die Umstände, auf die wir keinen Einfluss haben, so bleiben Konflikte, Ernährung und Medikamente.
Was ist ein Konflikt? Hier ein beliebtes Beispiel – der „Krawattenkonflikt“:

> Die Ehefrau schenkt ihrem Mann einen roten und einen gelben Schlips. Um der Frau seinen Gefallen am Geschenk zu demonstrieren, zieht er sofort den roten Binder um den Hals. Da fragt seine Frau: „Gefällt dir der gelbe nicht?“

Konfliktsituationen entstehen im Gehirn. Das Gehirn sucht im positiven Fall nach einem einfachen „Programm“, um aus dem Dilemma herauszukommen. Im negativen Fall wird das Problem an das Unterbewusstsein weitergegeben, mit der Bitte um „Erledigung“. Im Unterbewusstsein wird nun in der „Abteilung Instinkt“ nach zweckmäßigen, aber ziemlich energieaufwendigen Programmen gesucht, die auf papierdünnen „Platten“ aus netzartig verwobenen Nervenzellen abgespeichert werden. Beim „Krawattenkonflikt“ kann ich mir vorstellen, dass dies der *Plexus cardiacus*, also das Herzgeflecht sein wird. Es handelt sich um ein Speichermedium unter anderem für die Fälle, in denen man aufgegeben hat, gegen bestimmte Personen zu agieren, weil die Erfahrung gezeigt hat, dass es doch nichts bringt. Eine Anspannung im Bereich der um die obere Brustwirbelsäule gelegenen Muskulatur ist die Folge.

Leider ist es mit diesem Verhalten nicht getan. Damit ist ein Automatismus in Gang gesetzt worden, der Körperfunktionen verändert. Stresshormone werden ausgeschüttet, der Blutdruck steigt, Herz- und Hautdurchblutung werden eingeschränkt …

Es liegt also ein massiver negativer Einfluss auf das Organ und die Organfunktion vor. Erweist sich dieses Notprogramm als zweckmäßig, wird es zum Standardprogramm in vergleichbaren Situationen erklärt, das jeweils automatisch eingeschaltet wird. Das Bewusstsein wird dann nicht mehr bemüht. Durch dieses Verhalten erleidet die Psyche ein massives Persönlichkeitsdefizit. Zusätzlich zum genannten Beschwerdebild können bei eingeschliffenem Verhalten oder chronischer Störung Beschwerden auftreten, die durch vegetative Gegensteuerung bedingt sind. Es handelt sich um Beschwerden, die (von der Örtlichkeit her gesehen) keine Beziehung zum primären Ort des Geschehens haben.

Im Fall unseres armen Ehemannes könnten das Schläfenkopfschmerzen oder Leistenschmerzen (falsche Blinddarmschmerzen) sein. Wir sehen also, dass ein gelber Schlips und vor allem die Reaktion einer Ehefrau eine Unmenge von Beschwerden bei ihrem Allerliebsten auslösen kann. Umgekehrt kann das natürlich ebenfalls passieren …

Unser Nervensystem als „Computer"

Bei der Reaktion auf Konfliktkonstellationen übernimmt unser Nervensystem die Funktion eines Computers:

- Im *Normalfall* nimmt der Mensch eine Herausforderung bewusst wahr. Das Bewusstsein geht in die „Programmauswahl" und es entscheidet über ein zweckmäßiges Programm, das dann dem zuständigen Nervengeflecht oder neuronalen Netz (Plexus) zur dortigen Ausführung übermittelt wird.
- Im *Konfliktfall* ist das Bewusstsein überfordert und gibt die Entscheidung an eine Abteilung des Unterbewusstseins ab: an den Instinkt. Dieser sucht nach einem zweckmäßigen Notprogramm, das auf dem zuständigen neuronalen Netz aktiviert wird. Nachteil dieser Notprogramme: Sie übersteuern und erlauben keine Regulation. Hat sich das Programm bewährt, wird es in „Autostart" eingebaut, das heißt, es läuft bei jeder auch nur angedeuteten Problemkonstellation automatisch ab, ob das sinnvoll ist oder nicht.

Eine Frau, die auf der existenziellen Ebene (etwa in ihrer Partnerschaft) schwer enttäuscht worden ist, wird sich bei jeder neuen Bindungssituation unterbewusst zurückziehen, aus der Angst heraus, wieder enttäuscht zu werden.

Auf körperlicher Ebene bedeutet das: Der Datenspeicher des Beckengeflechts reduziert die Durchblutung und steigert die Muskelanspannung im kleinen Becken. Therapeutisch „löscht" man diese unnützen Notfallprogramme. Hierdurch wird Platz für neue, gesunde, regulationsfähige Programme geschaffen: Die Frau oder der Mann können ihre existenziellen Ängste und Bindungsängste loslassen und sind zu zweckmäßigeren Reaktionen in der Lage. Eine Störung kann erst wieder bei schwerwiegenden Konfliktkonstellationen auftreten (Tod im Umfeld, Missbrauch, Verlust oder Ähnliches).

Emotional Taping – Anwendung und Wirkungsweise

Aufbau und Nutzung dieses Buches

Die Kapitel in Teil II beginnen jeweils mit kurzen Hinweisen auf spezielle, den Menschen **prägende Ereignisse aus der näheren oder ferneren Vergangenheit**, wie sie bei stressgeplagten Menschen regelmäßig zu finden sind.

Diese Ereignisse führen, wie wir oben gesehen haben, zu typischen **Verspannungszonen** bei den betroffenen Personen. Die Verspannungen sind im Unterhautgewebe fixiert und lassen sich (als Verhärtungen des Unterhautgewebes) relativ einfach aufspüren: Entweder man streicht mit den mittleren drei Fingern der rechten Hand mit leichtem Druck flach über die Haut und stellt fest, wo die Haut gegen ihren Untergrund schwerer verschieblich ist (Bindegewebsstrich). Oder man formt zwischen Daumen und Zeige- und Mittelfinger mit beiden Händen eine Hautfalte, indem man die Haut vom darunterliegenden Gewebe abhebt (Kiblerfalte). Wo ein Abheben nicht möglich ist, sind Verspannungen zu vermuten. (Siehe Abbildungen 5 + 6)

Die Haut haftet fest und schwer verschiebbar auf ihrem Untergrund. Die segmentale Verspannung bedingt schmerzhafte Beschwerden in den **Projektionszonen**.

Über die **Tapingzonen** lässt sich eine optimale Therapie verwirklichen. Die Lage dieser Zonen wird auf den Fotos dargestellt.

Es folgt jeweils ein kurzer Absatz über die die Verspannungen möglicherweise begleitenden **Beschwerden**.

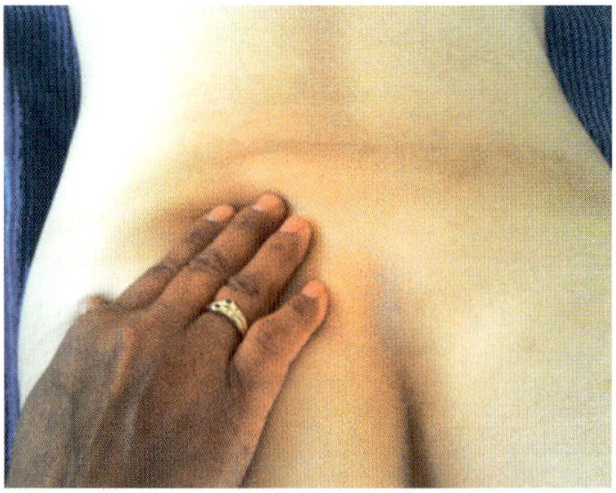

Abbildung 5: Der Bindegewebsstrich

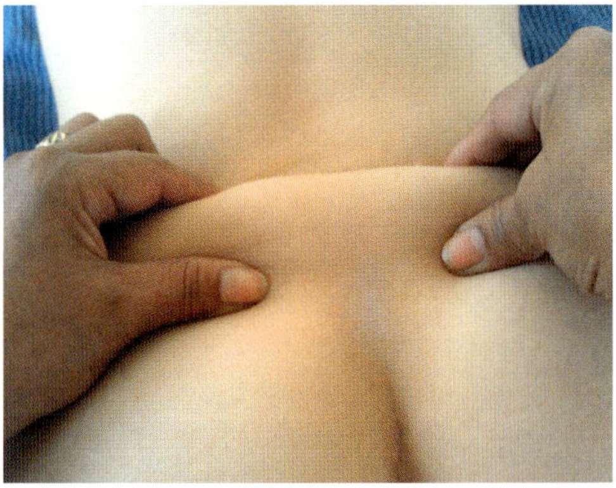

Abbildung 6: Die Kiblerfalte

Die Tapes und das Taping

Die hier verwendeten Tapes sind von gleicher Art wie die in der Physiotherapie derzeit bereits vielfach benutzten, in Apotheken erhältlichen farbigen Pflasterstreifen. (Die hier beschriebenen AQ-Tapes haben meiner Erfahrung nach recht gute Qualität, sind aber leider nicht in Gelb erhältlich. Preislich günstiger sind Flash-Tapes, die es auch in Gelb gibt. Qualitativ hochwertige Tapes sind auch beim Verlag VAK zu beziehen – siehe Anhang.) Auf der Rückseite der 5 cm breiten Tapes befinden sich 5 x 5 cm große Quadrate (auf die Abziehfolie gedruckt), die bei AQ-Tapes nochmals in fünfundzwanzig 1 x 1 cm große Quadrate unterteilt sind. Das Zurechtschneiden der Bänder auf das vorgegebene Maß wird dadurch deutlich erleichtert. Zweckmäßig ist das „Tapen" mit 10 cm oder 15 cm langen Bändern.

Diese Bänder oder Streifen sind in der Längsrichtung elastisch. Quer sind sie nicht dehnbar. ***Die Tapes werden in gedehntem Zustand auf die nicht vorgedehnte Haut aufgeklebt.*** Hiermit unterscheidet sich meine Methode von physiotherapeutischen Techniken.

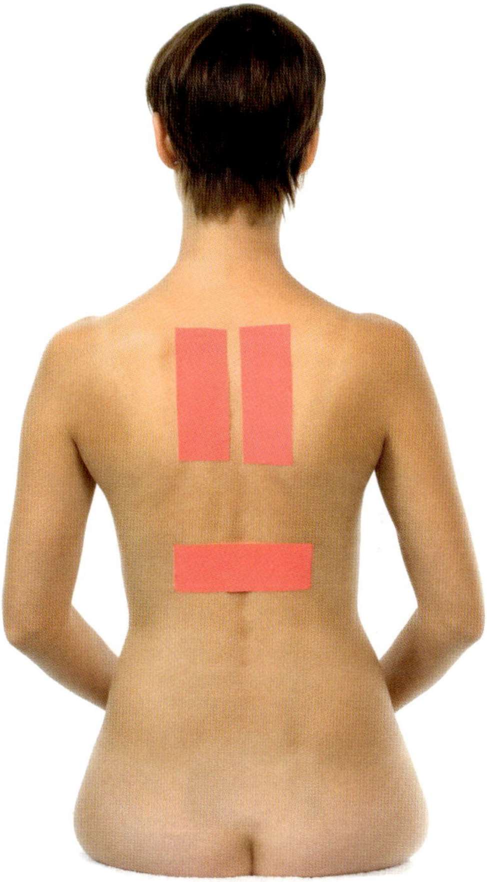

Abbildung 7

Verspannungszonen – Projektionszonen – Tapingzonen

Wie wir oben gesehen haben, reagiert der Körper in Konfliktsituationen mit segmentalen Verspannungen. Diese Verspannungen sind vor allem als Muskel- oder Bindegewebsverspannungen auf dem Rücken, über der Wirbelsäule, lokalisiert. Bleiben die Konflikte und damit auch die Verspannungen zwischen den Wirbeln längere Zeit bestehen, ist mit schmerzhaften, ausstrahlenden Bandscheibenvorwölbungen, aber auch mit Bandscheibenvorfällen zu rechnen, die häufig von Funktionsausfällen oder Lähmungserscheinungen begleitet sind.

Bandscheibenvorwölbungen projizieren Schmerzen oder Missempfindungen in die am weitesten von der Wirbelsäule entfernten Bereiche der Segmente. So kann beispielsweise eine Verspannung im Bereich des oberen Kreuzbeins Beschwerden eines Fersensporns auslösen oder Verspannungen der oberen Lendenwirbelsäule führen zu Beschwerden, die große Ähnlichkeit mit Blinddarm- oder Eierstockentzündungen aufweisen. Diese Zonen werden im vorliegenden Buch als Projektionszonen dargestellt.

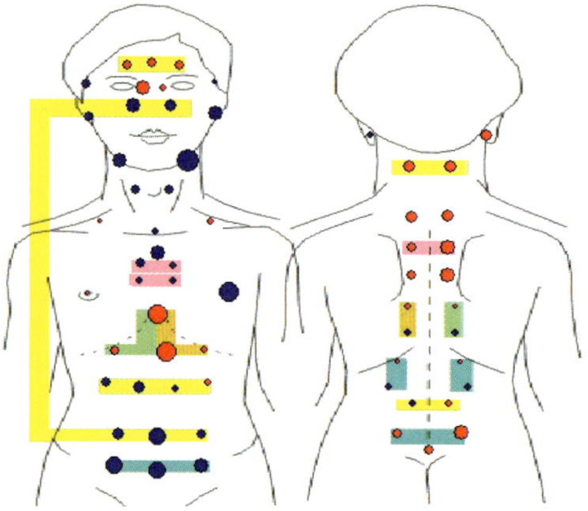

Abbildung 8: Funktionsthermogramm

Erstellt man eine Oberflächenkarte des Körpers, auf der die Hauttemperatur aufgezeichnet wird, so findet man bei Beschwerden über diesen Problemzonen auffällige Temperaturmuster. In der Regel ist hier die gemessene Temperatur niedriger, als es zu erwarten wäre. Im Thermogramm erscheinen diese Stellen als blaue Punkte, die in der Größe variieren, je nach Abweichung von der Norm (vgl. Abbildung 8). Durch das Kleben von vorgedehnten Tapes über diesen Zonen erreichen wir einen Anstieg der Oberflächentemperatur, mit dem Ergebnis, ...

- dass die unter dem Tape angesiedelten Beschwerden besser werden,
- dass die Verspannung in den Verspannungszonen verschwindet und
- dass die korrespondierende psychische Grundeinstellung sich normalisiert.

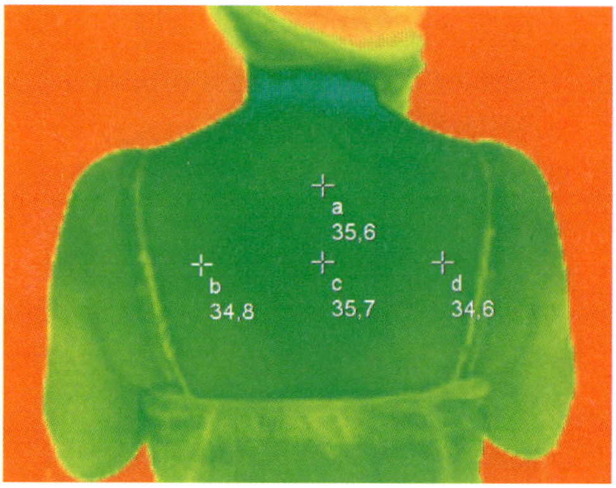

Abbildung 9: Hauttemperatur vor Aufbringen der Tapes

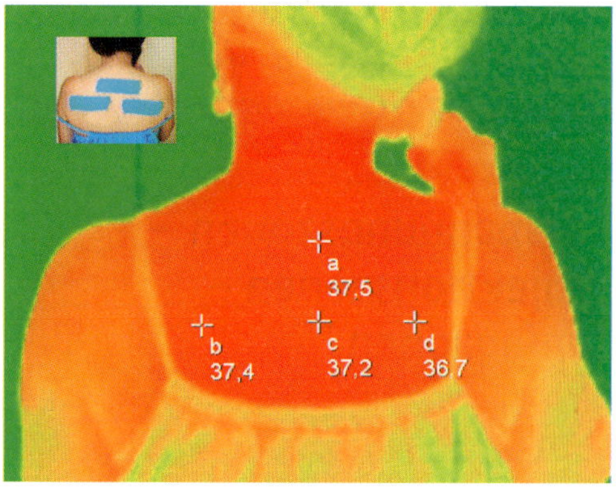

Abbildung 10: Hauttemperatur 24 Std. danach

Die wichtigsten Tapingregeln

- Niemanden tapen, der nicht getapt werden will! Auch wenn man selbst vom Tapen überzeugt ist - Missionieren hat noch nie etwas gebracht und führt zum Gegensteuern des Partners oder Klienten.
- Hat der Betroffene eine Pflasterallergie, sollte man für einen Tag nur ein kleines Probetape anlegen, um die Verträglichkeit zu testen.
- Die Tapes nie auf entzündete, offene oder wunde Hautflächen kleben!
- Tapes nie ganz rundherum (um Arme, Beine, Körper oder Hals herum) kleben! Dies würde immer zu venösen Stauungen oder Lymphstauungen führen.
- Rotes Band führt zum Steigern der Durchblutung und zur Entspannung im jeweiligen Segment.
- Braunes Band dient dem gleichen Zweck, fördert die Durchblutung aber nicht so stark wie das rote Band. Das braune Band empfiehlt sich zum Austesten, falls man sich über die endgültige Platzierung der Tapes noch nicht im Klaren ist.
- Blaues Band vermindert die Durchblutung und wird bei unserem *Emotional Taping* nicht verwendet.
- Gelbes Band stimuliert das jeweilige Segment. Es wird in der Regel nur auf dem Rücken verwendet und ist nicht anzuwenden bei Ängsten, Schlafstörungen, Schmerzen, bei Reizorgansymptomatik und entzündlichen Prozessen.
- Liegen über der Wirbelsäule kleine Verspannungszonen vor, die einen Durchmesser von 5 cm nicht überschreiten, werden die Tapes horizontal über die betroffene Zone geklebt. In diesem Fall werden nur Tapes von 10 cm Länge gebraucht (– das entspricht 2 großen Quadraten), die sich auf eine Länge von circa 15 cm vordehnen lassen.
- Bei Verspannungszonen über 5 cm Durchmesser sollten zwei Tapes parallel zur Wirbelsäule im Abstand von circa 1 cm (zwischen innerem Rand des Tapes und Mittellinie der Wirbelsäule) geklebt werden.
- Das Band (egal welcher Farbe) wird immer so weit wie möglich vorgespannt und faltenfrei auf die Haut geklebt.
- Es dürfen sich keine Tapes unterschiedlicher Zugrichtung kreuzen.
- Die Tapes können bis zu sieben Tage am Körper bleiben, sofern sie sich nicht vorher lösen.
- Und noch einmal: Die Tapes werden immer in gedehntem Zustand auf die nicht vorgedehnte Haut aufgeklebt.

Die Kraft des Bewusstseins

In den Tapingregeln heißt es: „Blaues Band vermindert die Hautdurchblutung, rotes Band verstärkt die Durchblutung …" Sie werden vielleicht einwenden: Band ist Band und die Farben haben doch wohl keinen Einfluss auf die Durchblutung!? – Aber die Erfahrung zeigt, dass es doch so ist. Warum?
Wissenschaftler haben belegt, dass es einen Unterschied bewirkt, ob man als Patient Salicylsäure (Aspirin) *gegen Schmerzen* oder aber *zum Verringern der Blutgerinnung* einnimmt: Nimmt man es gegen Schmerzen ein, wird die Blutgerinnung also kaum beeinflusst; nimmt man es zur Herzinfarktprophylaxe ein, werden auftretende Schmerzen kaum vermindert. Quantenphysiker erklären dieses Phänomen damit, dass sich durch die „Vorab-Definition" einer im Mittel selbst noch nicht festgelegten Wirkung die *gewünschte* Wirkung realisiert. Diese Tatsache ist uns unter dem Namen „Plazeboeffekt" besser vertraut. Der Plazeboeffekt geht also über die Erklärung „Alles nur Einbildung!" hinaus, da seine Auswirkungen messbar sind.

Innere Wege zum Ziel und Affirmationen

Um über das Taping hinaus eine innere Ausrichtung auf die Therapie zu erreichen und damit schneller in den Zustand der Entspannung zu kommen sowie die eigenen Einstellungen zu überdenken, ist es zweckmäßig, (sich) eine Zielrichtung vorzugeben und diese mit Affirmationen zu verstärken. Dies ist zwar nicht zwingend erforderlich, aber der Prozess läuft schneller ab, wenn der „Getapte" selbstverantwortlich mit einbezogen wird.
Mit dem Tapen, mit der Zielvorgabe in Form einer Verhaltensänderung und mit der „Selbstprogrammierung" über die Affirmation schafft man ein Entschleunigungsritual, das den Menschen relativ schnell in den Entspannungszustand versetzt.

Es ist zweckmäßig dieses Ritual regelmäßig zur gleichen Stunde und am gleichen Ort durchzuführen, wie es sich eben für ein Ritual gehört. Das könnte etwa so aussehen:

Am Morgen, während der Fahrt zur Arbeitsstätte, denkt man an oder meditiert über sein Thema und schafft sich die Basis für die „taktische Einstellung" (seinen inneren Weg) in der nahen Zukunft, am nächsten Tag oder vielleicht schon an demselben Tag:

- Urvertrauen statt Misstrauen – was bedeutet das für mich, wie kann ich es in mein tägliches Geschehen einbinden, mit welcher Reaktion muss ich bei meinem Partner, meinen Freunden, meinen Mitarbeitern rechnen?

- Wann und wie setze ich meine Affirmation ein? (Beispiel: „Ich habe unendliches Vertrauen, dass sich alles zum Guten wendet.") Spreche ich sie laut vor mich hin oder denke ich sie nur? Wie oft spreche ich sie aus? Einmal, dreimal, fünfmal? Wie oft am Tag wiederhole ich das Ritual?

Sie werden lernen, dass Ihnen ein solches Ritual Kraft gibt und dass Sie Ihre Einstellung, Ihr Verhalten, Ihre Stimmung stetig zum Positiven hin verändern. Meistens wird es Ihr Umfeld sein, das Sie auf die positive Veränderung Ihres Wesens hinweisen wird.

Überblick: Emotional-Taping-Gebrauchsinformation

Praktische Anwendung der Tapes

- Drängen Sie niemandem Tapes auf, der sie nicht haben möchte. So sehr Sie selbst auch vom Tapen überzeugt sein mögen – Überredung führt eher zu einer gegenteiligen Reaktion.
- Bei Vorliegen einer Pflasterallergie sollten Sie zunächst nur ein kleines Probetape anlegen, um die Verträglichkeit zu testen.
- Kleben Sie ein Tape immer so weit wie möglich vorgespannt und faltenfrei auf die Haut. Achten Sie darauf, dass sich Tapes unterschiedlicher Zugrichtung nicht kreuzen.
- Die Betroffenen können mit den Tapes duschen und baden und die Tapes bis zu sieben Tage am Körper tragen, sofern diese sich nicht früher von selbst lösen.
- Rote Tapes bewirken eine Steigerung der Durchblutung sowie Entspannung im jeweiligen Segment.
- Braune Tapes wirken ähnlich, fördern die Durchblutung aber nicht so stark wie die roten. Braune Tapes eigenen sich auch am besten zum Austesten bei unklarer Indikation.
- Blaue Tapes verringern die Durchblutung (– bei meiner Emotional-Taping-Methode verwende ich sie nicht).
- Gelbe Tapes dienen zum Stimulieren eines Körpersegments. Sie sollten sie normalerweise nur am Rücken anwenden. Bei Ängsten, Schlafstörungen, Schmerzen, Reizorgansymptomen und entzündlichen Prozessen sollten Sie sie nicht einsetzen.
- Gibt es über der Wirbelsäule kleine Verspannungszonen (Radius nicht mehr als 5 cm), sollten die Tapes *horizontal* über die betroffenen Zonen geklebt werden. Dann ist nur ein Tape von 10 cm Länge notwendig (2 große Tapequadrate, die sich vorgespannt auf eine Länge von rund 15 cm ausdehnen).
- Auf Verspannungszonen mit mehr als 5 cm Durchmesser sollten 2 Tapes parallel zur Wirbelsäule geklebt werden (also ***vertikal***), im Abstand von etwa 1 cm (innerer Rand der Tapes zur Mittellinie der Wirbelsäule).

- Stark behaarte Hautstellen sollten einen Tag vor dem Tapen rasiert werden. Tapen unmittelbar nach der Rasur würde das Risiko einer Allergie erhöhen.
- Noch einmal: Kleben Sie die Tapes immer in *gedehntem* Zustand auf die nicht vorgedehnte Haut auf!

Eintritt der Wirkung

Wenn die den Beschwerden genau entsprechende Körperstelle getapt wurde, tritt eine Wirkung in der Regel sofort ein. An den Folgetagen kommt es zur Festigung der Wirkung und des Wohlbefindens. Wie bereits erwähnt: Mit einer Erstverschlechterung der Beschwerden, gegen die das Tapen helfen soll, ist in etwa 30 % der Fälle zu rechnen. Die Verschlechterung steht als Zeichen dafür, dass die Therapie greift. Die Beschwerden bessern sich in der Regel nach drei bis vier Tagen. Falls nicht, sollten Sie die Therapie abbrechen und nach einem geeigneteren Tapingmuster suchen.

Mögliche Nebenwirkungen

- Hier steht an erster Stelle die Unverträglichkeit des Klebstoffs. Eine leichte, nicht juckende Rötung vor allem im Randbereich der Tapes ist normal. Großflächige Rötung mit starkem Juckreiz und Blasenbildung spricht für eine Allergie. Das Pflaster sollte in diesem Fall sofort entfernt werden. Zweckmäßig ist dann der Wechsel zu Tapes eines anderen Herstellers, der eine schonendere Zusammensetzung des Klebstoffs gewährleistet.
- Zur Prophylaxe einer Unverträglichkeit bieten sich zwei Produkte an: Tape-Plus-Gel von Spenglersan, das vor dem Tapen großflächig in die Haut eingerieben wird, oder Cavilon-Spray von der SL-GmbH, das vor dem Tapen auf die Haut gesprüht wird.
- Kommt es durch Tapes zu einer Bewegungseinschränkung, so ist das betreffende Tape falsch angelegt und sollte korrigiert werden.

Kontraindikationen

- Bei bekannter Pflasterallergie dürfen Tapes nicht angewendet werden. (Ausnahme: Kautschukallergie)
- Tapes dürfen nie auf entzündete, offene Hautflächen oder Wunden geklebt werden.
- Bei Psychosen oder depressiven Zuständen darf *Emotional Taping* nicht angewendet werden – vielmehr ist dann sofort ein Arzt zu konsultieren.
- Sie sollten nie einen „Rundumschlag", einen Tapestreifen rund um Arme, Beine, Körper oder Hals kleben! Dies würde zu venösen Stauungen oder Lymphstauungen führen.
- Wie bereits erwähnt sollten Sie niemanden tapen, der das nicht möchte.

Teil II

Seelische Belastungen, körperliche Beschwerden und ihr Ausgleich mit *Emotional Taping*

1. Prägende Ereignisse der Vergangenheit

Die Geburt

Als Frauenarzt habe ich während meiner Ausbildung einen großen Teil meiner Zeit im Kreißsaal zugebracht. Es gäbe davon eine Menge Geschichten zu erzählen über Menschen in Ausnahmesituationen, seien es die Väter, die Mütter, die Kinder, die Hebammen oder die Ärzte. Ich erinnere mich insbesondere an *ein* Erlebnis, das mich sehr nachdenklich machte.

> Ein junger Mann saß am Bett seiner ängstlichen Frau und beide sprachen einander Mut zu, sie hielten Händchen und lächelten sich gequält an. Es war eine normale Geburt, die Fruchtblase platzte und nach ein paar Wehen sah man das Köpfchen im Scheidenausgang. Die Mutter presste, der Vater starrte, das Kind erblickte das Licht der Welt und ... schrie. Der Vater blickte mich entsetzt an und fragte mich vorwurfsvoll: „Warum schreit unser Kind? Das Kind muss doch nicht schreien. Was haben Sie gemacht?"

Jede Mutter „schmilzt" vor Glück dahin, wenn sie ihr Kind zum ersten Mal schreien hört; Hebamme und Arzt sind erleichtert: Es schreit, es lebt, es geht ihm gut!

Tatsächlich habe ich mehrere Geburten bei Müttern erleben dürfen, die schon geboren hatten, bei denen die Kinder nicht schrien und nur „gestikulierten". Die älteren Geschwisterkinder hatten den „Geburtsweg" schon freigemacht und die „Nachkömmlinge" hatten dann „leichtes Spiel".

Bei Erstgebärenden dauert die letzte Phase der Geburt, die Austreibungsphase, etwas länger. Unter den Wehen gibt die Nabelschnur nur wenig sauerstoffreiches Blut an das Kind ab. Die Haut des Kindes wird blau. Bei jeder zweiten Geburt schlingt sich die Nabelschnur um das Hälschen – für den Durchfluss des Blutes ist das auch nicht gerade förderlich. Auf jeden Fall leidet die Verfassung oder „Stimmung" des Kindes massiv unter diesem Geburtsstress und ein befreiender und vielleicht auch wütender Schrei sorgt für Sauerstoff und führt in die Normalität zurück. Man kann sich vorstellen, dass viele Babys auf ihrem Weg nach „draußen" die Hölle erleben. Glücklicherweise ist das nach ein paar Monaten alles vergessen. Wirklich? Nein, es ist nicht ganz vergessen. Es bleibt im Unterbewusstsein bis an unser Lebensende gespeichert und wird als Verspannung im Bereich der unteren Wirbelsäule dokumentiert.

Scheidung der Eltern

> In meiner Sprechstunde saß mir einmal eine 62-jährige Patientin gegenüber und ihr traten dicke Tränen aus beiden Augen. „Wollen Sie

mir sagen, was los ist?" – „Meine Eltern haben sich letzte Woche scheiden lassen. Mein Vater ist 84, meine Mutter zwei Jahre jünger. Ich verstehe das nicht!"
Wie viel schwerer muss es erst ein kleines Kind belasten, wenn die Eltern sich ständig streiten und das Kind – hilflos ausgeliefert – die Scheidung der Eltern vorausahnt? Es geht um seine Existenz. Wer wird es versorgen, wer wird es lieben?

Tod von Bezugspersonen

Ein anderes Beispiel:

Das Geld reicht vorne und hinten nicht, Vater und Mutter arbeiten. Für eine Tagesmutter ist kein Geld da. Also muss die Oma das Kleine versorgen. Die Großmutter wird zum Muttersatz, zu der Frau, die beschützt, die versorgt, die streichelt, die bei Problemen immer ansprechbar ist. Die Eltern, die zu Wochenendeltern degradiert sind, kommen abends nach dem Tagesstress nach Hause: Schnell das Kind noch waschen und ab damit ins Bett ... Dann wird die Oma krank und stirbt schließlich ...

Flucht vor einer Bedrohung

Serbien, Kosovo, Libyen – täglich Angst vor Übergriffen, Mord, Misshandlung, Plünderung. Angst einzuschlafen, Angst vor Albträumen. Verwandte und Freunde sind bereits umgekommen. Es bietet sich an, zu fliehen. Die Heimat geht verloren. Was bringt die Zukunft? Wie werden wir aufgenommen? Können wir die fremde Sprache lernen, werden wir verstanden? Bekommen wir einen Arbeitsplatz?

Missbrauch

„Herr Doktor, da liegt ein Schatten über meiner Vergangenheit. Der Onkel, ein Freund der Familie. Da war etwas, etwas Schreckliches. Er machte etwas mit mir. Ich weiß es nicht mehr..." Missbrauch schwebt als dunkle Wolke über dem Leben vieler Frauen.

Was genau dahintersteht, ist ohne Bedeutung. Diese Kinder, egal ob Junge oder Mädchen, haben das Empfinden, missbraucht worden zu sein, und diese Verletzung prägt ihr Unterbewusstsein. Zwei Reaktionen können resultieren:

- Sie misstrauen allen Menschen, die Kontakt mit ihnen suchen, und haben Angst, ihren Körper auf's Spiel zu setzen, Angst, verletzt oder missbraucht zu werden, sie scheuen das Risiko. Oder:
- Sie suchen sich Liebe durch übertriebene, kräftezehrende Leistung zu erkaufen.

Mögliche Ängste bei Misstrauen und Suche nach Liebe

Zukunftsängste, Verlustängste, Bindungsängste, Entscheidungsängste, Erwartungsängste, Ängste vor Verletzung, Versagensängste, Kompetenzängste

Mögliche Begleitbeschwerden bei Suche nach Liebe

Neigung zu abendlichem Herzklopfen, Herzjagen, ausstrahlenden Schmerzen in die Kleinfingerseite des linken Arms, Druckschmerzen vor dem Herzen und zwischen den Schulterblättern, Engegefühl im Brustkorb, Beschwerden im Bereich des 7. Halswirbels und des 3. bis 6. Brustwirbels, Konzentrationsstörungen, geistige Unruhe, Schlafstörungen, Gemütsstörungen, Störung des Langzeitgedächtnisses, Harndrang, Spannungsgefühl im Unterbauch

Mögliche Begleitbeschwerden bei Misstrauen

Kalte Füße, kalte Hände (besonders bei Frauen), Ausfluss, Probleme beim Wasserlassen, Periodenschmerzen, Eisprungschmerzen, tiefe Kreuzschmerzen, Verspannung zwischen letztem Lendenwirbel und Kreuzbein, Völlegefühl im Unterbauch, Spannungsschmerzen im Nacken, die bis in die Stirn hin ausstrahlen, Blasendruck, Reizblase, Gefühl des Wundseins in der Scheide (mit Ausfluss), Haarausfall, Endometriose, Schmerzen beim Geschlechtsverkehr; unregelmäßige, verstärkte, verlängerte, verkürzte, schmerzhafte Periode, Schmierblutung und Zwischenblutung, kein Eisprung, Reizblase, Ausfluss, Harndrang, Hitzewallungen

Kurzübersicht: Innere Wege und Affirmationen bei frühem existenziellen Stress

Die frühe Bedrohung der Existenz
… unter der Geburt, durch die Scheidung der Eltern, durch den Tod von Bezugspersonen, durch Flucht oder durch Missbrauch führt zu Zukunfts-, Bindungs- und Entscheidungsängsten.

Innerer Weg: Urvertrauen statt Misstrauen
Affirmation: Ich habe unendliches Vertrauen, dass sich alles zum Guten wendet.

Innerer Weg: Loslassen von der zwanghaften Suche nach Liebe
Affirmation: Ich verdiene es, wegen meines Charakters geliebt zu werden, und lasse mein Erkaufen von Liebe durch Leistung los.

Unerwünschtsein bei der Zeugung
… führt zur Selbstaufgabe des Kindes, zum Ausklinken aus der Gesellschaft oder zur Suche nach Anerkennung oder zum Bestrafen des Umfelds durch Übellaunigkeit.

Innerer Weg: Sich nicht mehr in Traumwelten verlieren
Affirmation: Ich erfahre die Einzigartigkeit des Lebens neu und lasse meine Neigung zur Selbstaufgabe los.

Innerer Weg: Sich angenommen fühlen statt zu meinen, sich ständig selbst inszenieren zu müssen
Affirmation: Ich fühle mich von meinem Umfeld und der Gesellschaft akzeptiert.

Innerer Weg: Sich angenommen fühlen statt des Zwangs, immer negativ zu reagieren.
Affirmation: Ich gliedere mich positiv in die Gesellschaft ein.

Aufwachsen in einer „Chaosfamilie"
… führt zum Verleugnen der eigenen Persönlichkeit zugunsten der Harmonie oder zum Gegeneinanderausspielen von Bezugspersonen.

Innerer Weg: Frei seine Meinung äußern, statt in künstlicher Harmonie zu leben
Affirmation: Ich lebe meine eigene, positive Persönlichkeit voll aus.

Innerer Weg: Ehrliche Harmonie suchen und pflegen, statt Spannungen aufzubauen
Affirmation: Ich gehe offen auf meine Mitmenschen zu und lasse meine Kontaktangst los.

Existenzieller Stress in der Vergangenheit führte zu Misstrauen

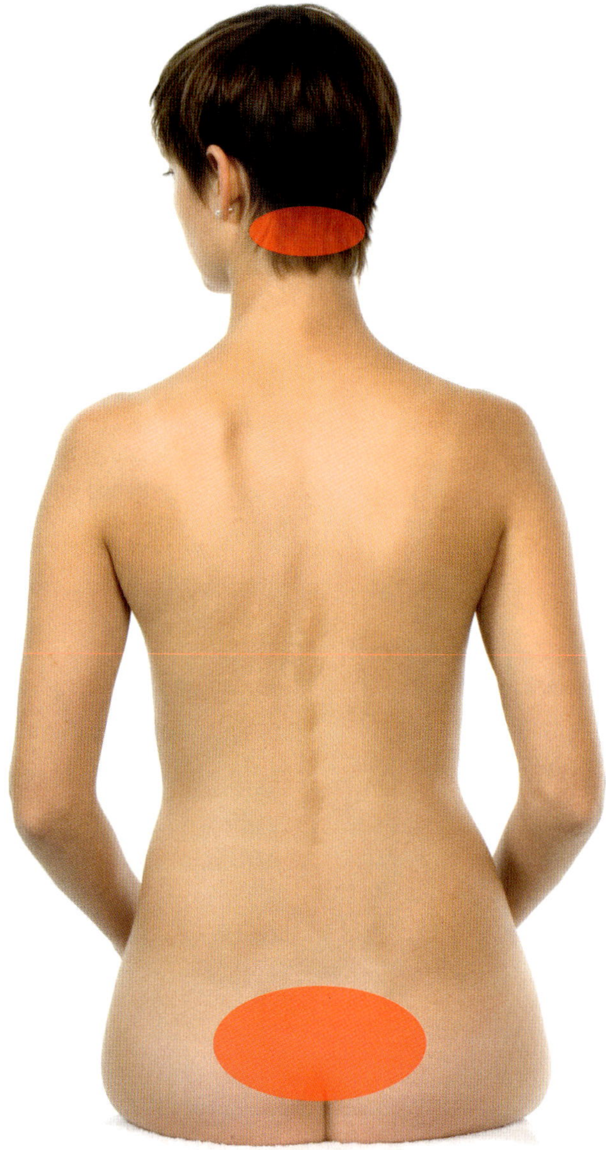

Verspannungszonen

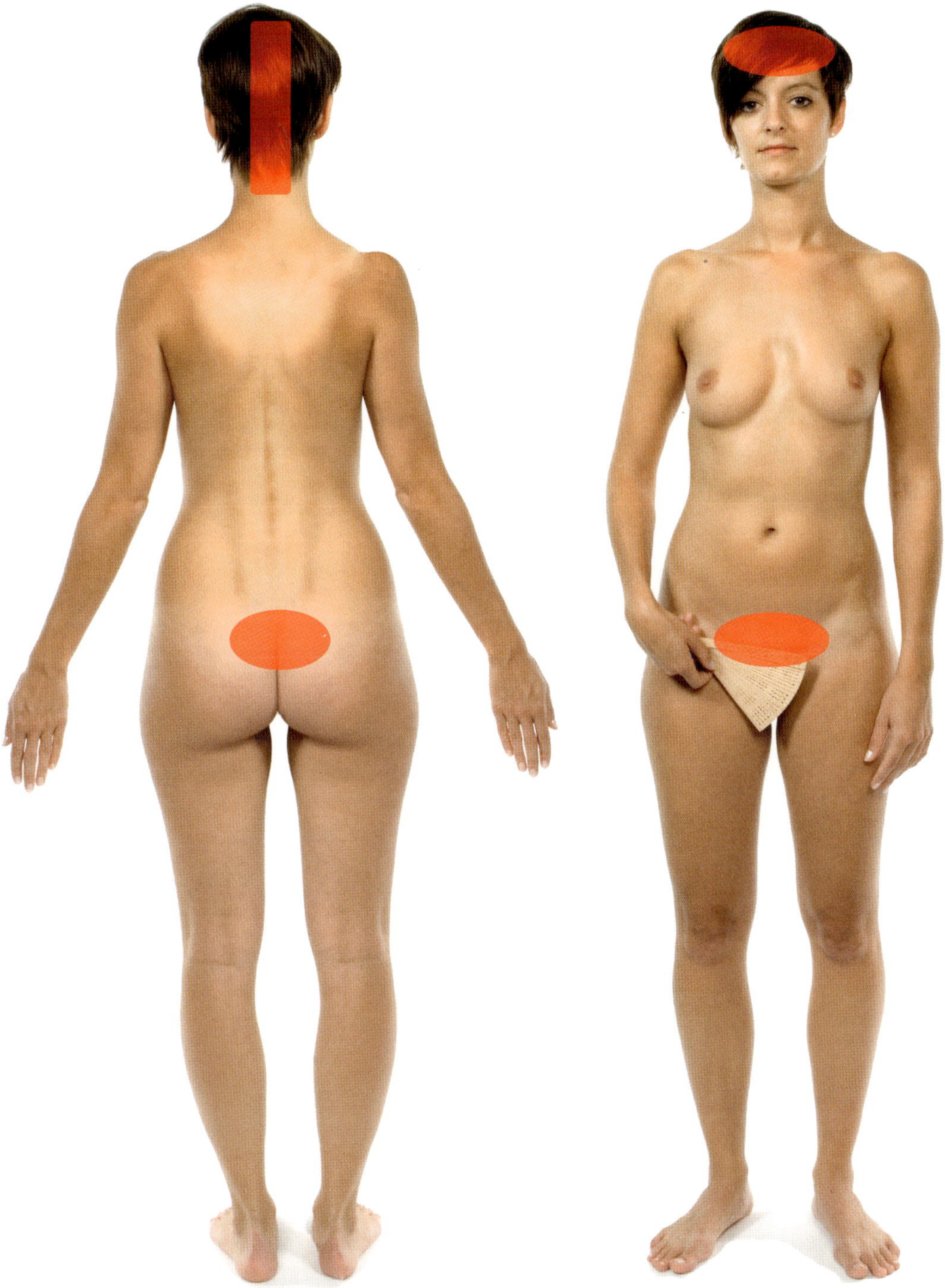

Projektionszonen

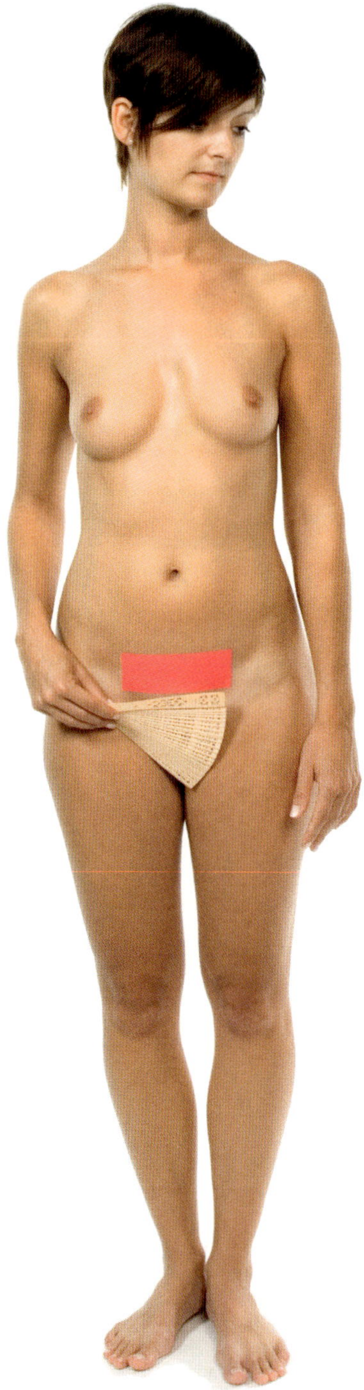

Tapingzonen

Tapingzonen

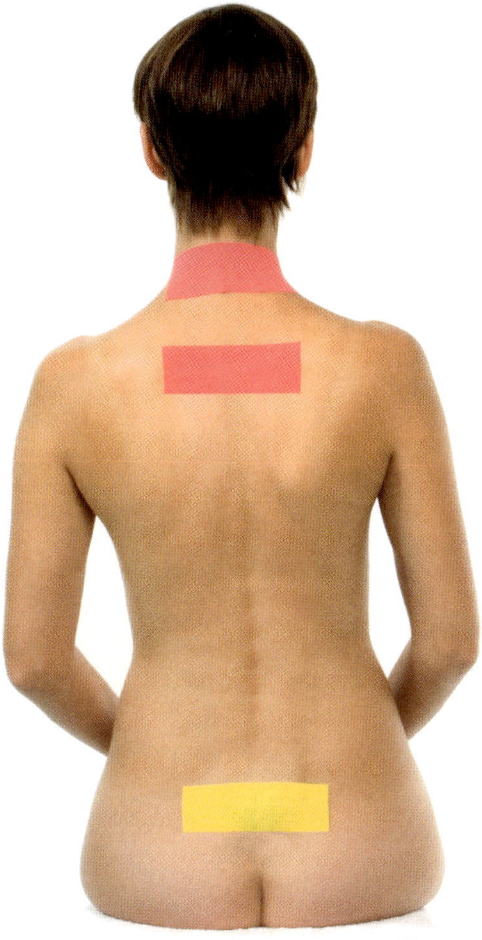

Innerer Weg

Urvertrauen statt Misstrauen

Affirmation

Ich habe unendliches Vertrauen,
dass sich alles zum Guten wendet.

Existenzieller Stress in der Vergangenheit führte zur Suche nach Liebe

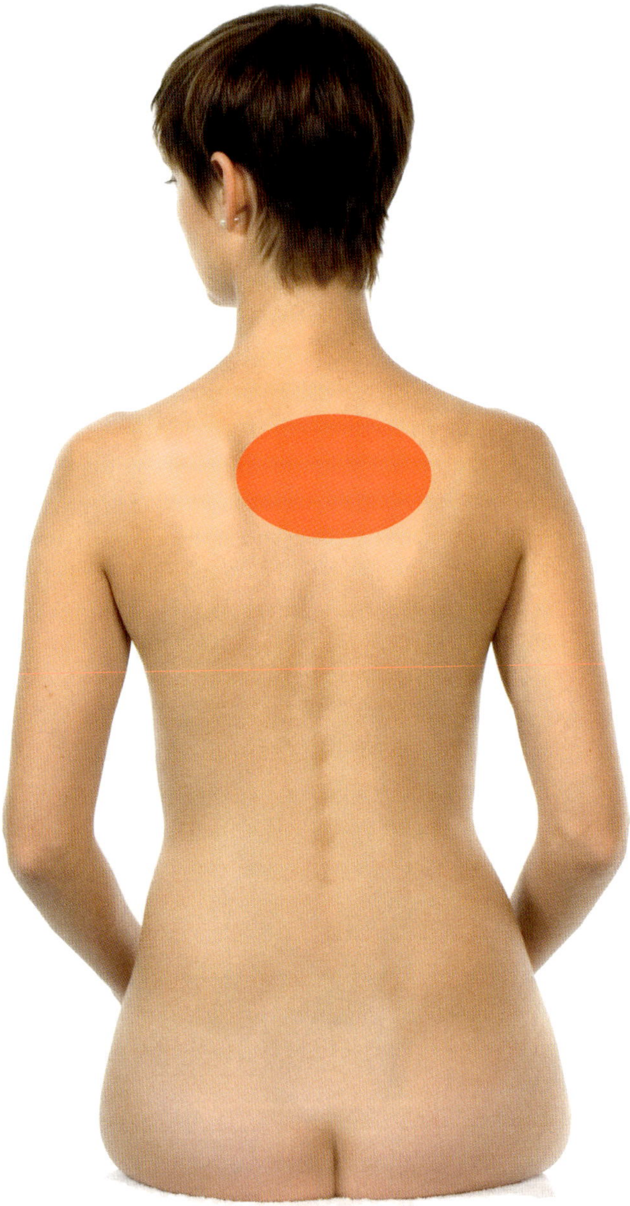

Verspannungszonen

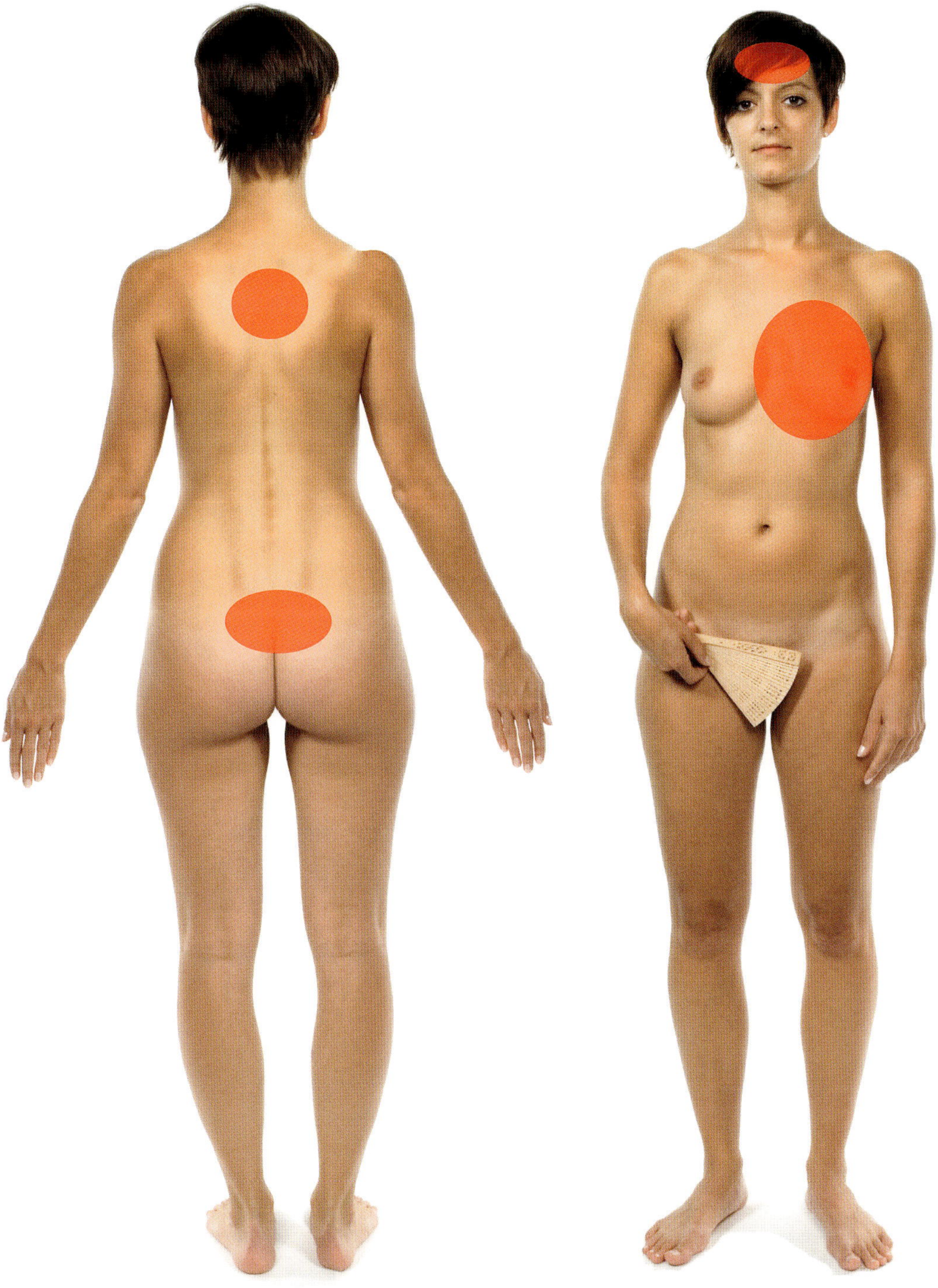

Projektionszonen

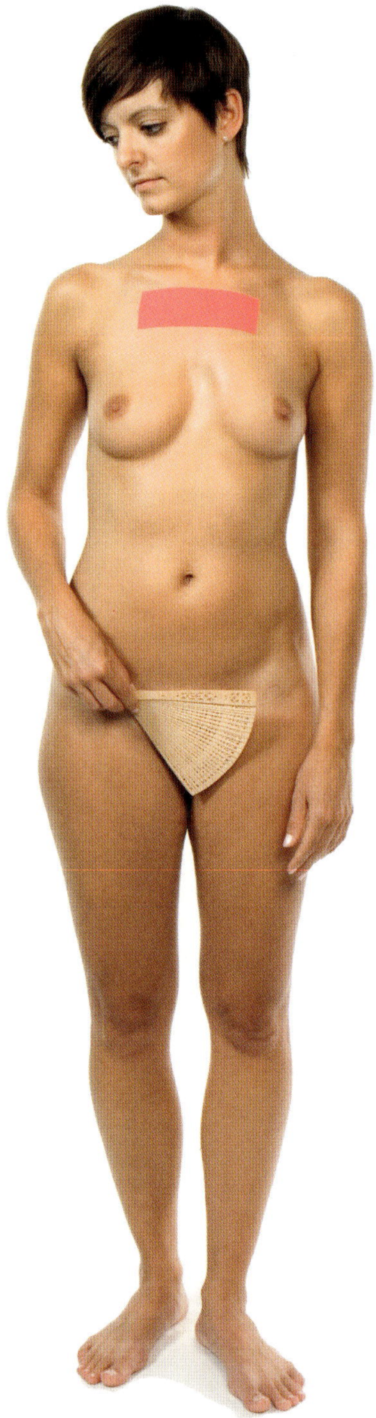

Tapingzonen

Tapingzonen

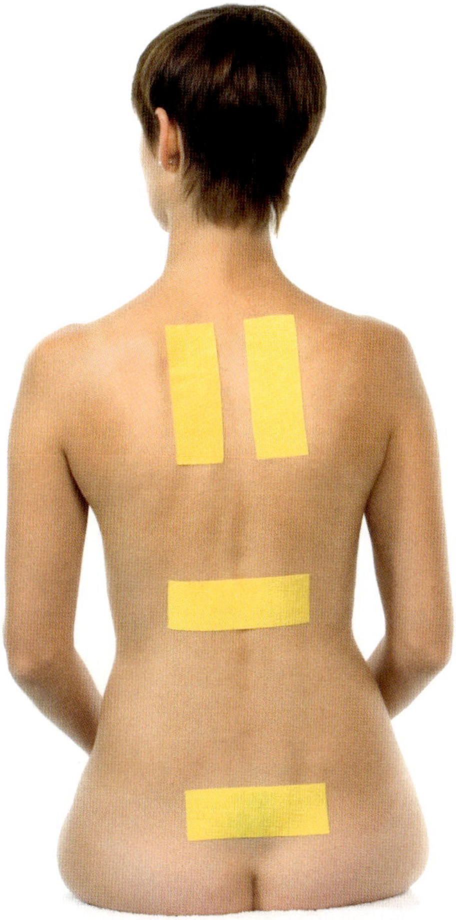

Innerer Weg

Loslassen der zwanghaften Suche nach Liebe

Affirmation

Ich verdiene es, wegen meines Charakters geliebt zu werden, und lasse mein Erkaufen von Liebe durch Leistung los.

Stress durch Aufgeben der eigenen Identität

Das unerwünschte Kind

Es gibt Zusammenhänge, die uns unmöglich erscheinen und doch real sind. Stellen Sie sich vor, Sie existieren noch nicht. Nicht einmal eine einzige Zelle trägt Ihr Genom. Sie existieren nur als Eventualität, als hypothetische Idee oder Frage („Was wäre, wenn wir ein Baby ...“), als möglicher „Fehltritt“, als Damoklesschwert, das über einem verliebten Paar schwebt. Und dann passiert es: Das Kondom platzt und die Pille danach ist nicht greifbar ...

Oder Ihre Mutter möchte ein Baby, aber ihr Partner studiert noch und möchte diese zusätzliche finanzielle Belastung nicht tragen.

Oder Ihre Eltern wünschen sich beide das Kind ihrer Liebe, nur die Großeltern schießen quer: „Ein Kind mit diesem Mann – bloß nicht! Dieser Hallodri hat doch nur das Eine im Sinn ...“

Wie kann es sein, dass solche Einstellungen gegenüber einem noch nicht existenten Geschöpf sofort Schutzmechanismen bei eben diesem hervorrufen? – Nein, sagt die Wissenschaft, das ist unmöglich.

Die Autoren Janus und Muus belegen in ihren Arbeiten eine vorgeburtliche Prägung der Identität schon unmittelbar nach der Zeugung. (Janus, L.: *Wie die Seele entsteht*, Hamburg: Hoffmann und Campe, 1991; Muus, R. E.: *Der Suizid von Adolescenten*, in: Hufeland-Journal Heft 4/91, Heidelberg: Haug) Dazu eine kleine Geschichte:

Während eines meiner Vorträge über vorgeburtliche Prägung lernte ich eine Therapeutin kennen, die im Rahmen ihrer Ausbildung eine Regressionshypnose über sich ergehen lassen musste. Zum Zeitpunkt unseres ersten Kontaktes hatte sie in den Hypnosesitzungen gerade das Alter von acht Jahren erreicht und rechnete damit, drei Monate später ihre Geburt zu durchleben und kurz danach die Zeugung. Es handelte sich um eine überdurchschnittlich intelligente Frau, die mit beiden Beinen fest auf dem Boden dieser Welt stand. Mehr oder weniger amüsiert, aber sehr gespannt, erwartete ich die Protokolle der nachfolgenden Sitzungen.

Drei Monate später lagen sie in meinen Briefkasten: Während sie in Hypnose ihrer eigenen Zeugung zuschaute, hatte sie das Gefühl, „daneben“ zu sein. Sie verstand Wort für Wort des Gesprächs, das ihre Eltern führten, bemerkte, dass das Kondom platzte, und nahm die Reaktion der beiden zur Kenntnis. Unmittelbar nach dieser Sitzung suchte sie ihre Mutter auf und teilte dieser das von ihr Erlebte mit, einschließlich des Wortwechsels. Der Mutter wurde, wie sie es ausdrückte, heiß und kalt, und sie bestätigte, dass sich alles in Wirklichkeit auch so abgespielt habe.

Für das Kind ergeben sich drei Reaktionsmöglichkeiten:

1. **Selbstaufgabe** (Autismus, hohe Pro-

zentrate an Suiziden bei adoptierten Kindern) oder Flucht in die Welt der Künste oder Drogen

2. **Suche nach Anerkennung und Zuwendung** – durch Selbstinszenierung

3. Die Welt schuldet mir **Wiedergutmachung**.“ Meine immerwährende schlechte Laune wird mein Umfeld veranlassen, mich bei Laune zu halten.

Mögliche Beschwerden bei Selbstaufgabe

Reizhusten, Luftnot, Bauchkrämpfe, Ekzeme, trockene, schrundige, dicke, schlecht heilende Haut, Darmstörungen, Krampfhusten, Kloßgefühl im Hals, Neigung zu Depressionen und Gedanken an Selbstmord, Immunschwäche, Neigung zu Allergien, Stühle mit Schleimauflagerungen oder Blut, Blähbauch, Durchfälle, Neigung zu Hautausschlägen, schizoides Verhalten, Autismus, hohe Aggressionsrate, Neigung zur Selbstzerstörung, Immunschwäche, Allergie, fibromyalgieartige Beschwerden

Mögliche begleitende Beschwerden bei Suche nach Anerkennung

Heißhunger, Kaltschweißigkeit, Schulterschmerzen links, Verspannungen im Bereich der unteren Brustwirbelsäule, Verspannungen im Bereich des 4. Halswirbels links, Neigung zu Kopfschmerzen im seitlichen Stirnbereich (beidseits), Aufstoßen, Neigung zu Übergewicht, Heißhunger auf Süßes, breiige Stühle

Mögliche begleitende Beschwerden bei Wiedergutmachung

Appetitlosigkeit, Spannungsgefühl im Oberbauch, saures Aufstoßen, Schluckauf, Mundgeruch, Kältegefühl, morgendliche Müdigkeit, Depression und Gereiztheit, Schulterschmerzen links, Energiemangel, Schwäche, Kraftlosigkeit, Völlegefühl, Sodbrennen, Magendruck

Mögliche Ängste

Abgrenzungsängste, Verfolgungsängste, Identitätsängste, Zuwendungsängste, Angst vor dem Verhungern

Existenzieller Stress in der Vergangenheit führte zum Infragestellen der Identität (Selbstaufgabe)

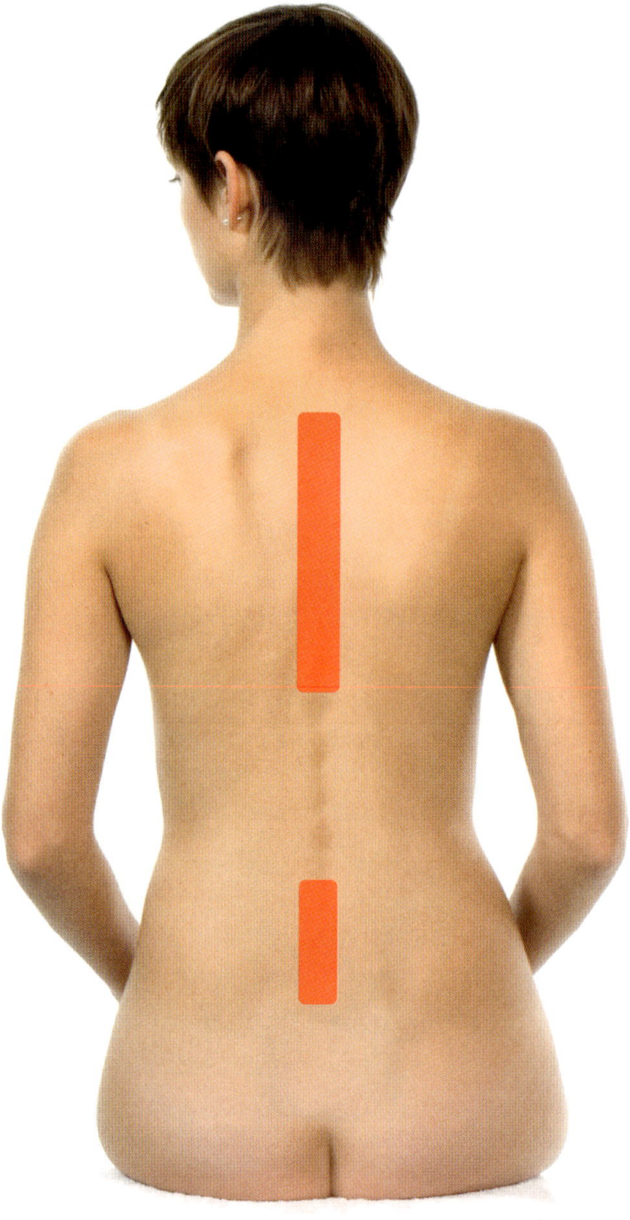

Verspannungszonen

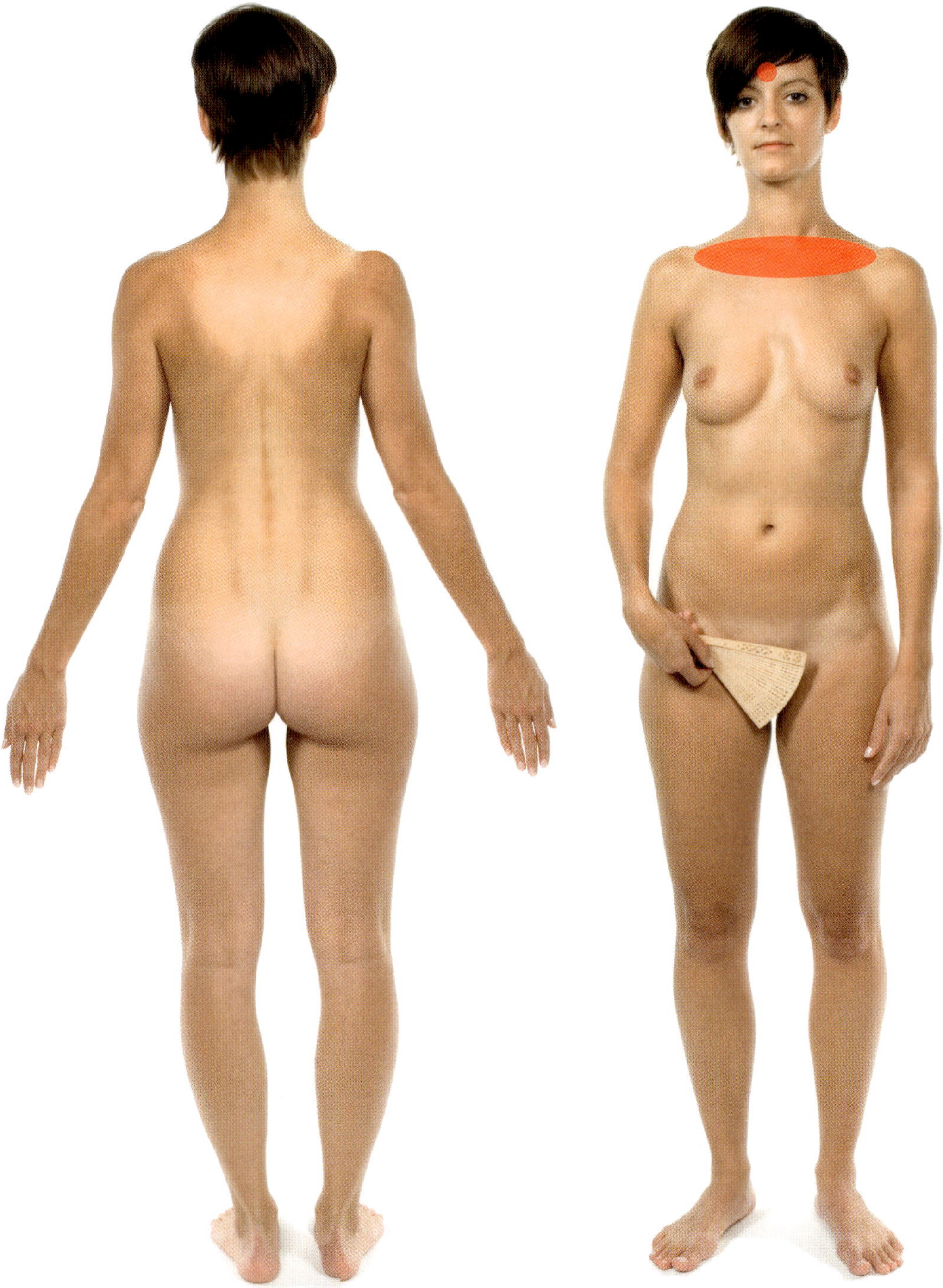

Projektionszonen

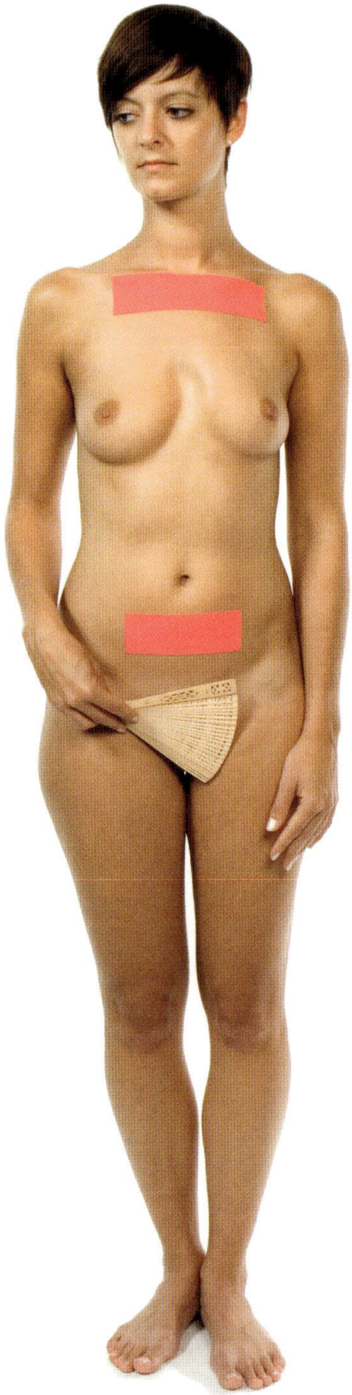

Tapingzonen

Tapingzonen

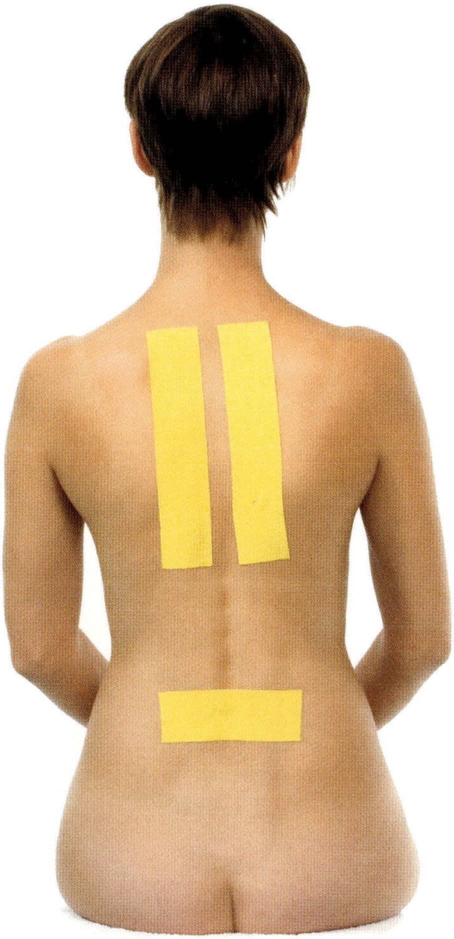

Innerer Weg

Sich nicht mehr in Traumwelten verlieren

Affirmation

Ich erfahre die Einzigartigkeit des Lebens neu
und lasse meine Neigung zur Selbstaufgabe los.

Existenzieller Stress in der Vergangenheit führte zum Infragestellen der Identität (Suche nach Zuwendung)

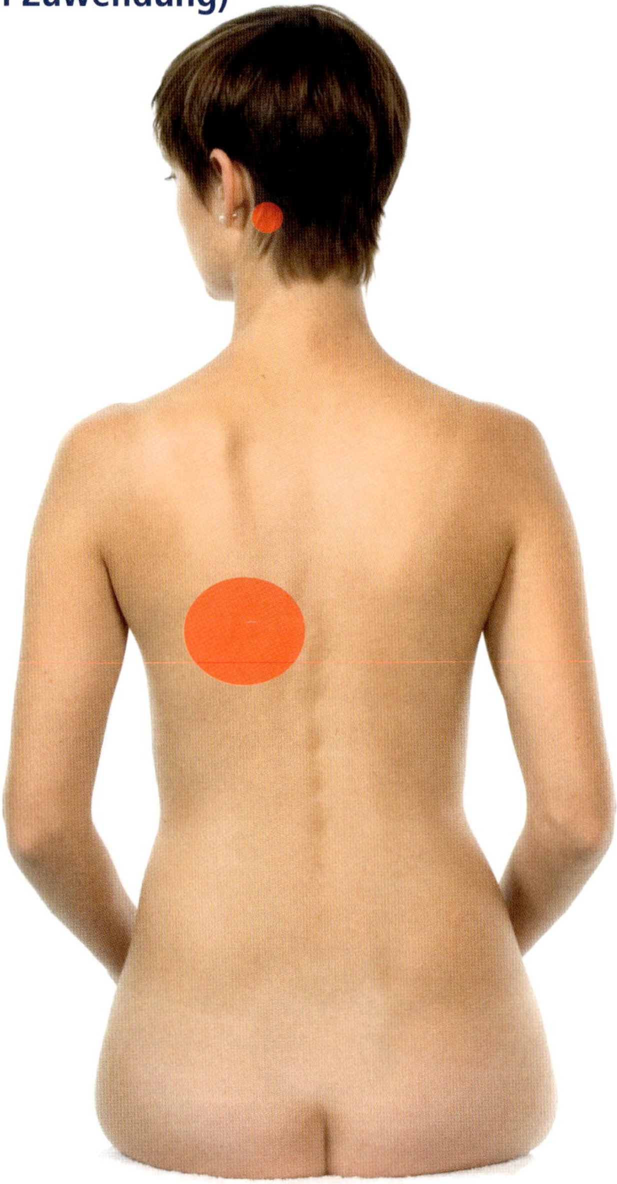

Verspannungszonen

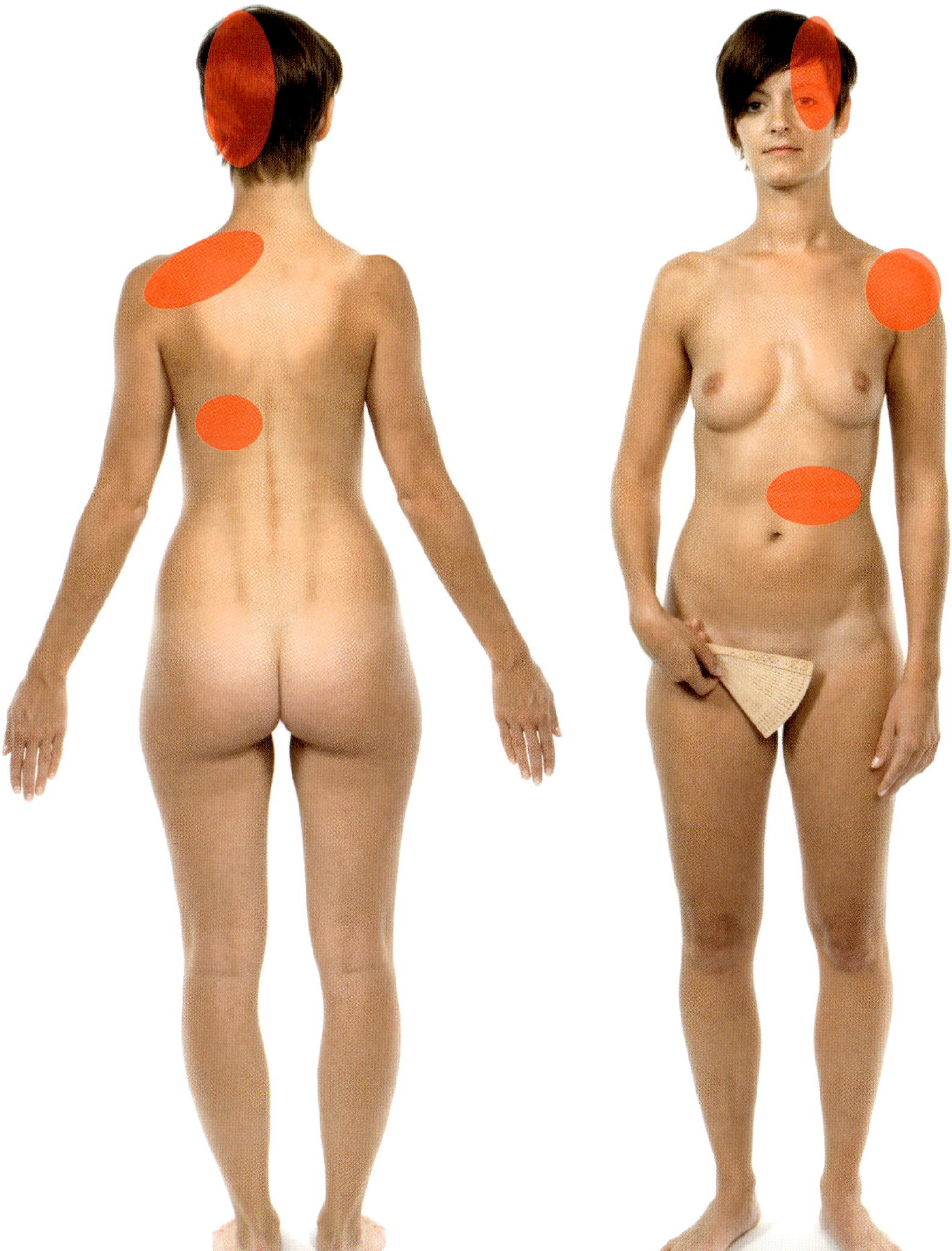

Projektionszonen

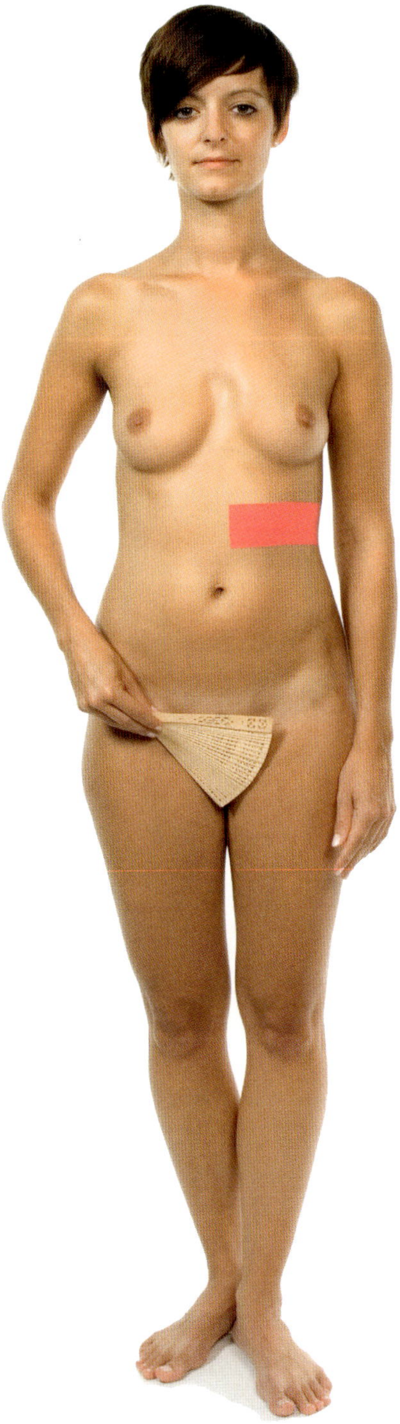

Tapingzonen

Tapingzonen

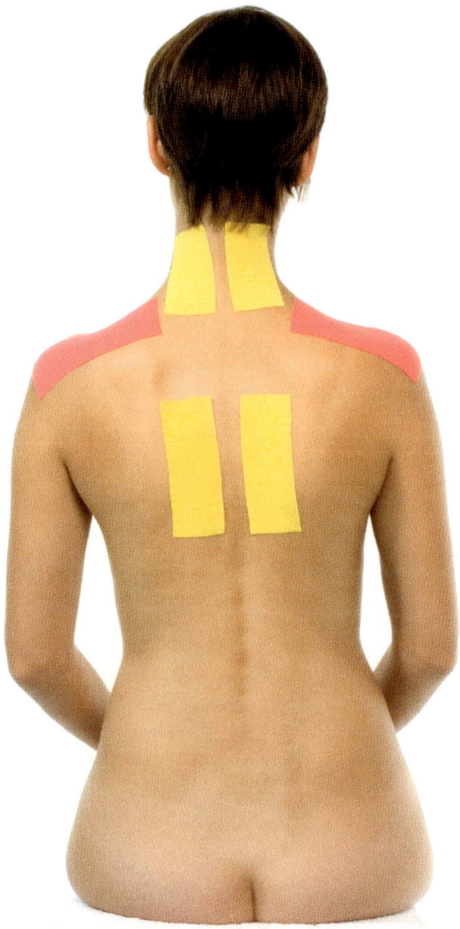

Innerer Weg

Sich angenommen fühlen, statt zu meinen, sich ständig selbst inszenieren zu müssen

Affirmation

Ich fühle mich von meinem Umfeld und der Gesellschaft akzeptiert.

Existenzieller Stress in der Vergangenheit führte zum Infragestellen der Identität (Suche nach negativer Bestätigung)

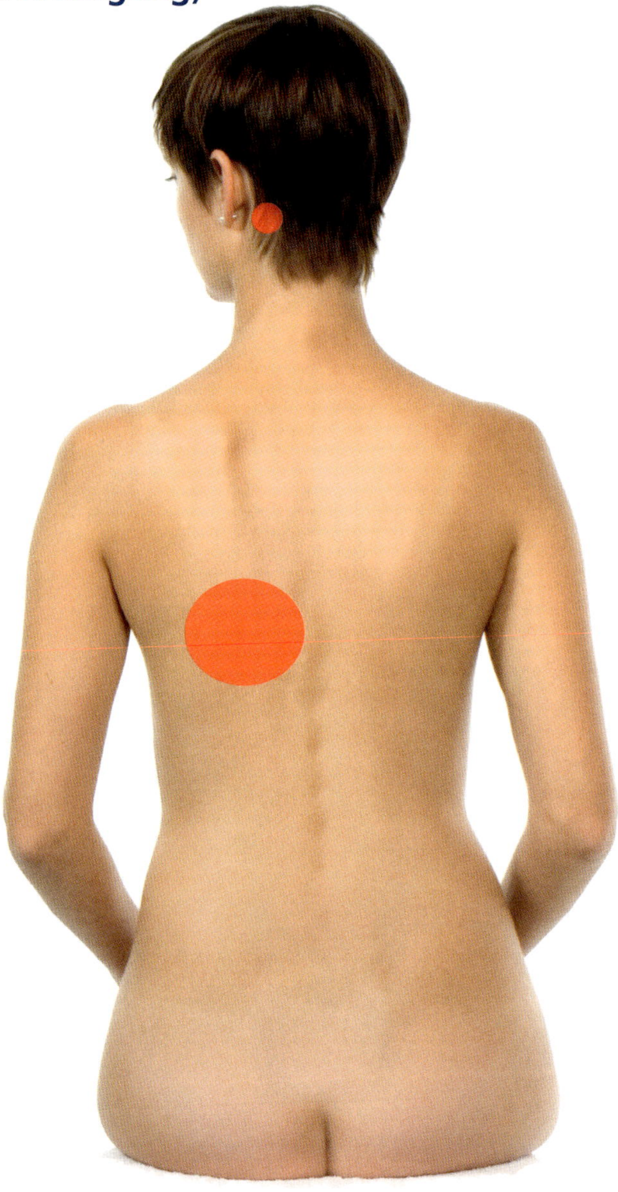

Verspannungszonen

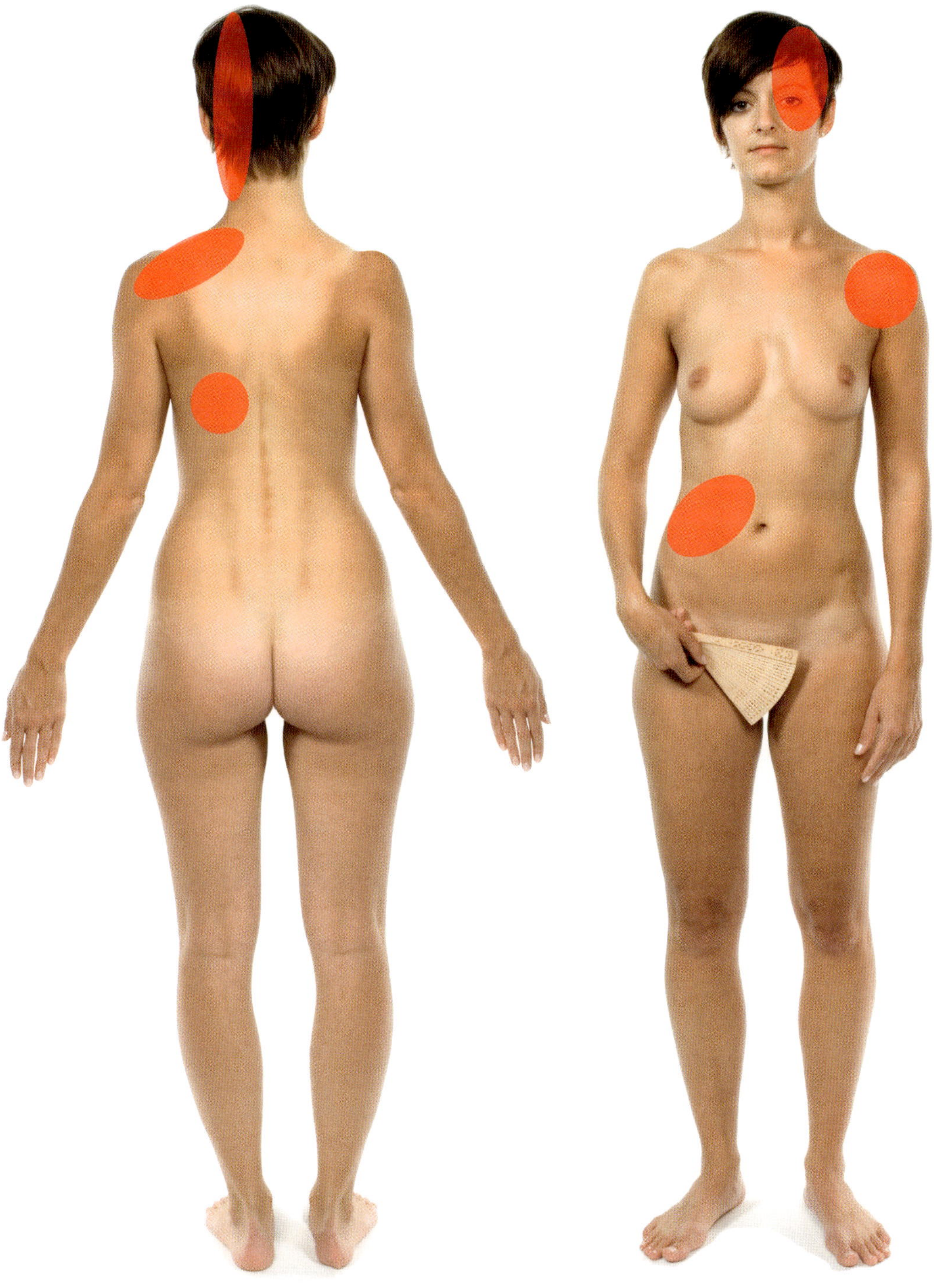

Projektionszonen

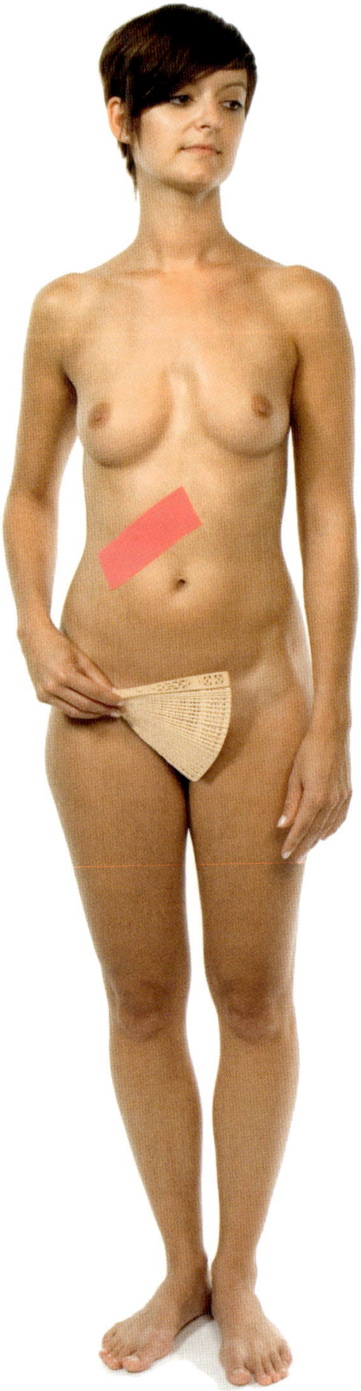

Tapingzonen

Tapingzonen

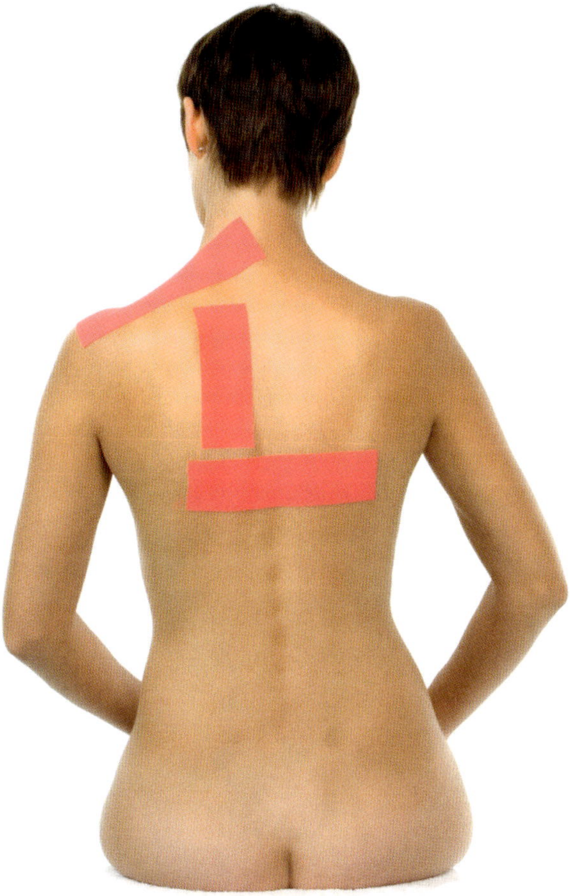

Innerer Weg

Sich angenommen fühlen statt des Zwangs,
immer negativ zu reagieren

Affirmation

Ich gliedere mich positiv in der Gesellschaft ein.

Existenzieller Stress in der Vergangenheit führte zum Infragestellen der Persönlichkeit

Die „Chaosfamilie"

Vielleicht haben Sie von der (früheren) RTL-Fernsehserie „Die Super-Nanny" gehört oder gelesen. Falls nicht, hier eine kurze, beispielhafte Szenenbeschreibung aus dieser „Doku-Soap" mit Katharina Saalfrank als „Elternerzieherin" bei verzogenen Kindern:

> Ein schreiender, tretender, etwa acht Jahre alter Junge wird am Fuß über den Boden aus der Küche geschleift. Seine plärrende kleine Schwester verlässt panisch den Ort des Geschehens, ein weiterer Bruder trinkt apathisch seine Limonade und die Mutter gibt an, früher in solchen Situationen zum Stock gegriffen zu haben. Brüllerei, Schlägerei unter den Kindern, endlose Aggressionen bestimmen das Bild. Über allem steht der in den Augen der Kinder unerfüllbare Wunsch nach einer heilen Familie, nach Zuwendung und Glück.

Wer in solch einer Familie groß wird, lernt entweder, seine Persönlichkeit unterzuordnen, und flieht in die Unterwürfigkeit, um Ruhe und Harmonie zu gewährleisten, oder er unterdrückt seine Aggressionen und Depressionen und lebt sie als Opportunist aus, indem er die Bezugspersonen gegeneinander ausspielt und intrigiert.

Mögliche begleitende Beschwerden bei Opportunismus

Völlegefühl im Oberbauch, Blähungen, Hämorrhoiden, Scheitelkopfschmerzen, die oft bis hinter ein Auge ziehen, Durchschlafstörungen, Aufwachen zwischen 3 und 5 Uhr nachts, nächtlicher Durst, trockener Mund, trockne Augen, Juckreiz im Bereich des äußeren Genitals und des Anus, Schulterschmerzen rechts, Bewegung eingeschränkt, Hüftgelenk- und Knieschmerzen, geschwollene Augenlider, seitliche Anteile der Unterlippe geschwollen, Trapezmuskelrand rechts ist schmerzhaft, Trapeziusansatz rechts am Hinterkopf schmerzhaft, Tinnitus, Karpaltunnelsyndrom möglich

Mögliche begleitende Beschwerden bei Harmoniesucht

Neigung zu Depression, Herzjagen, Herzstolpern, Verspannungen zwischen den Schulterblättern, die in Achsel und Brust ausstrahlen; Schläfenkopfschmerzen, Leistenschmerzen, prämenstruelles Syndrom, Verspannung im Bereich BWK 11 bis LWK 1 und BWK 3–4, erhöhter Prolaktinspiegel, Ausbleiben des Eisprungs, unregelmäßige Periode, Schilddrüsenüberfunktion, Milchfluss, die Brust spannt, man hat das Gefühl, zu enge T-Shirts zu tragen

Mögliche Ängste

Beziehungsängste, Minderwertigkeitsängste, Persönlichkeitsängste, Kommunikationsängste, Angst vor Machtverlust im Umgang mit Gleichgestellten

Existenzieller Stress in der Vergangenheit führte zum Infragestellen der Persönlichkeit (Neigung zu Harmoniesucht)

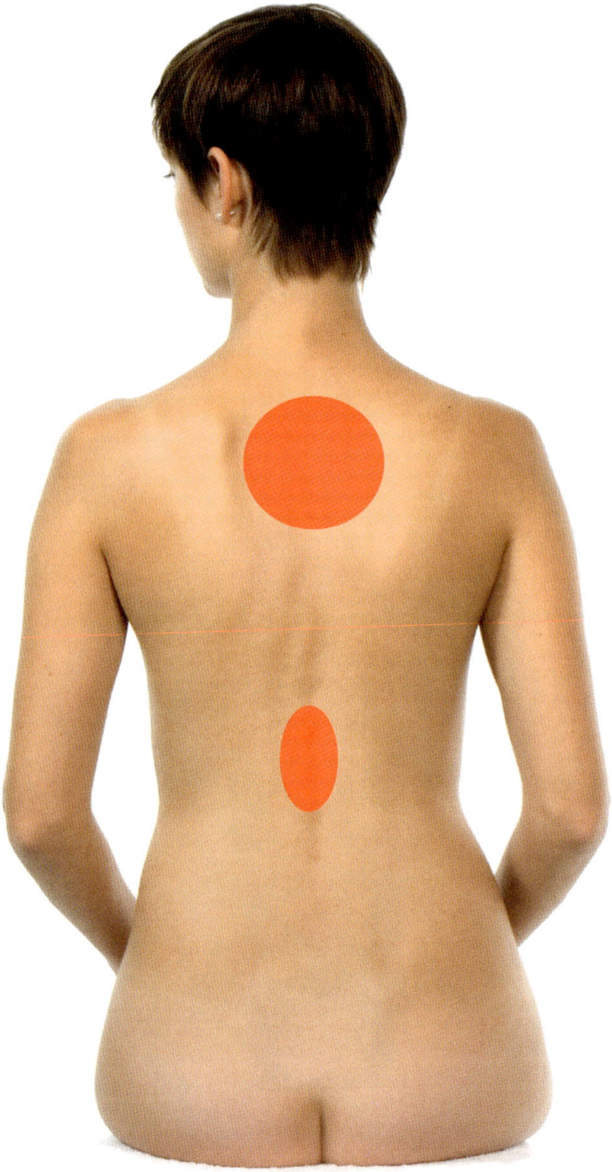

Verspannungszonen

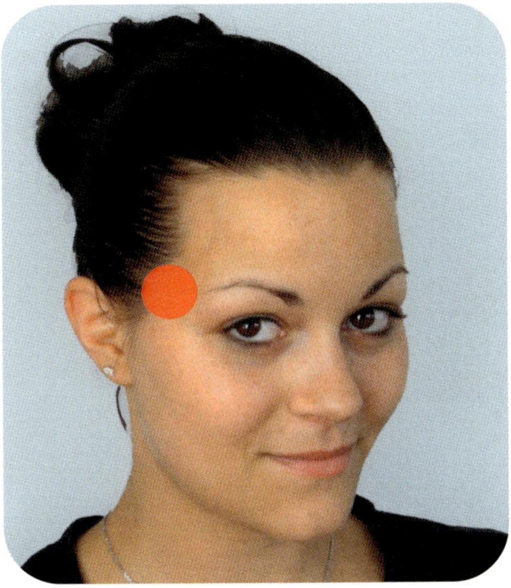

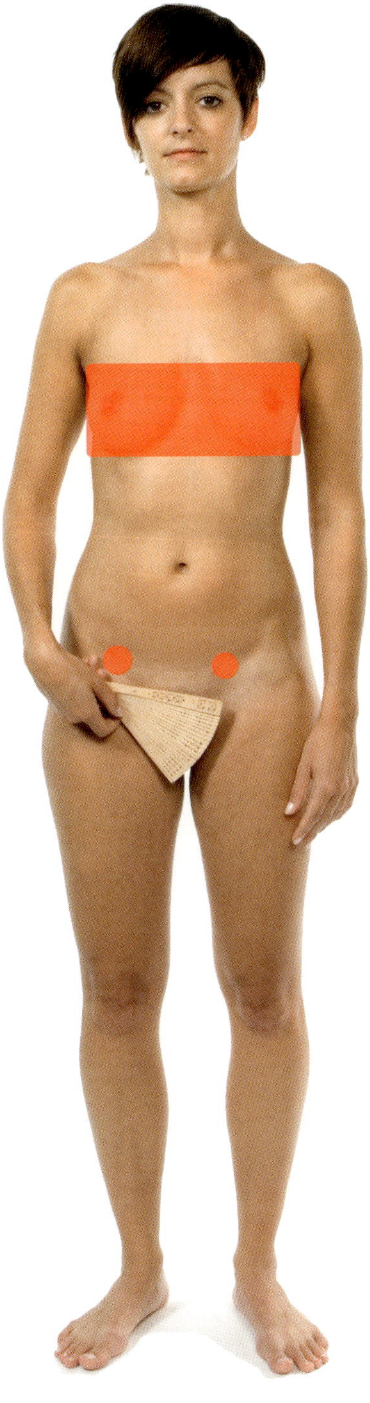

Projektionszonen

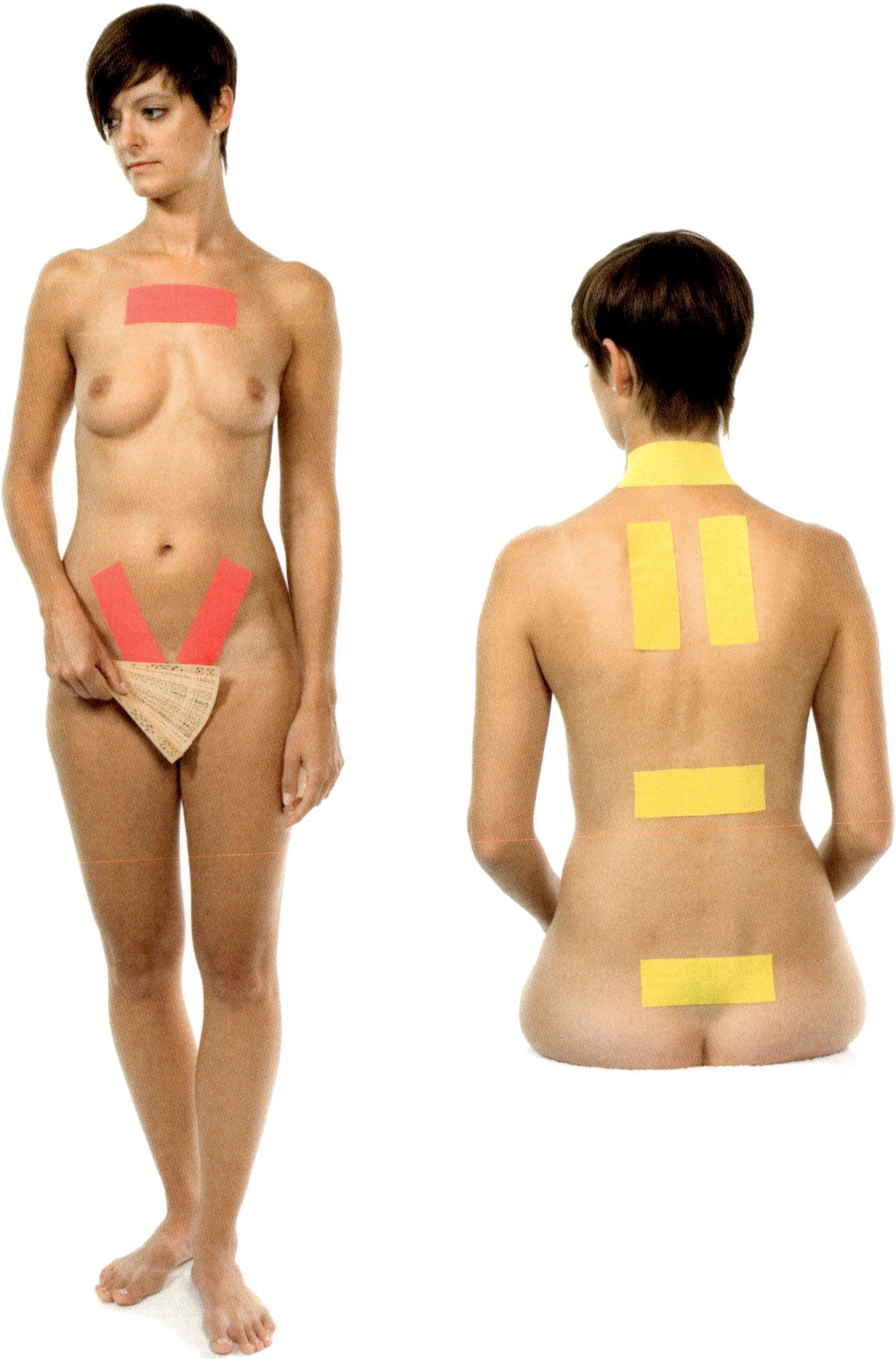

Tapingzonen

Tapingzonen

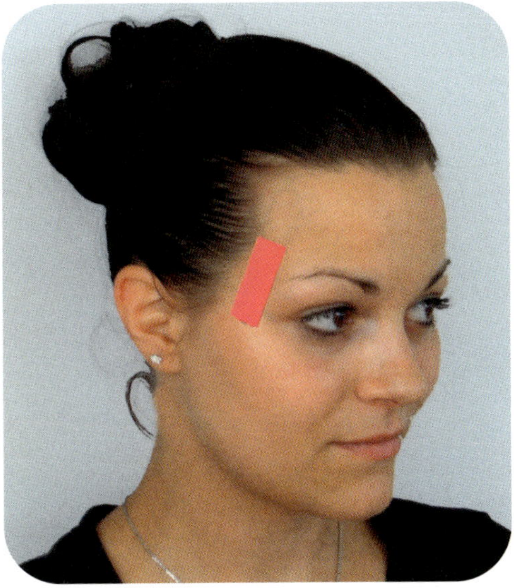

Innerer Weg

Frei seine Meinung äußern,
statt in künstlicher Harmonie zu leben

Affirmation

Ich lebe meine eigene, positive Persönlichkeit voll aus.

Existenzieller Stress in der Vergangenheit führte zum Infragestellen der Persönlichkeit (Opportunismus)

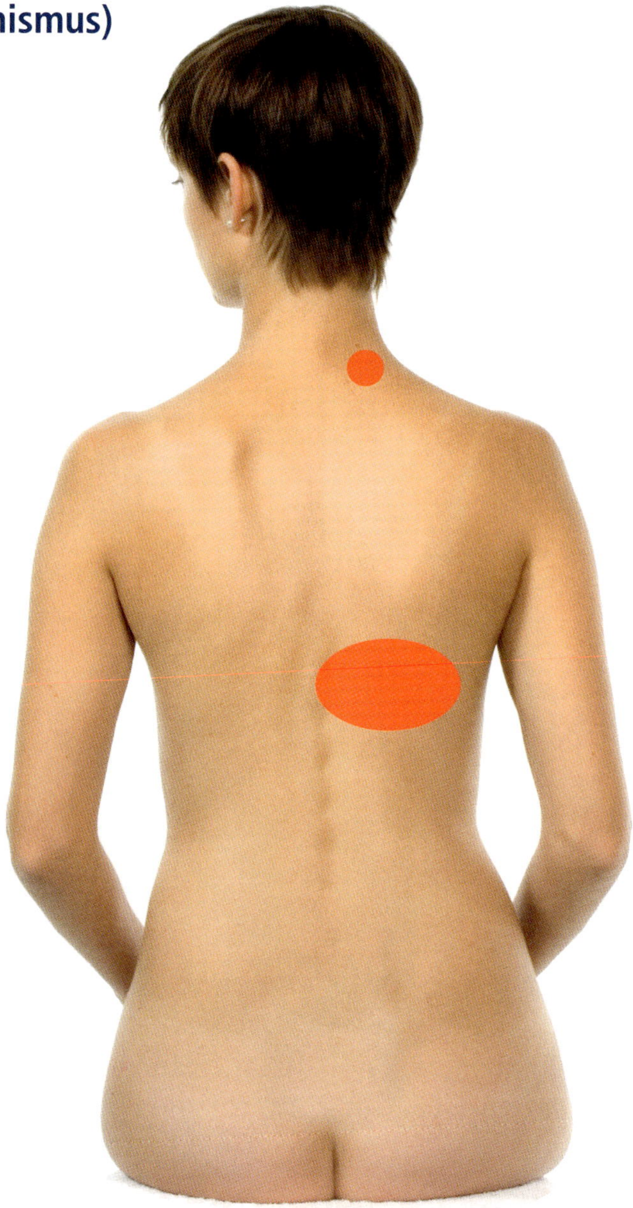

Verspannungszonen

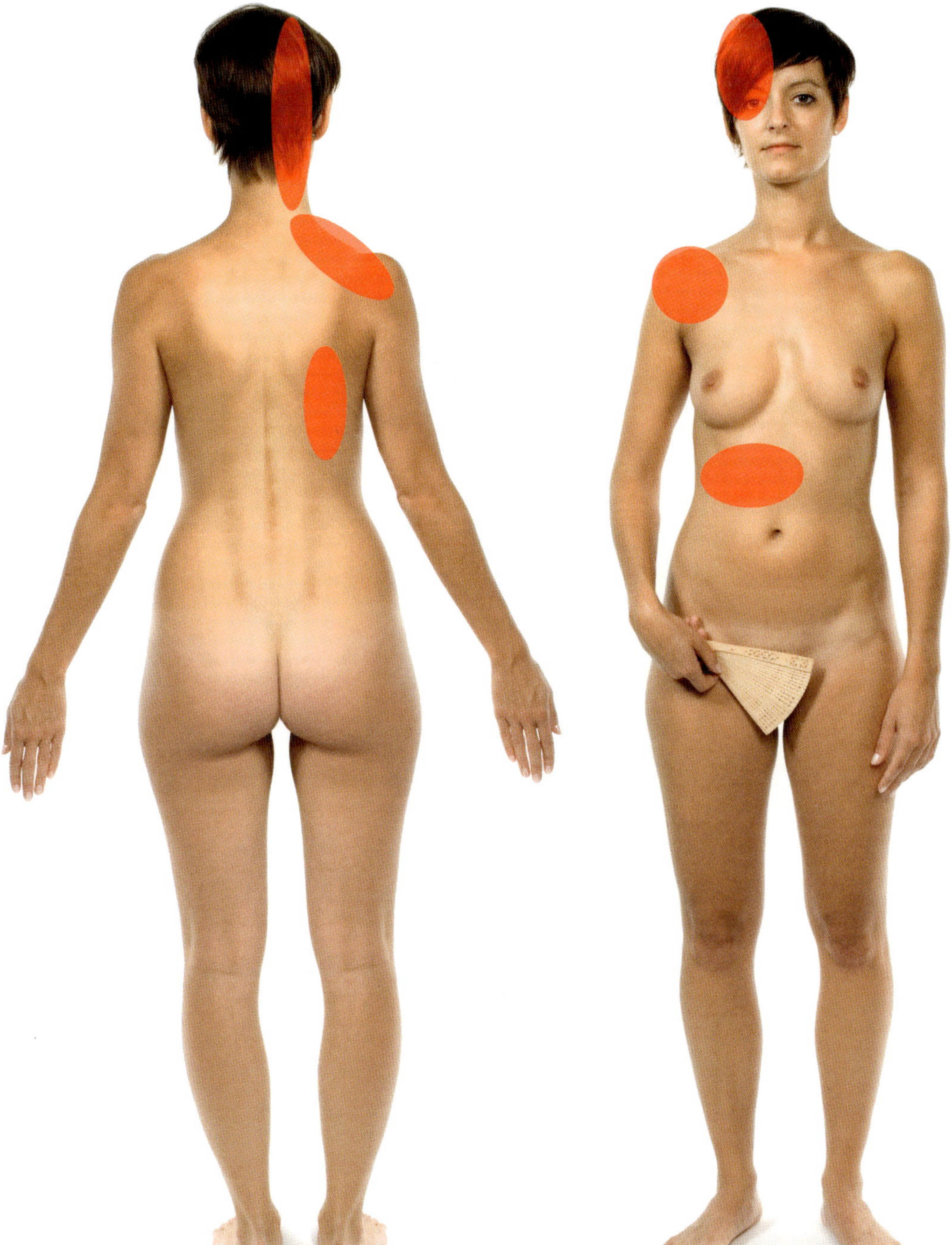

Projektionszonen

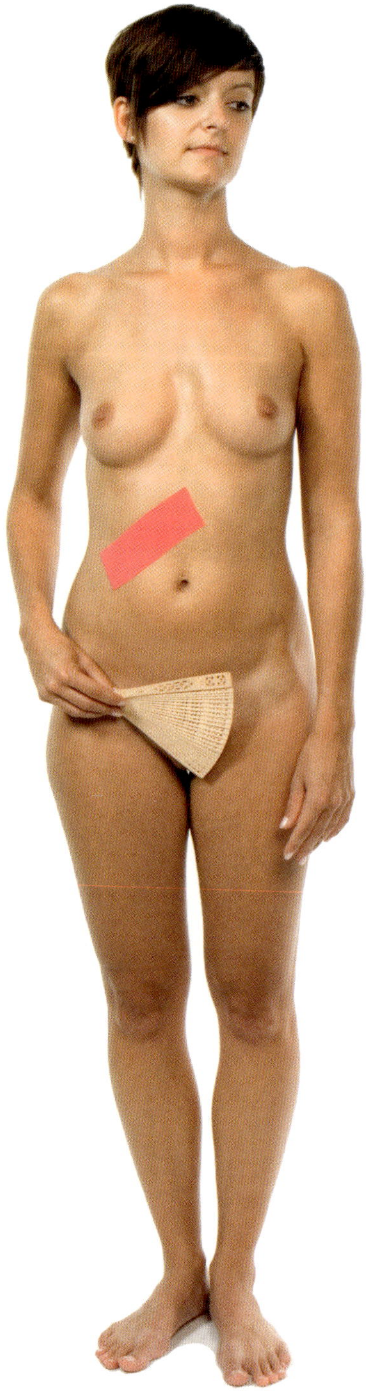

Tapingzonen

Tapingzonen

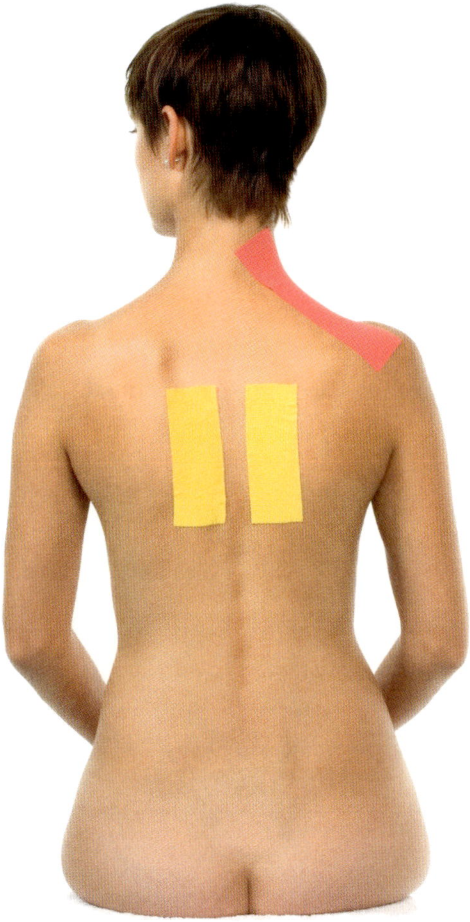

Innerer Weg

Ehrliche Harmonie suchen und pflegen, statt Spannungen aufzubauen

Affirmation

Ich gehe offen auf meine Mitmenschen zu und lasse meine Kontaktangst los.

2. Gegenwärtiger Stress

Führen wir uns einmal Folgendes vor Augen: Man ist 20 Jahre alt. Die erste Etappe der Ausbildung ist abgeschlossen. Soll man weitermachen oder endlich auf eigenen Füßen stehen und Geld verdienen? Mit 30 zieht man das erste Resümee seines bisherigen Lebens: Wo stehe ich, was habe ich erreicht? Wo will ich noch hin? Was habe ich versäumt?
Mit 40 ist die Hälfte des Lebens abgelaufen. Bei der Frau tickt die biologische Uhr: Wenn ein Kind, dann spätestens jetzt! Beim Mann setzt in vielen Fällen ein letztes Aufbegehren ein: Noch einmal aufbrechen, auswandern, mit einer neuen Frau durchbrennen, noch einmal neu beginnen ...
Mit 50 ist man ruhiger geworden. Die Hormone lassen einen in Ruhe. Man findet sich allmählich mit dem Älterwerden ab. Man stellt sich die Frage: Wie lange will und wie lange muss ich noch arbeiten? Wie will ich meinen Lebensabend gestalten?
Mit 60 fühlt man sich eigentlich jünger und reifer als mit 50 – wenn da die Knochen nicht wären. Man ist gelassener und toleranter geworden.

Kurzübersicht: Innere Wege und Affirmationen bei gegenwärtigem Stress

Selbst auferlegter Leistungsdruck

Innerer Weg: Die Vorstellung aufgeben, sich beweisen zu müssen

Affirmation: Ich verdiene es, wegen meines Wesens geliebt zu werden, und gebe mein Erkaufen von Liebe durch Leistung auf.

Burn-out – Depression – Kraftlosigkeit

Innerer Weg: Den Arbeitszwang loslassen, geistige und körperliche Ungebundenheit erreichen

Affirmation: Ich darf loslassen und nach neuen Horizonten suchen.

Verzweiflung – Selbstaufgabe

Innerer Weg: Urvertrauen statt Misstrauen

Affirmation: Ich habe unendliches Vertrauen, dass sich alles zum Guten wendet.

Starkes Harmoniebedürfnis

Innerer Weg: Frei seine Meinung äußern, statt in künstlicher Harmonie zu leben

Affirmation: Ich äußere meine Meinung auch dann, wenn ich damit bei anderen anecke.

Neigung zu Überreaktionen

Innerer Weg: „Cool" bleiben statt ausrasten

Affirmation: Ich stehe über allem und behalte immer mein inneres Gleichgewicht.

Mangel an Durchsetzungsvermögen

Innerer Weg: Selbstverwirklichung statt Zurücknahme
Affirmation: Was ich denke, tue und leiste, ist wertvoll und ich tue, was ich für richtig halte.

Alkoholismus – Rauchen – Suchtprobleme

Innerer Weg: Realitäten statt Traumwelten kreieren
Affirmation: Ich stelle mich der Realität und prüfe meine Vorstellungen auf Machbarkeit.

Das „Ich-muss-mich-unterordnen"-Syndrom

Innerer Weg: Eigenständigkeit statt Angst vor negativen Reaktionen auf das eigene Tun
Affirmation: Meinen Weg bestimme ich alleine.

Unterdrückung von Gefühlen

Innerer Weg: Spontaneität statt anerzogener Zurückhaltung
Affirmation: Ich lebe meine Emotionalität.

Selbst auferlegter Leistungsdruck

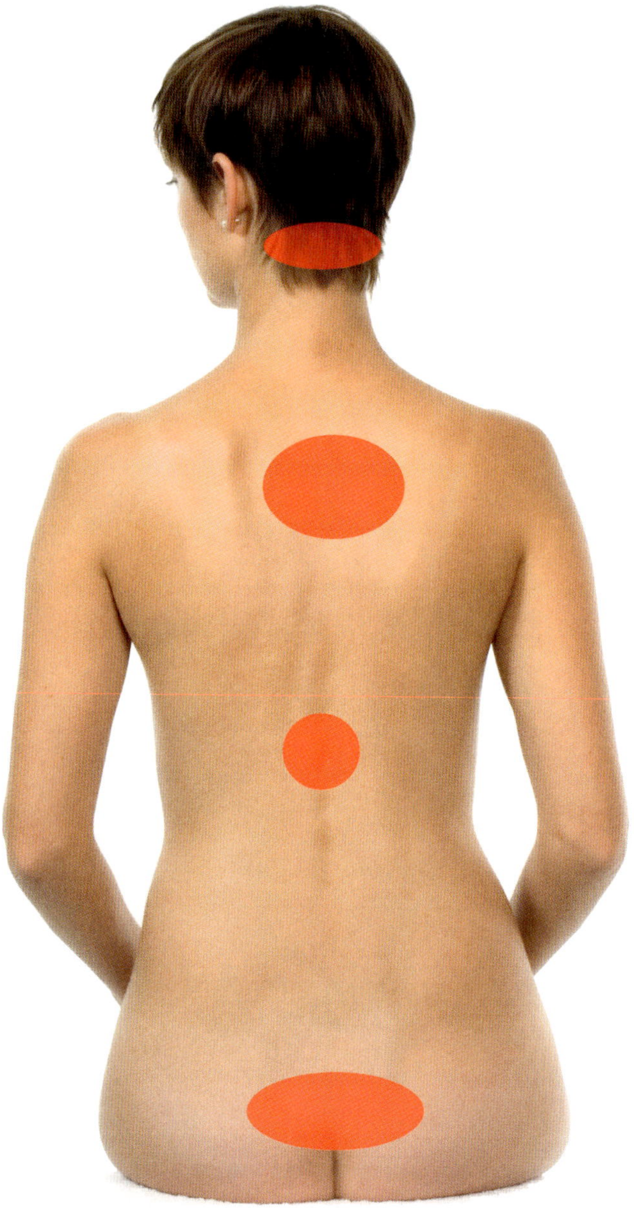

Verspannungszonen

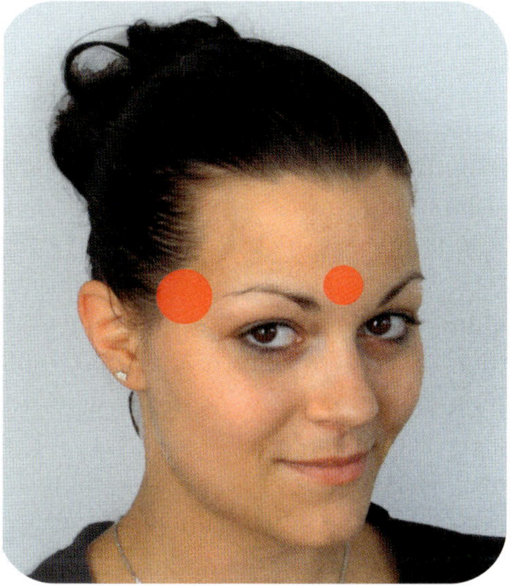

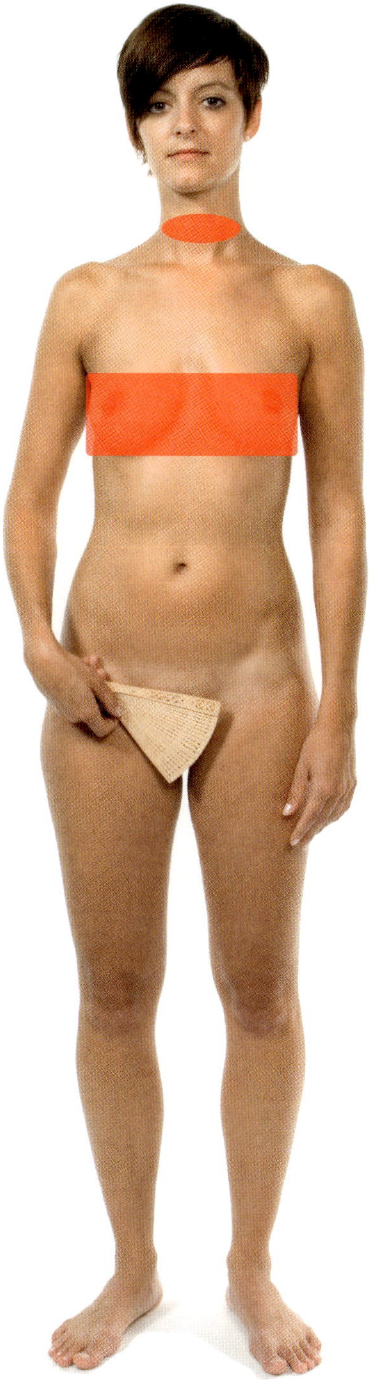

Projektionszonen

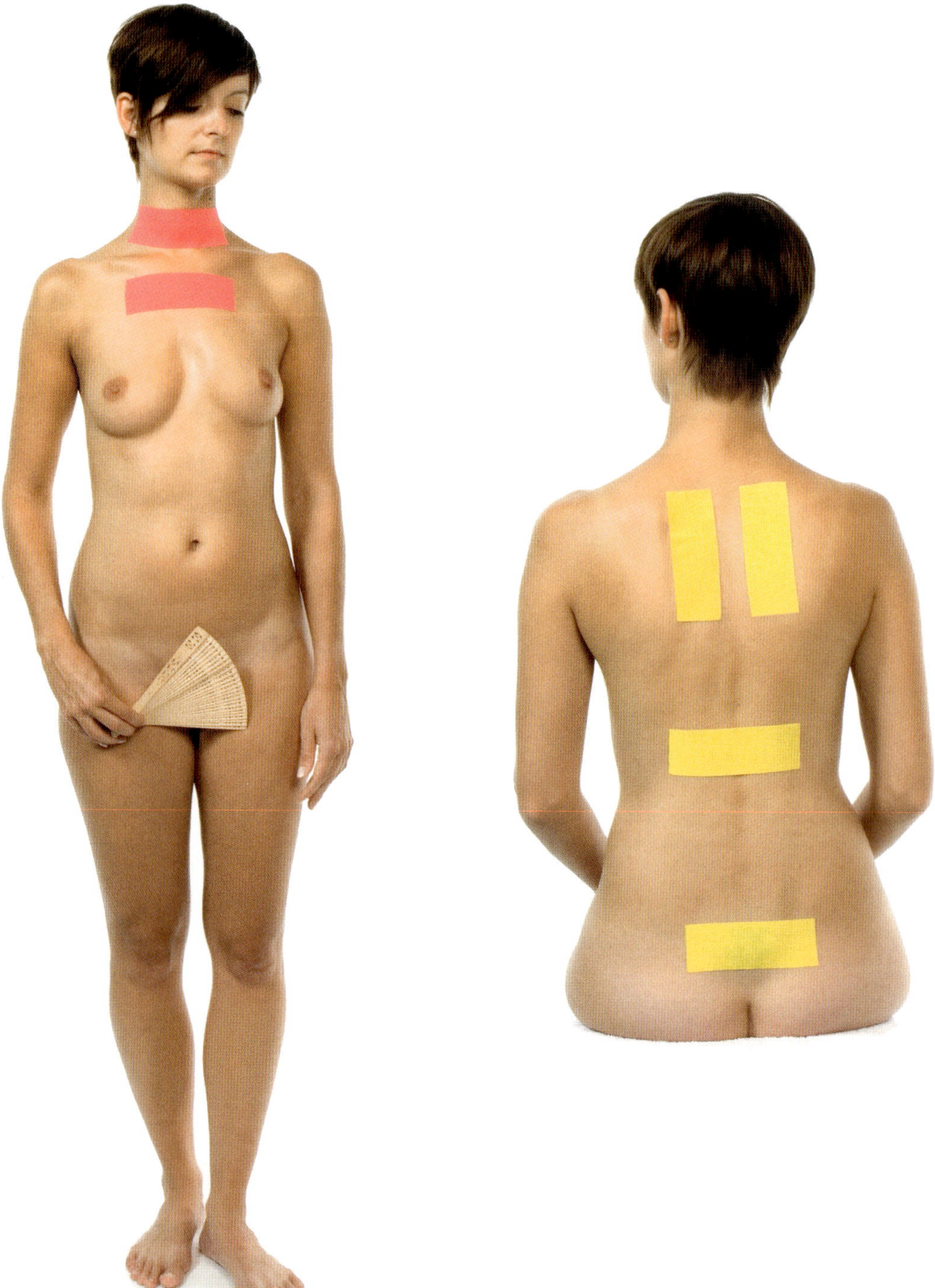

Tapingzonen

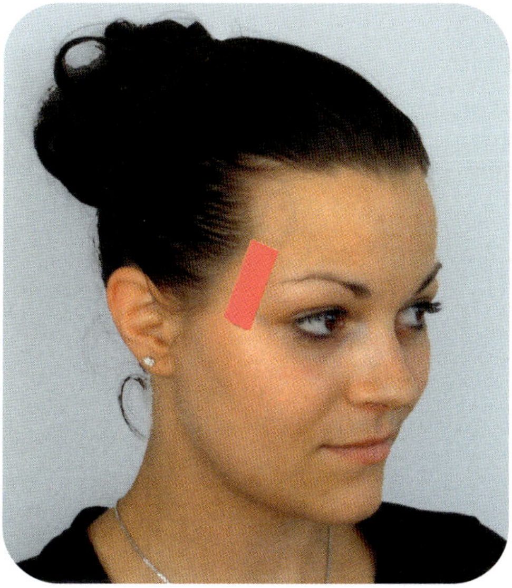

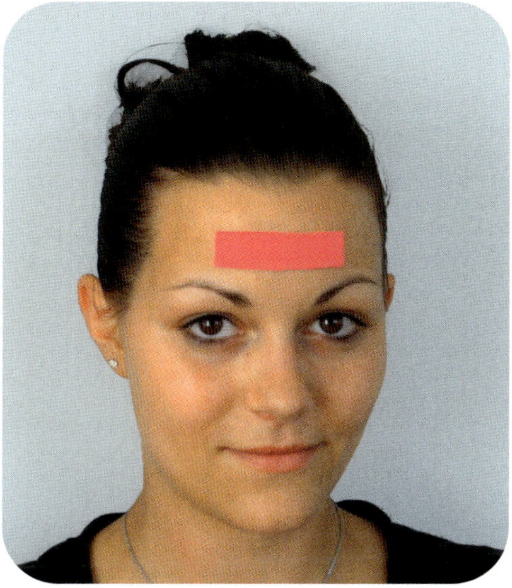

Tapingzonen

Innerer Weg

Die Vorstellung aufgeben, sich beweisen zu müssen

Affirmation

Ich verdiene es, wegen meines Wesens geliebt zu werden, und gebe mein Erkaufen von Liebe durch Leistung auf.

Stress, Burn-out und Co.

Stress gehört heute zum guten Ton. Wer nicht gestresst ist, der gilt nicht als leistungsfähig und wird daher gesellschaftlich nicht anerkannt. Aber Stress macht auf Dauer krank. Krankheiten, die durch Stress ausgelöst werden, beginnen schleichend. Meist sind es Befindlichkeitsstörungen, die als erste Hinweise auf eine Stressschädigung auftreten. Als Befindlichkeitsstörung gilt eine negative Empfindung, die nicht notwendigerweise Krankheitswert besitzt. Es handelt sich dabei um durch Funktionsstörungen ausgelöste Beschwerden, die langfristig in Krankheiten übergehen können. Kopf- und Rückenschmerzen, Übelkeit, Blähbauch, Schulter-Arm-Syndrom und Schlafstörungen sind nur wenige von ihnen. Von schulmedizinischer Seite werden sie, wenn überhaupt, symptomatisch und nicht ursächlich behandelt.

Zu den Befindlichkeitsstörungen gehört auch das Erschöpfungssyndrom. Fast 30 Prozent der Bevölkerung leiden unter Erschöpfungszuständen, die bei vielen der Betroffenen zum Verlust ihrer Arbeitsfähigkeit führen. Erschöpfung kann aus chronischem Stress resultieren und ist in der Regel mit einer Einschränkung der Leberfunktion verbunden. Das chronische Müdigkeitssyndrom und das chronische Erschöpfungssyndrom sind nicht genau definiert und treten häufig als Begleitsyndrom zu chronischen Erkrankungen, wie MS, Vergiftungen oder Krebserkrankungen auf. Diese Krankheiten müssen vor einer Therapie dringend ausgeschlossen werden. Zu den Erschöpfungssyndromen zählt als eigenständige Erkrankung auch das Burn-out-Syndrom. Es zeichnet sich (labortechnisch überprüfbar) dadurch aus, dass die Ausschüttung des Stresshormons Cortisol aufgrund vorausgegangener Überproduktion erschöpft und dadurch im Blut deutlich reduziert ist.

Burn-out ist ein Prozess. Das Verhalten eines dem Burn-out entgegengehenden Menschen ist dadurch gekennzeichnet, dass diesem Erkrankungsprozess eine Phase der Arbeitswut vorausgeht, kombiniert mit Konzentrationsschwäche, Schlafstörungen, verstärkter Aggression und Tabak- oder Alkoholmissbrauch. Es folgt die Phase der Resignation. Der Zynismus gegenüber anderen wächst. Gefühle von Sinnlosigkeit, Versagen und Misstrauen bestimmen den Erkrankten. Gedanken an Selbstmord kommen auf. Der Prozess endet in Rückzug und Apathie und der Betroffene bedarf in diesem Stadium psychotherapeutischer Begleitung.

Neuere Untersuchungen in der Stressforschung liefern Einblicke in die Ursachen von Burn-out: Es finden sich eindeutige Indizien dafür, dass die Hypothalamus-Hypophysen-Nebennierenrinden-Achse eine Schlüsselrolle spielt. Dieses Hormonsteuerungssystem sorgt für die bedarfsgerechte Freisetzung von Stresshormonen aus der Nebennierenrinde. Eine anhaltende Stressbelastung stört diese Regulation und versetzt den Betroffenen in einen Alarmzustand mit langfristig erhöhtem Cortisolspiegel, was in der Folge zu Immunschwäche, Abbau von Muskel- und Knochengewebe und erhöhtem Blutzuckerspiegel führt. Diese Prozesse können bereits im Mutterleib einsetzen. Vorgeburtlicher mütterlicher Stress beeinflusst das Gehirn des Ungeborenen. Damit kann ein erhöhtes Risiko für psychische Erkrankungen im späteren Leben vorprogrammiert werden. Eine erhöhte Empfänglichkeit für Burn-out wird also schon vor der Geburt angelegt. Darüber hinaus ist die Stärke und Regulationsfähigkeit der „Stressantwort" genetisch bedingt. Diese Gene haben keine negativen Auswirkungen, solange die Bewältigung des Stresses funktioniert. Versagt diese, können die Stressgene bereits bei geringen Belastungen „angeschaltet" werden.

Burn-out – Depression – Kraftlosigkeit

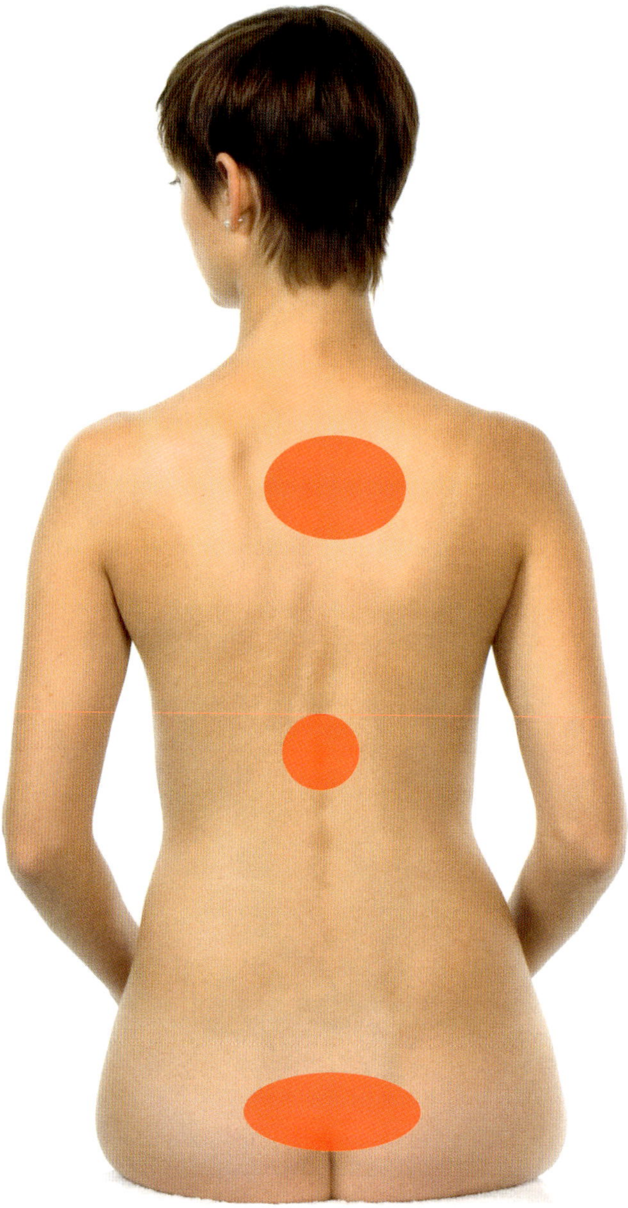

Verspannungszonen

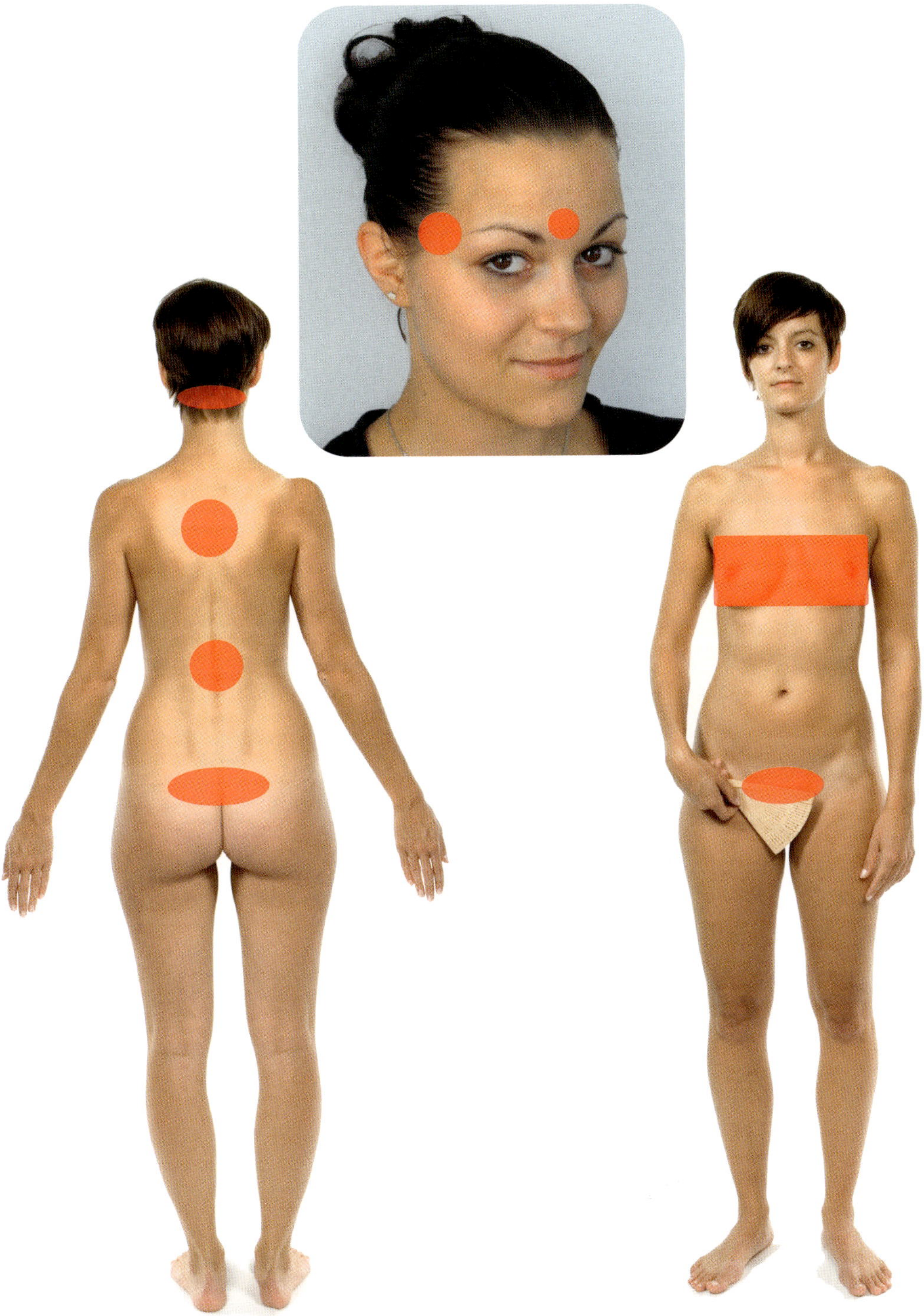

Projektionszonen

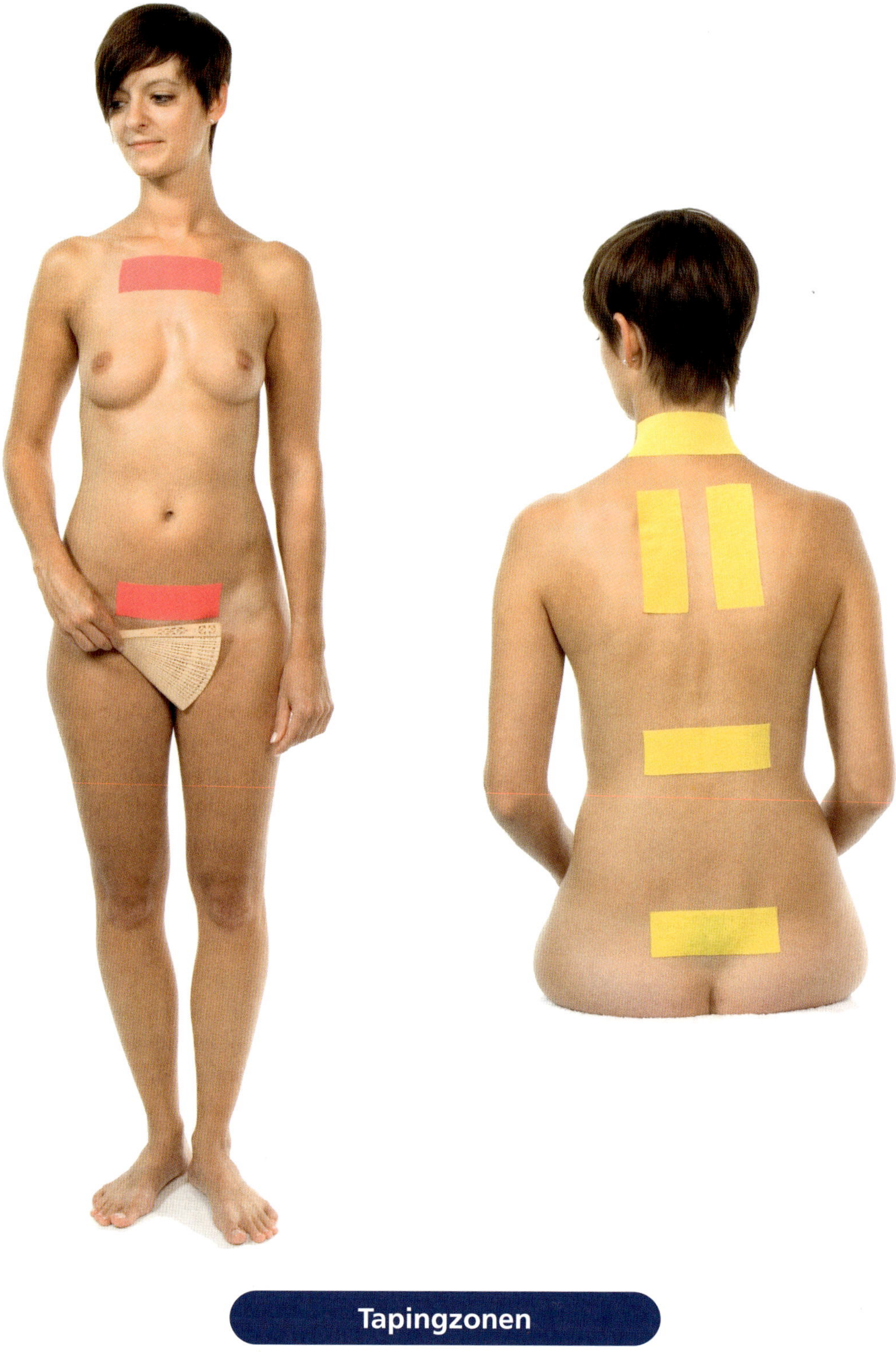

Tapingzonen

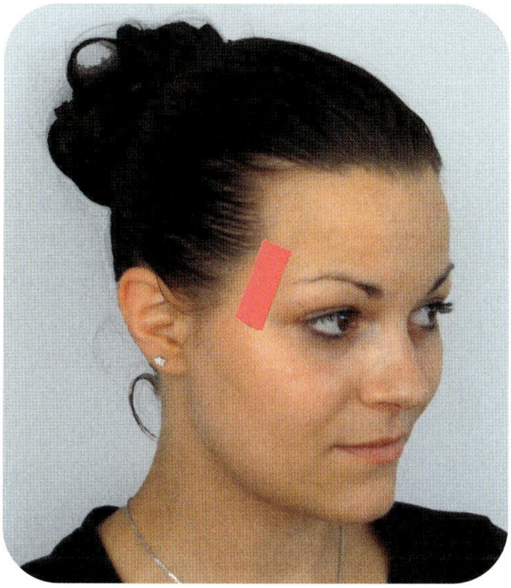

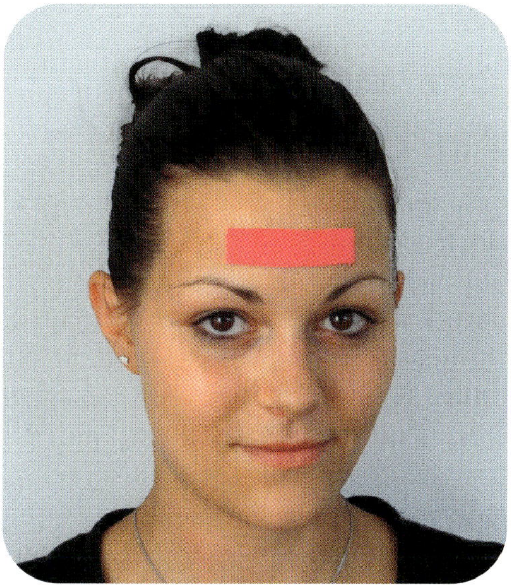

Tapingzonen

Innerer Weg

Den Arbeitszwang loslassen – geistige und körperliche Ungebundenheit erreichen

Affirmation

Ich darf loslassen und nach neuen Horizonten suchen.

Verzweiflung – Selbstaufgabe

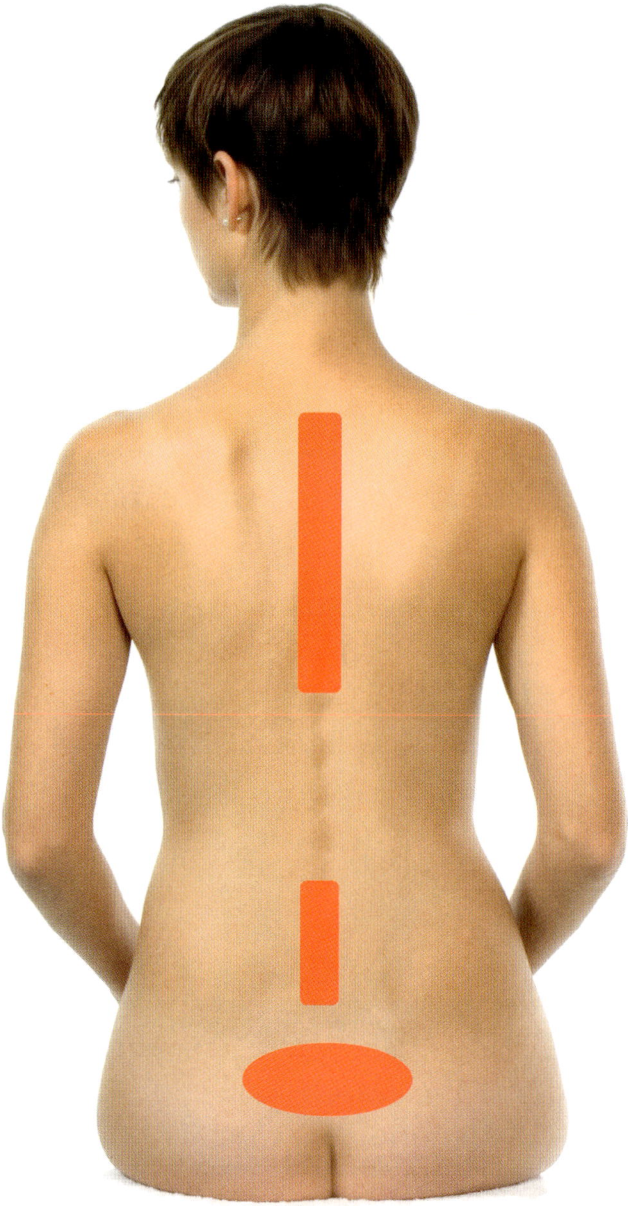

Verspannungszonen

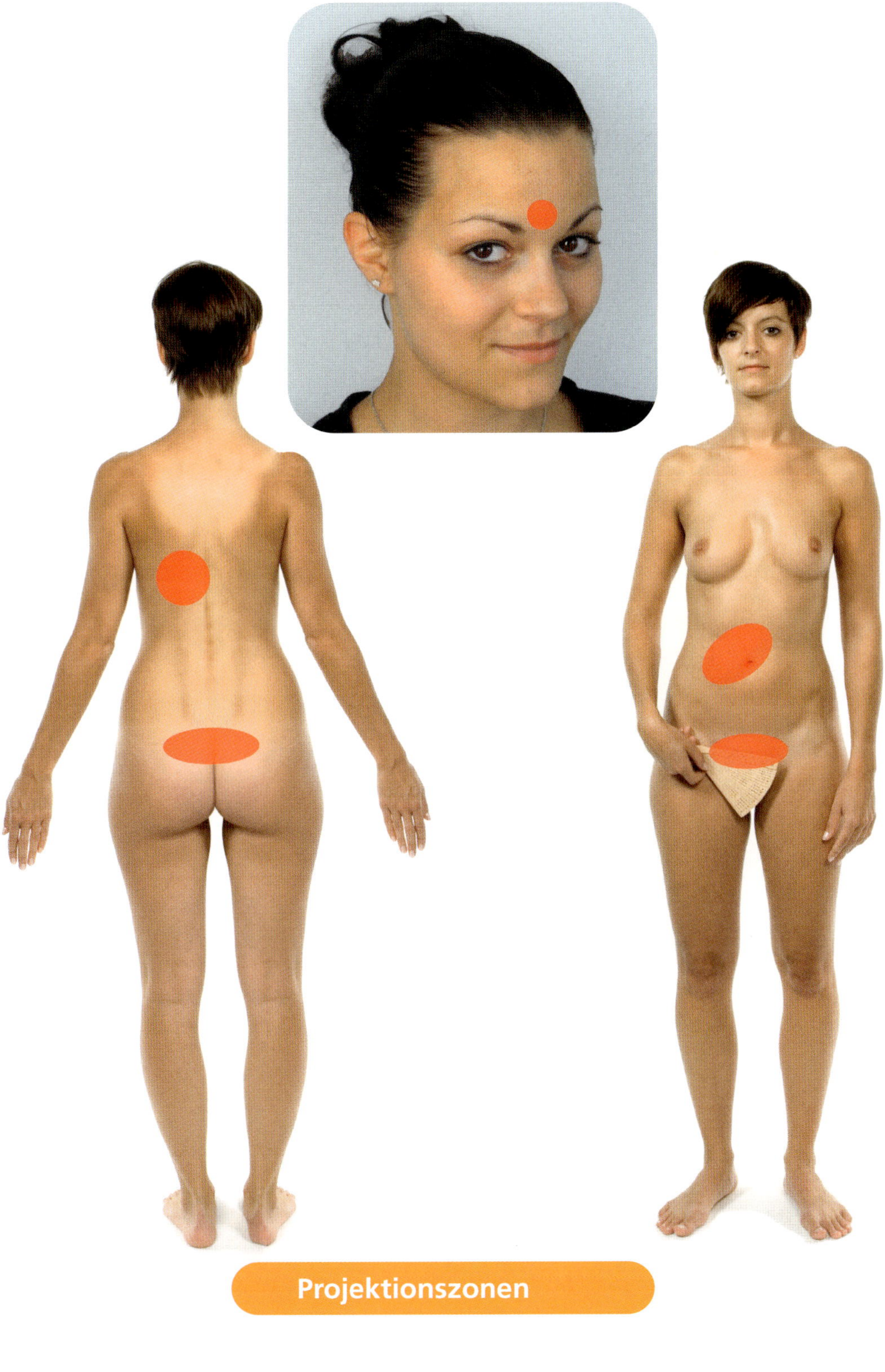

Projektionszonen

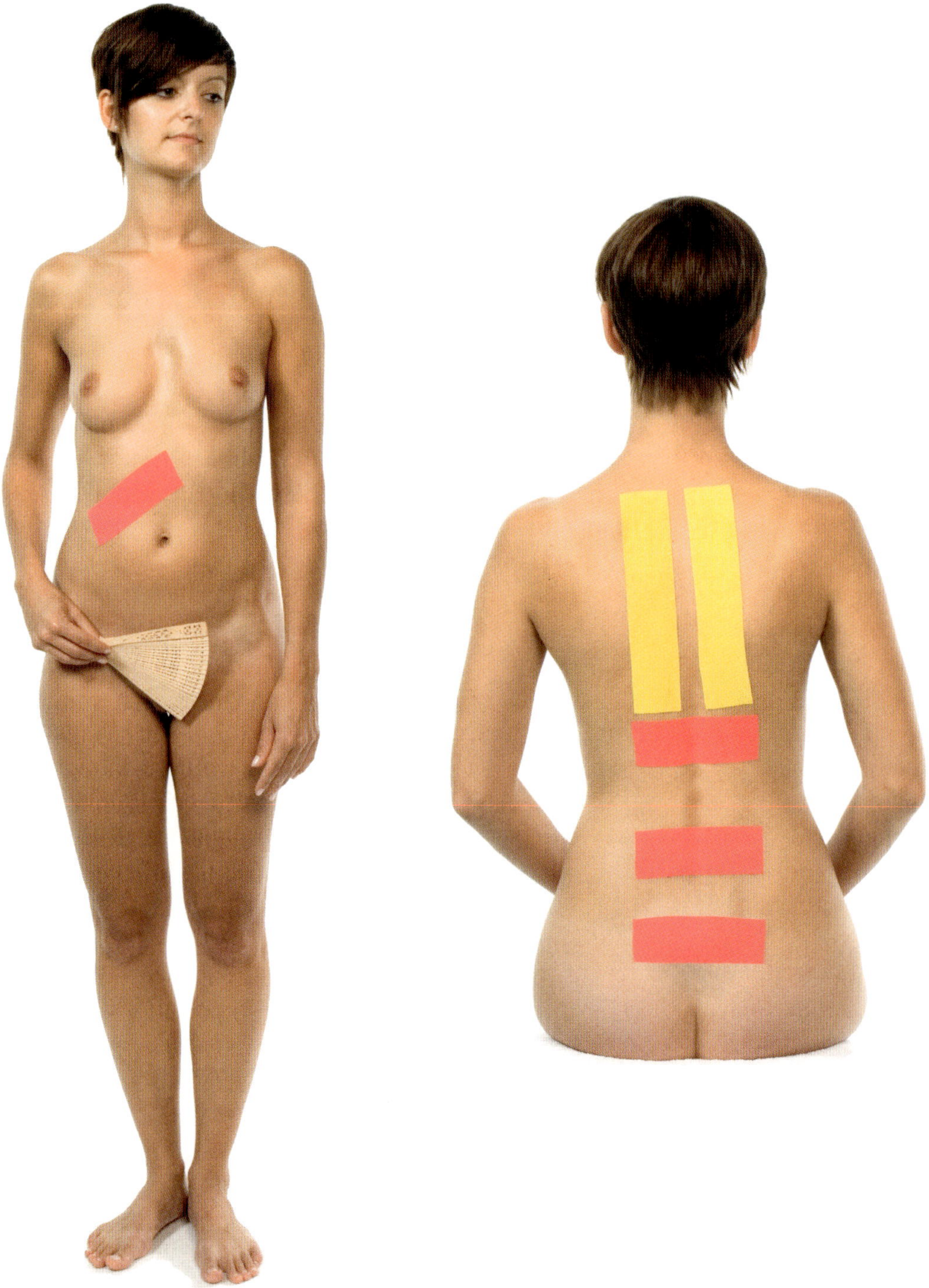

Tapingzonen

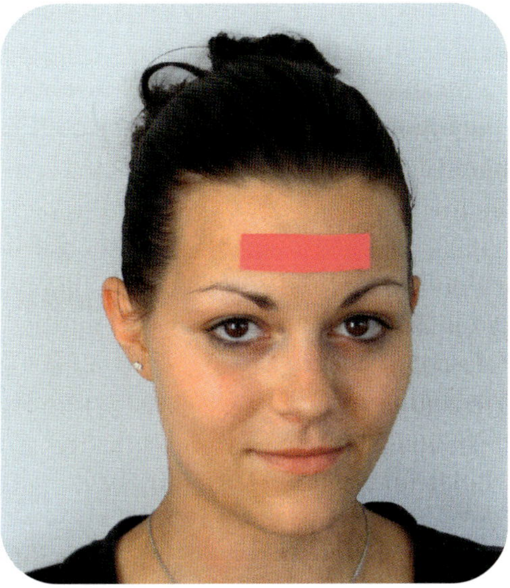

Tapingzonen

Innerer Weg

Urvertrauen statt Misstrauen

Affirmation

Ich habe unendliches Vertrauen,
dass sich alles zum Guten wendet.

Starkes Harmoniebedürfnis

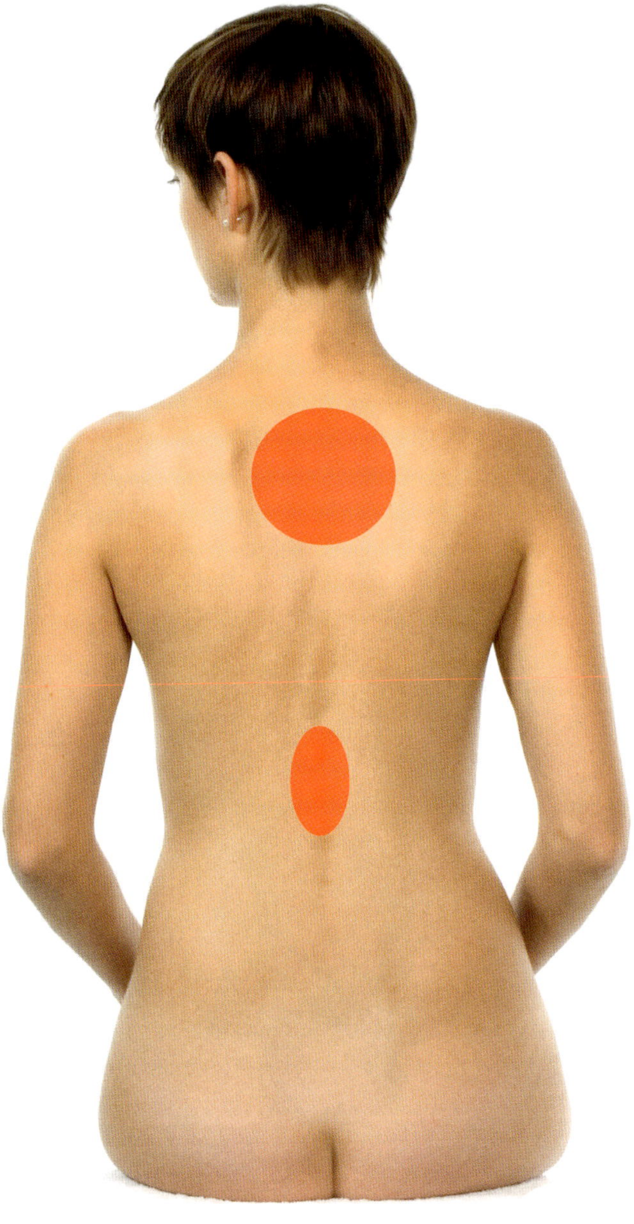

Verspannungszonen

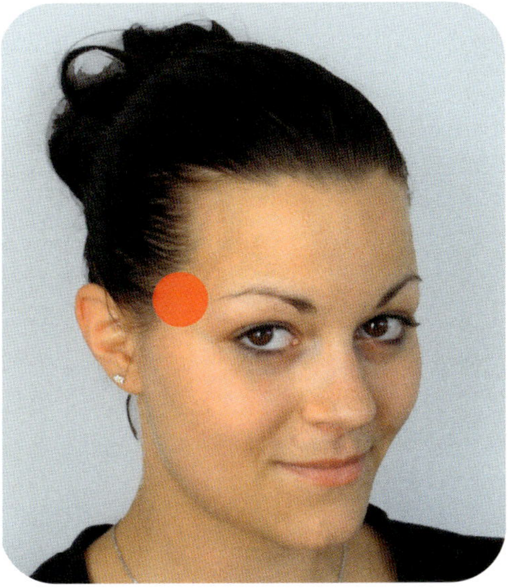

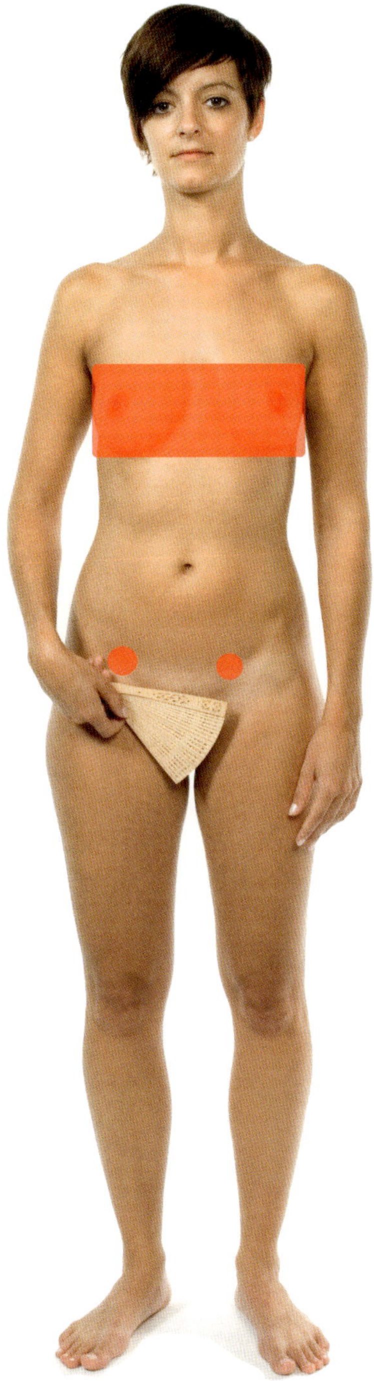

Projektionszonen

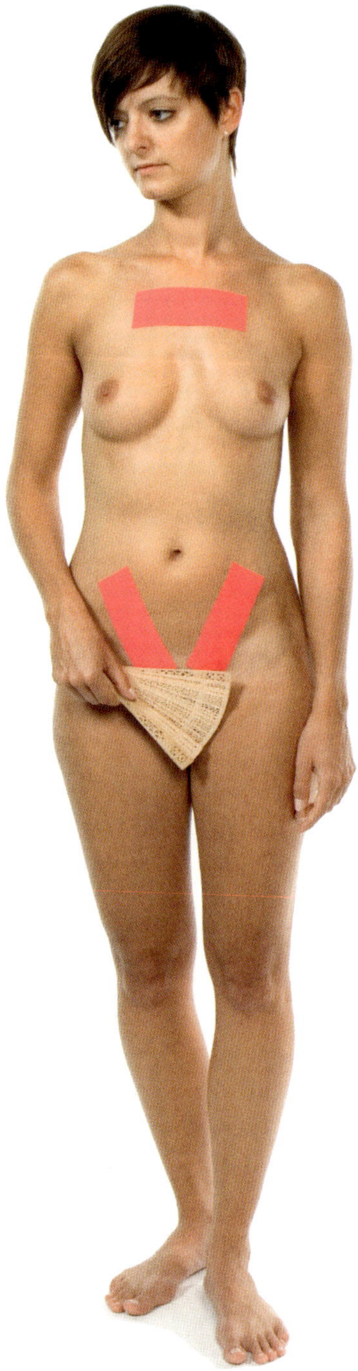

Tapingzonen

Tapingzonen

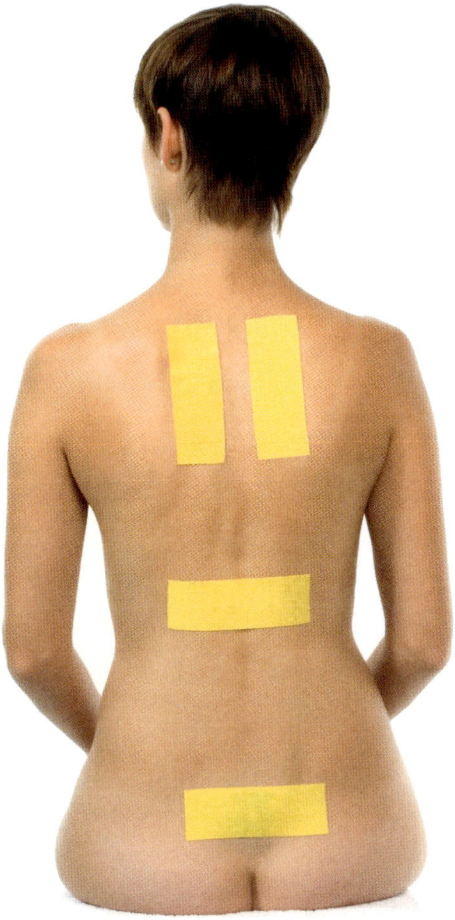

Innerer Weg

Frei seine Meinung äußern,
statt in künstlicher Harmonie zu leben

Affirmation

Ich äußere meine Meinung auch dann,
wenn ich damit bei anderen anecke.

Neigung zu Überreaktionen

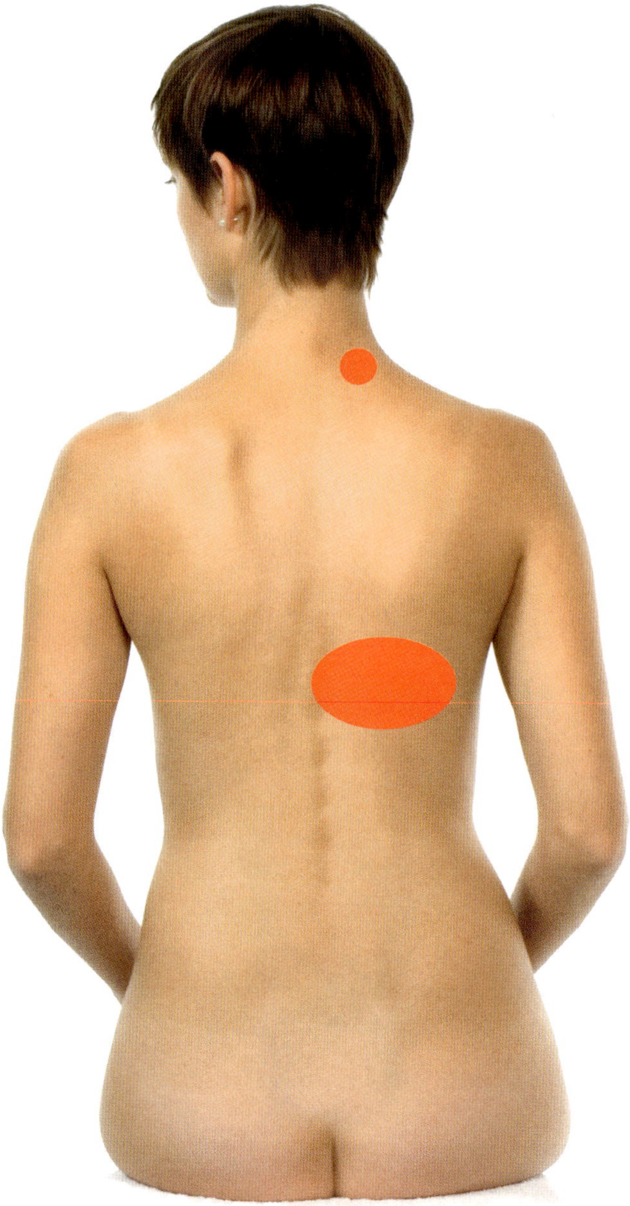

Verspannungszonen

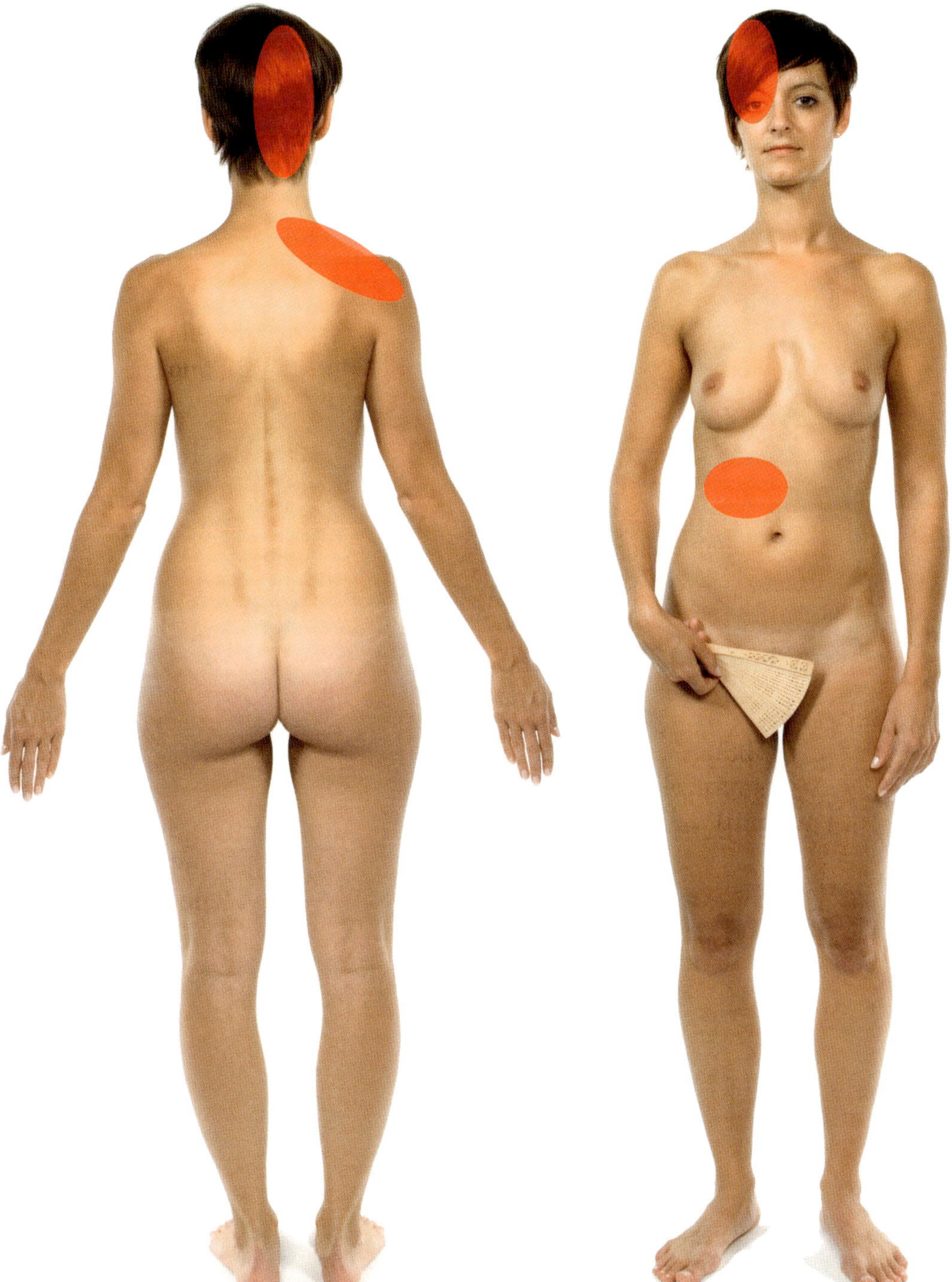

Projektionszonen

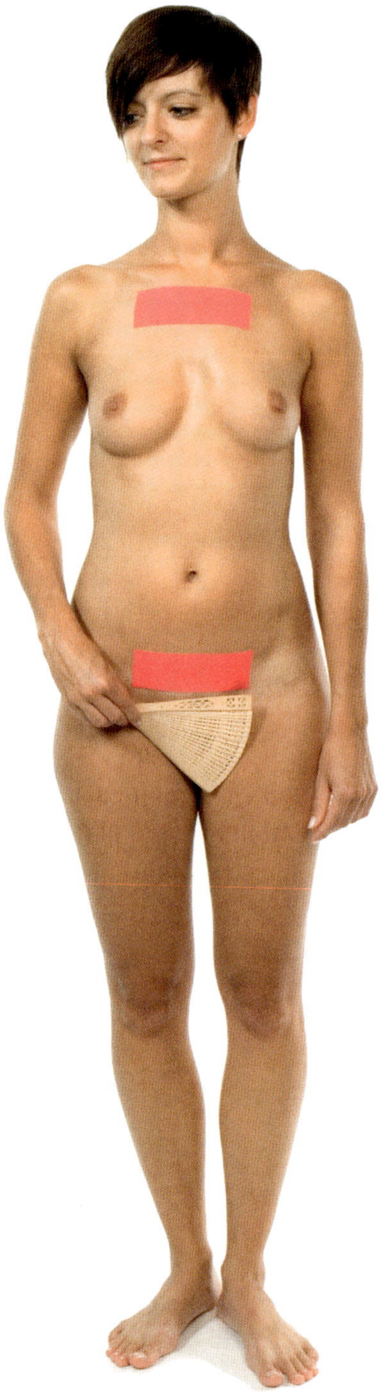

Tapingzonen

Tapingzonen

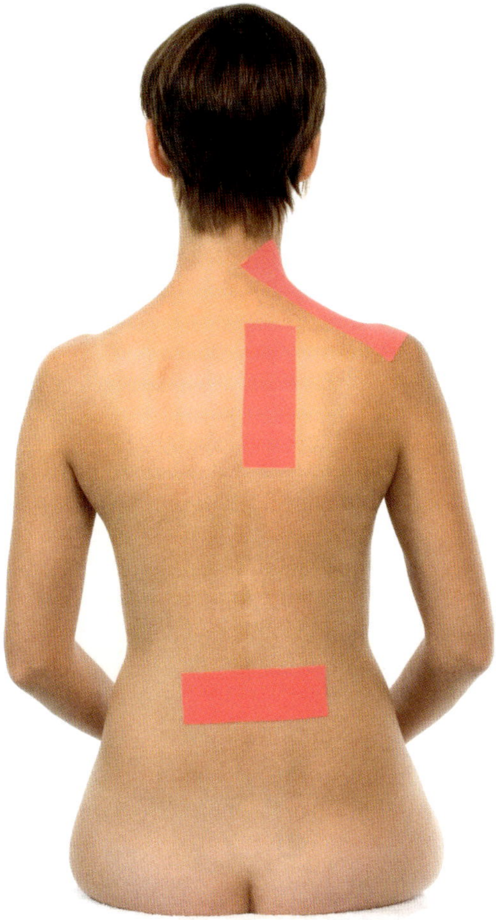

Innerer Weg

„Cool" bleiben statt ausrasten

Affirmation

Ich stehe über allem und behalte immer
mein inneres Gleichgewicht.

Mangel an Durchsetzungsvermögen

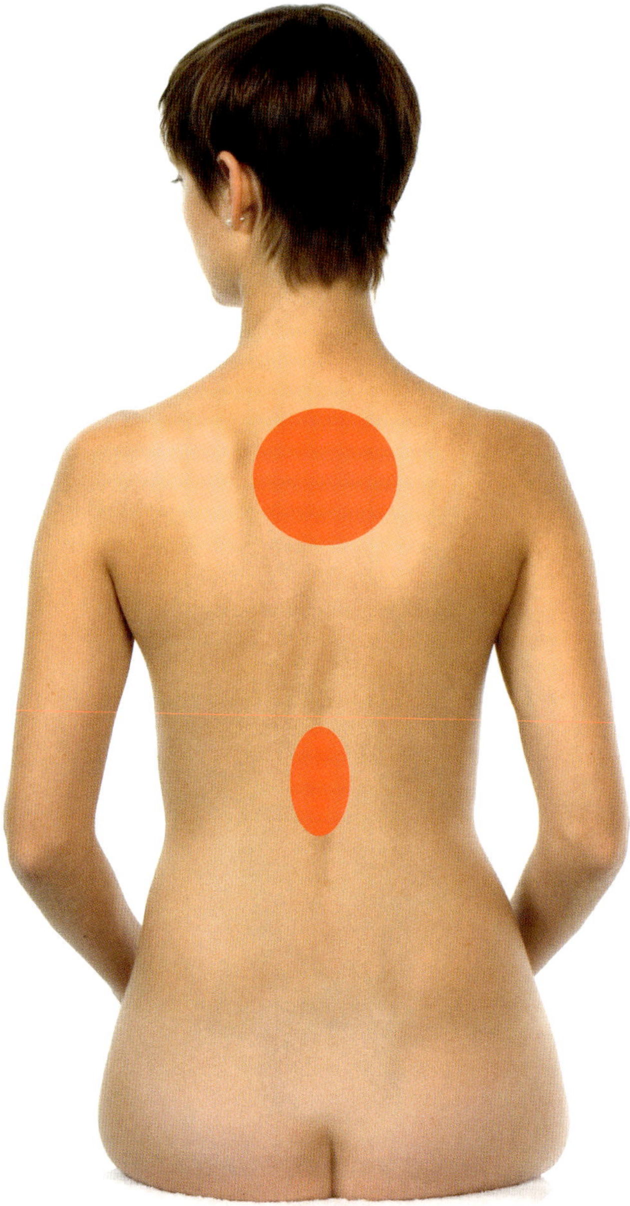

Verspannungszonen

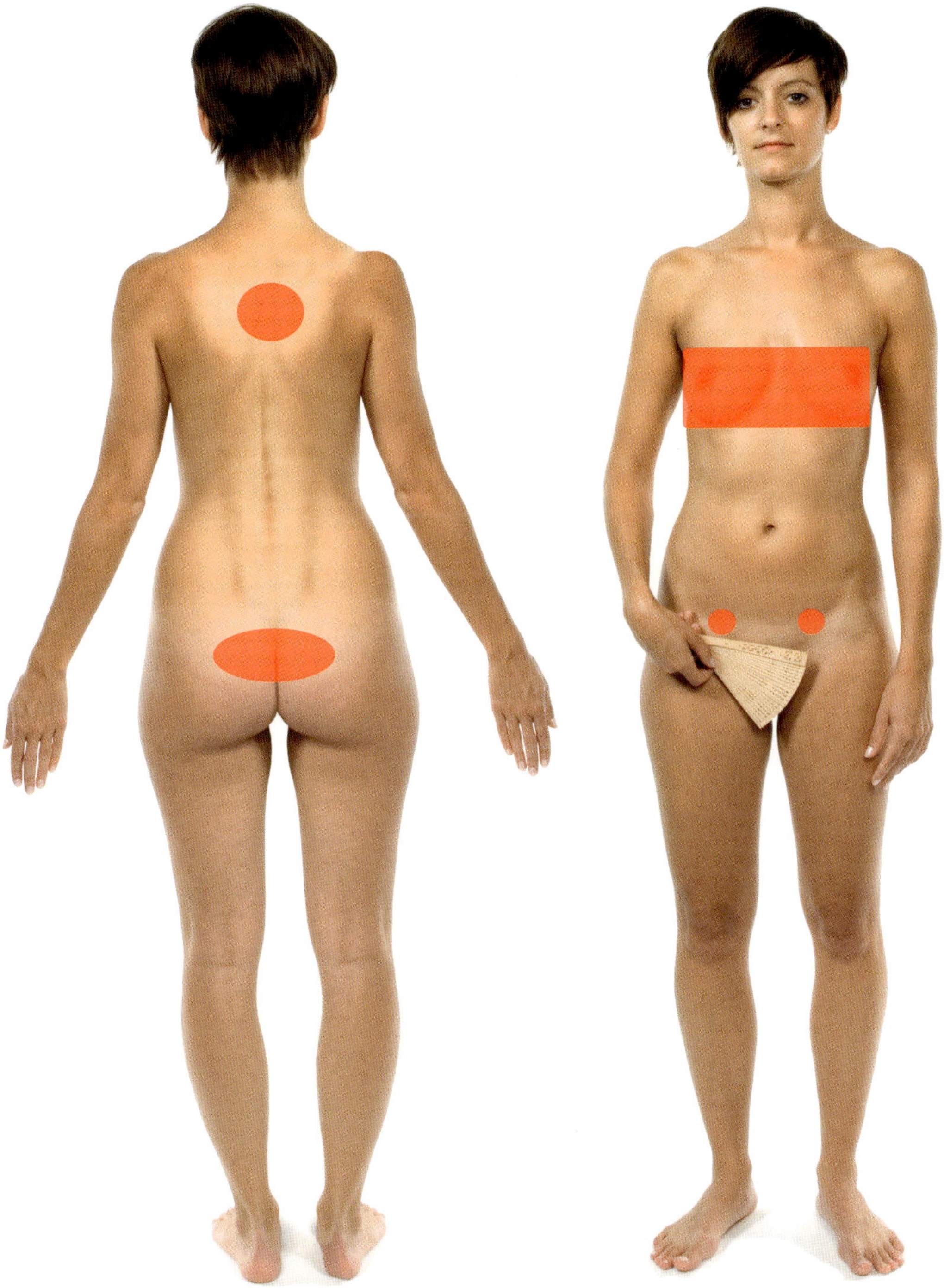

Projektionszonen

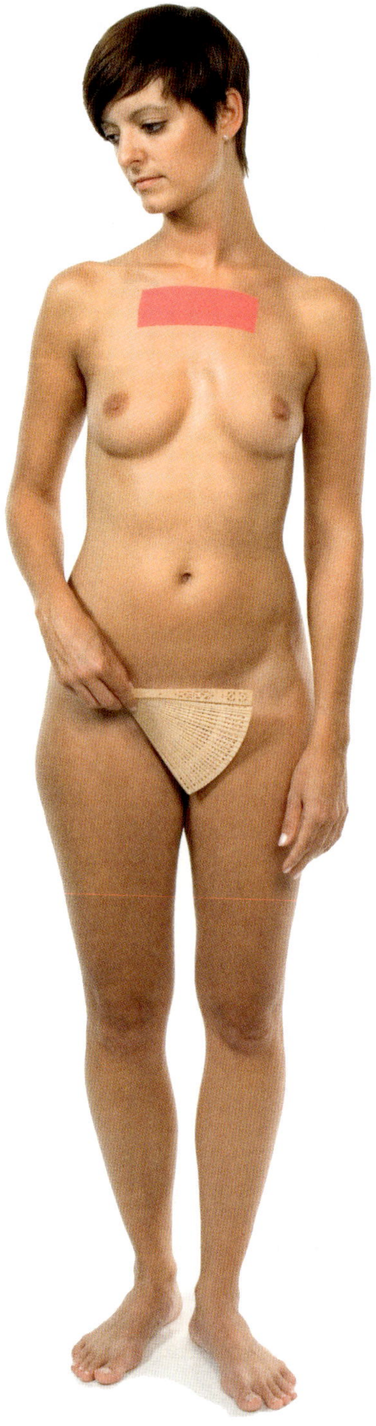

Tapingzonen

Tapingzonen

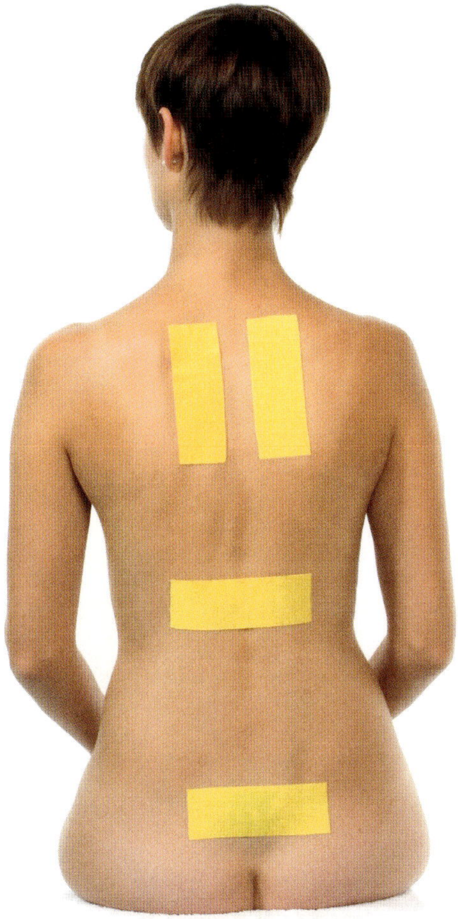

Innerer Weg

Selbstverwirklichung statt Zurücknahme

Affirmation

Was ich denke, tue und leiste, verdient es, anerkannt zu werden.

Alkoholismus – Rauchen – Suchtprobleme

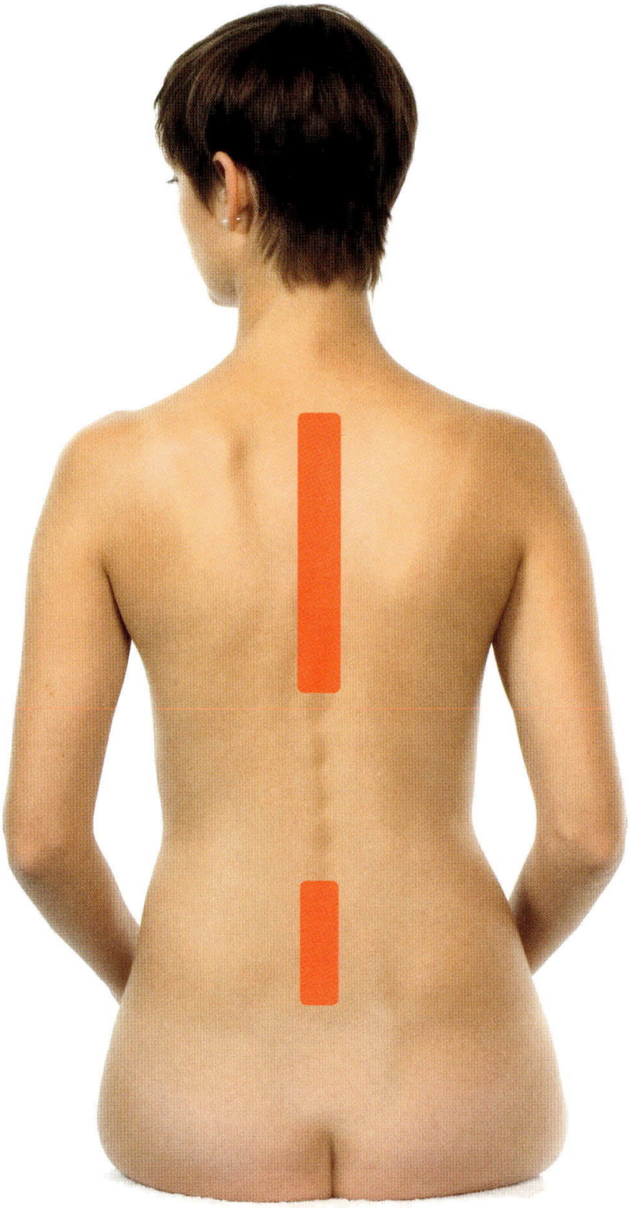

Verspannungszonen

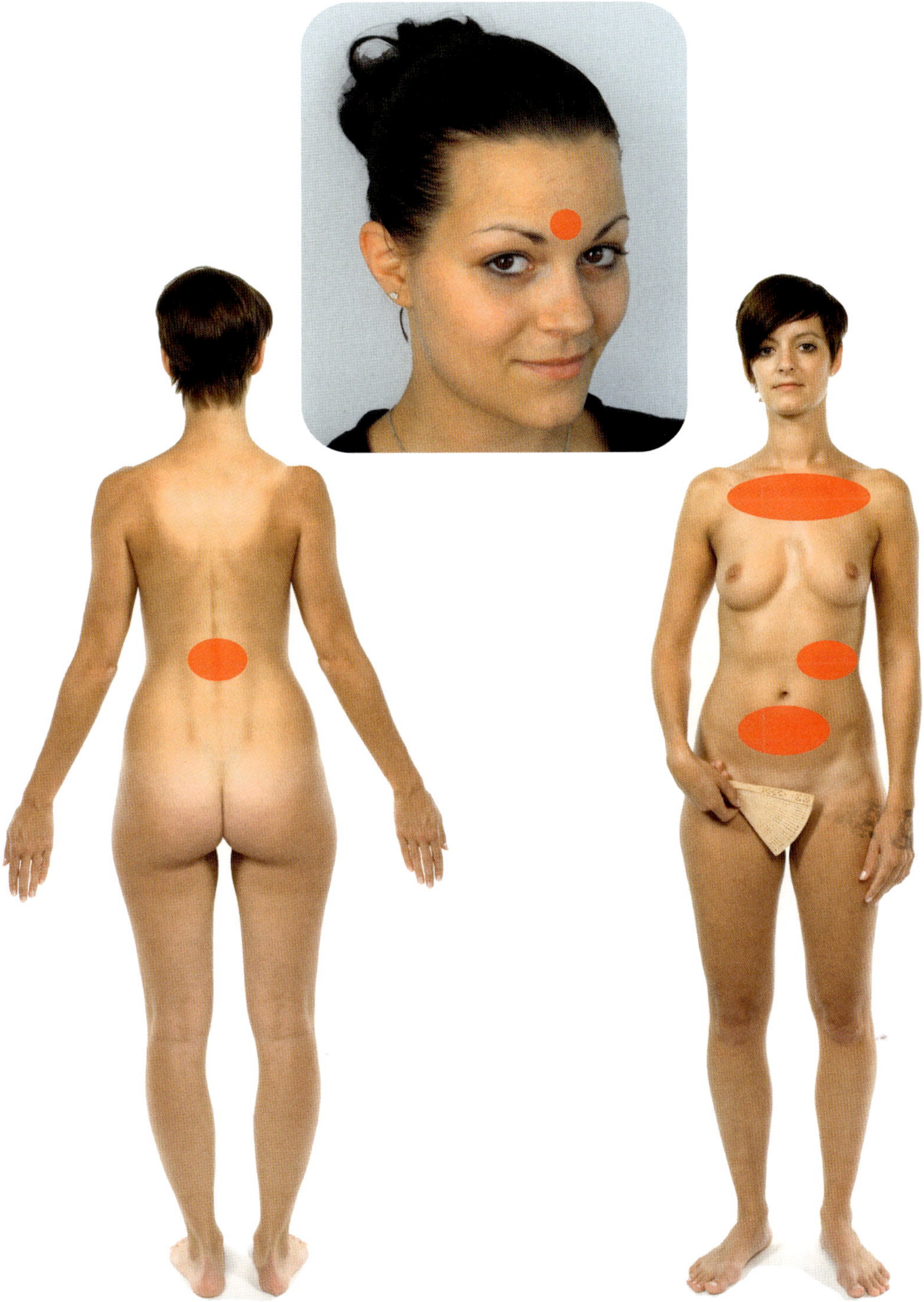

Projektionszonen

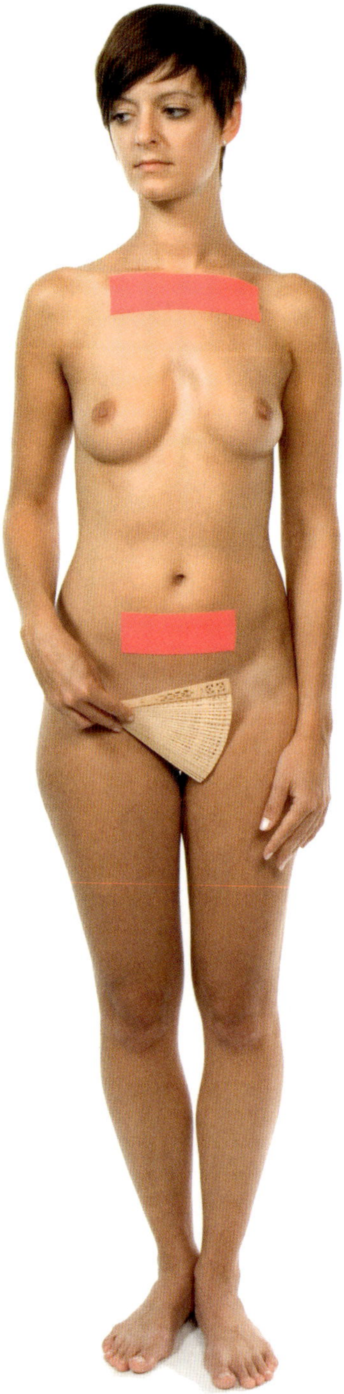

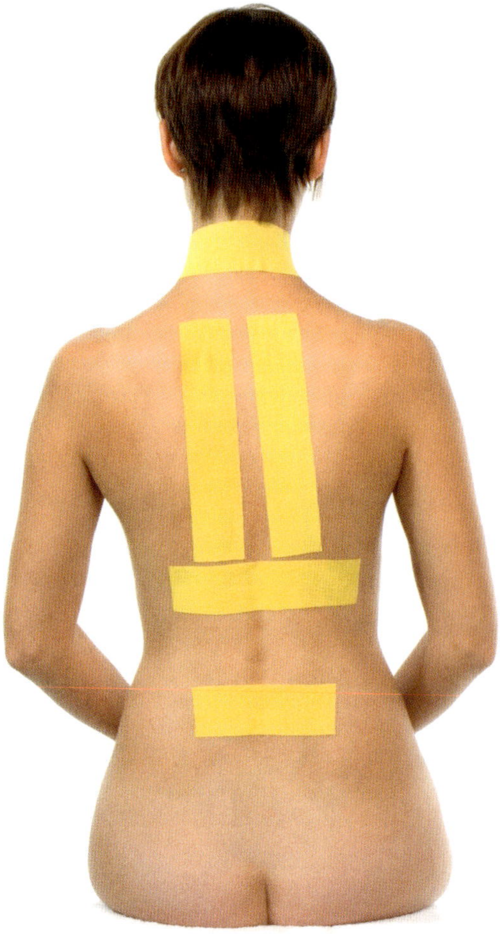

Tapingzonen

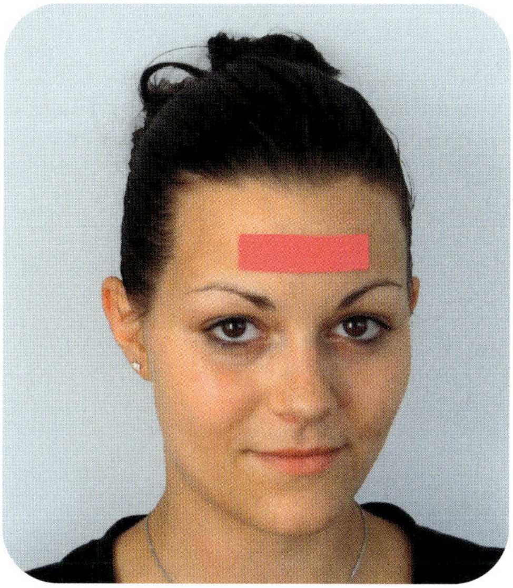

Tapingzonen

Innerer Weg

Realitäten statt Traumwelten kreieren

Affirmation

Ich stelle mich der Realität und prüfe
meine Vorstellungen auf Machbarkeit.

Das „Ich-muss-mich-unterordnen“-Syndrom

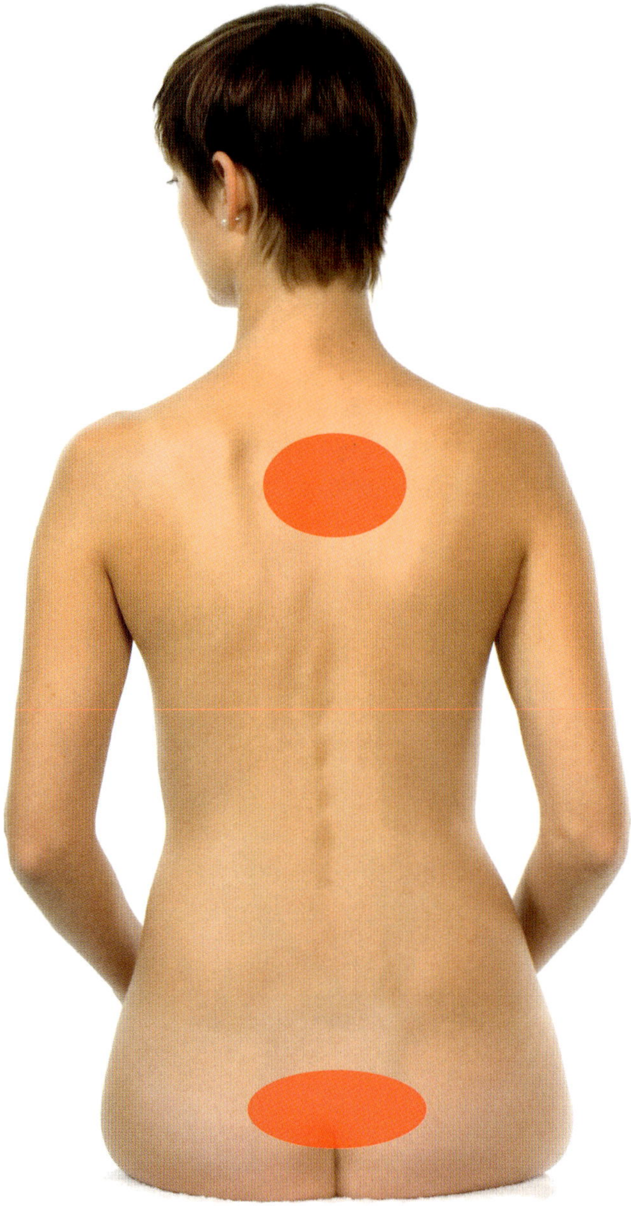

Verspannungszonen

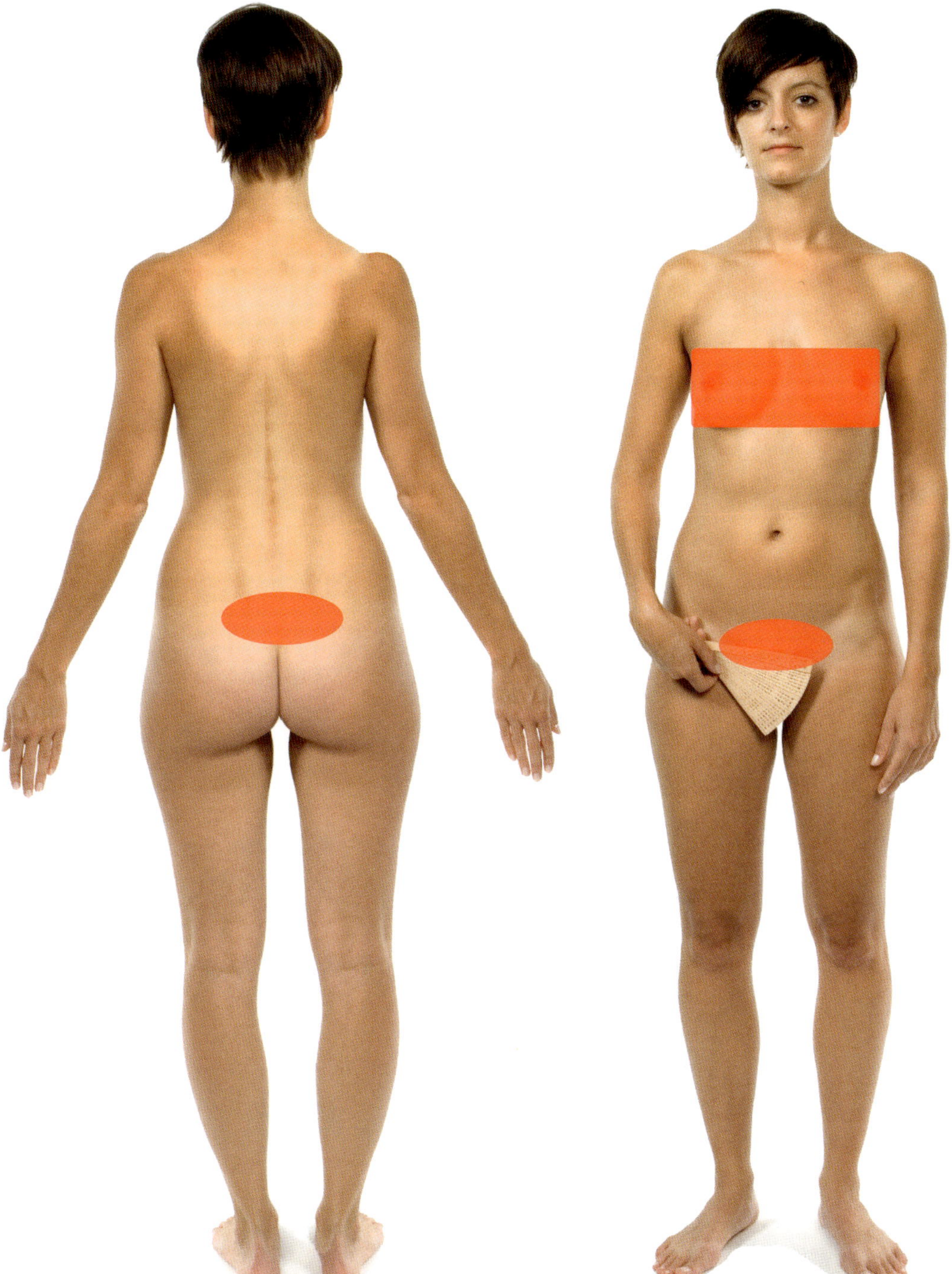

Projektionszonen

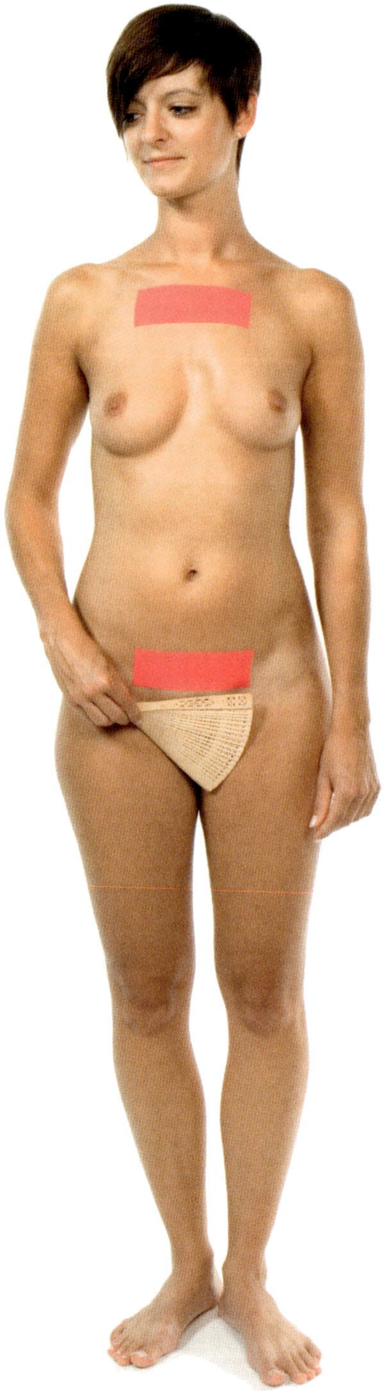

Tapingzonen

Tapingzonen

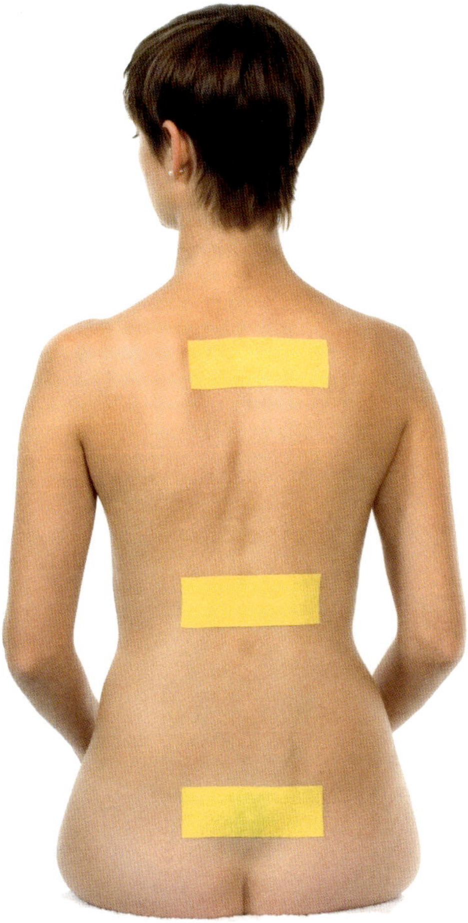

Innerer Weg

Eigenständigkeit statt Angst vor negativen Reaktionen auf das eigene Tun

Affirmation

Meinen Weg bestimme ich alleine.

Die Gefühle außen vor lassen

Während meiner langjährigen Praxistätigkeit fiel mir auf, dass Menschen aus dem Mittelmeerraum und aus Afrika zu einem deutlich geringeren Prozentsatz an Krebs erkranken als Menschen aus Zentraleuropa. Vor allem in Deutschland ist unsere Erziehung so gefühlsfeindlich ausgerichtet, dass es, wenn überhaupt, gerade noch Kindern erlaubt ist, zu weinen, zu lachen und zu schreien. Lassen Erwachsene ihren Gefühlen freien Lauf, werden sie gerne Milieus zugeordnet, deren Sozialisation gesellschaftlich nicht angepasst ist.
Kristiane Allert-Wybranietz beschreibt in ihrem Gedicht „Was man so sagt“ die Entstehung der Gefühlsunterdrückung:

Was man so sagt

Als sie lachte,
sagte man ihr, sie sei kindisch.
Also machte sie fortan ein ernstes
Gesicht
Das Kind in ihr blieb,
aber es durfte nicht mehr lachen.

Als sie liebte,
sagte man ihr, sie sei zu romantisch.
Also lernte sie, sich realistischer zu
zeigen.
Und verdrängte
so manche Liebe.

Als sie reden wollte,
sagte man ihr, darüber spreche man
nicht.
Also lernte sie zu schweigen.
Die Fragen, die in ihr brannten,
blieben ohne Antwort.

Als sie weinte,
sagte man ihr, sie sei einfach zu weich.
Also lernte sie, die Tränen zu unter-
drücken.
Sie weinte zwar nicht mehr,
doch hart wurde sie auch nicht.

Als sie schrie,
sagte man ihr, sie sei hysterisch.
Also lernte sie, nur noch zu schreien.
wenn niemand es hören konnte,
oder sie schrie lautlos in sich hinein.

Als sie zu trinken begann,
sagte man ihr, das löse ihre Probleme
nicht.
Sie solle eine Entziehungskur machen.
Es war ihr egal, weil ihr
schon so viel entzogen war.

Als sie wieder draußen war,
sagte man, sie könne jetzt von vorne
anfangen.
Also tat sie, als begänne sie ein neues
Leben.
Aber wirklich leben konnte sie nicht
mehr,
sie hatte es verlernt.

In unserer Gesellschaft gilt es, die Zähne zusammenzubeißen, keine Mimik zu zeigen und nur auf Abruf Gefühle vorzutäuschen. Man hat gelernt zu leben, um sich materielle Wünsche zu erfüllen, um mit den Nachbarn mithalten zu können, um sich Urlaub leisten zu können, in dem man vom trostlosen Alltag zu entspannen glaubt. Für die Gefühle wurden spezielle Tage eingerichtet: Weihnachten für Sentimentalität und zwischenmenschliche Liebe, Karneval für Lachen, Humor und Ausgelassenheit, Totensonntag für die Trauer, Erntedank für die Dankbarkeit ...

Gefühlsunterdrückung ist in meinen Augen einer der entscheidenden Krebs auslösenden Faktoren in unserer westlichen Welt. Alexander Lowen definierte sie als die Verleugnung des eigenen Selbst und (in meinen Augen nicht treffend) als Narzissmus. Treffender erscheint mir die englische Bezeichnung „superstability", die das Zähnezusammenbeißen und die brüchige Fassade vielleicht besser umschreibt. Wie oben erwähnt, sind Menschen mit einem hohen Grad an Gefühlsunterdrückung deutlich stärker krebsgefährdet als die nach außen offenen Menschen. Diese Tatsache wird vielleicht dadurch verständlich, dass es sich um Menschen handelt, die durch ihre immense Selbstkontrolle dauernd unter Anspannung stehen, dauernd Adrenalin und Cortisol ausschütten und dadurch ihr Immunsystem unterdrücken. Solange es energetisch möglich ist, behalten sie dieses Verhalten auch noch während der Krebserkrankung bei und bewirken auf diese Weise eine körpereigene, sehr wirksame Hemmung der Zellvermehrung. Das klingt positiv – nur ist damit auch der Zusammenbruch vorprogrammiert. Vor allem der Zusammenbruch des Immunsystems ermöglicht eine schnelle Ausbreitung des Krebses.

Wenn keine energetischen Reserven mehr vorhanden sind, bricht dieser Schutzwall zusammen und die Patienten kommen in ein Stadium, in dem sie sich zwar kurzfristig wohlfühlen und vegetativ ausgeglichen sind, aber der endgültige Zusammenbruch steht dann kurz bevor.

Menschen, die ihre Gefühle unterdrücken, leiden unter einer ausgeprägten Starre der mimischen Gesichtsmuskulatur, und einer typischen Verspannung der Kaumuskulatur. Es bietet sich an, diese Muskeln mit Tapes zu behandeln. Tapes auf dem Gesicht werden nachts getragen. Auch hier gilt, dass sie unter Spannung aufgelegt werden sollten.

Unterdrückung von Gefühlen

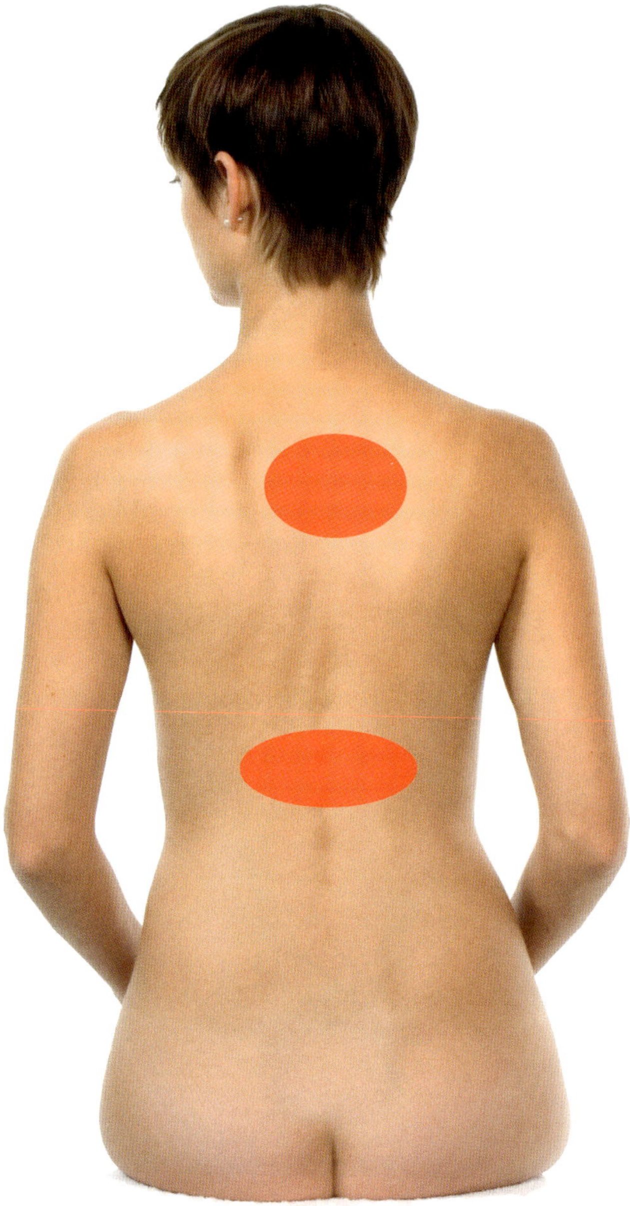

Verspannungszonen

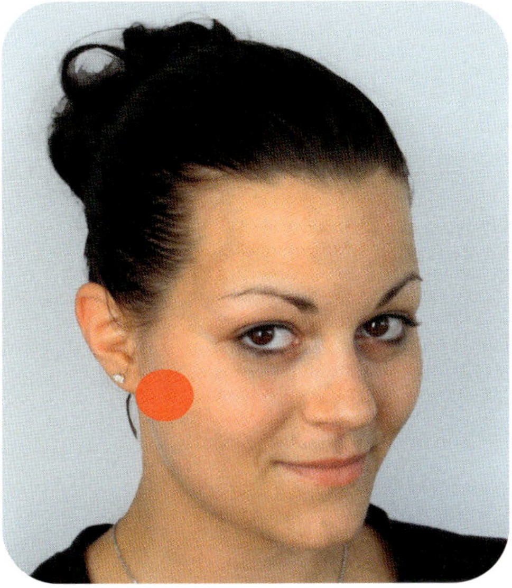

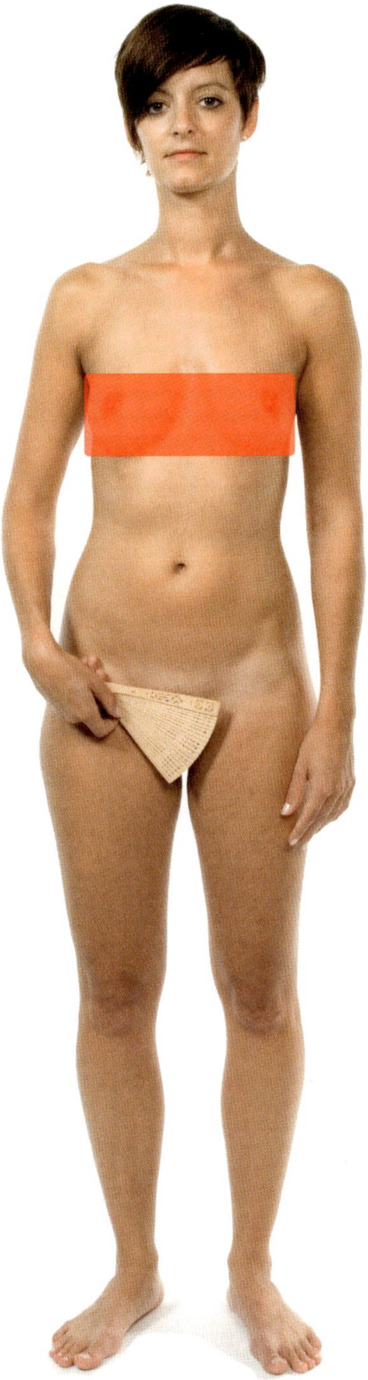

Projektionszonen

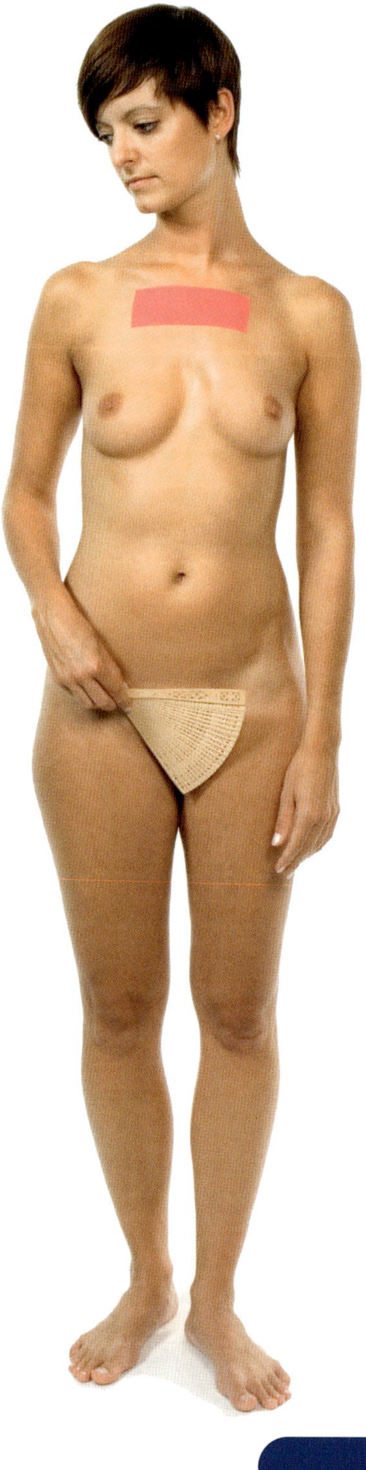

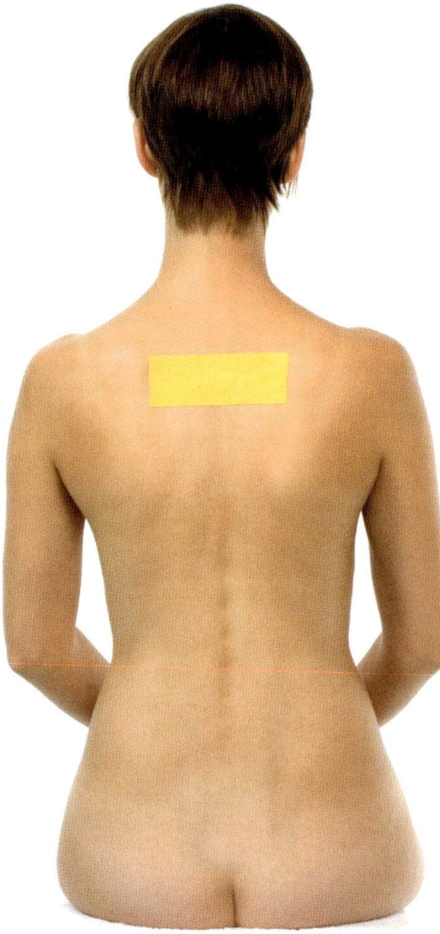

Tapingzonen

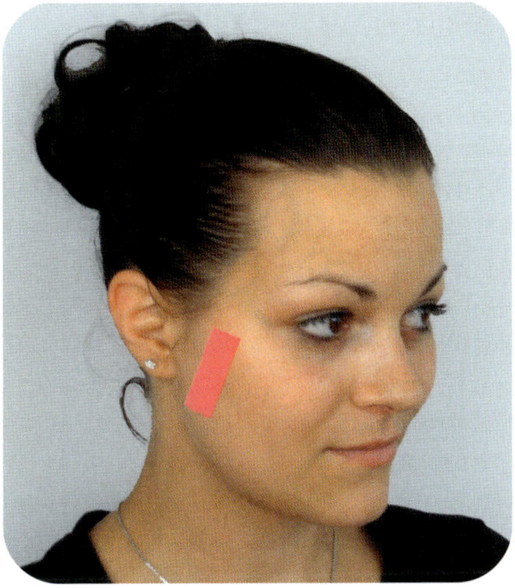

Tapingzonen

Innerer Weg

Ursprünglichkeit, Authentizität und Spontaneität statt anerzogener Zurückhaltung

Affirmation

Ich lebe meine Emotionalität.

3. Probleme in Partnerschaft und Familie

Unser Leben wird durch die Partnerin / den Partner an unserer Seite maßgeblich geformt. Hat der Mann die Frau fürs Leben gefunden, sollte das auch umgekehrt der Fall sein – sonst gibt es Probleme.
Die Ehe oder Partnerschaft ist eine wunderbare Möglichkeit, sein Verhalten kennenzulernen und zu verbessern. Wir sind auf dieser Welt, um Erfahrungen zu sammeln. Seien es gute oder schlechte – in jedem Fall erweitern sie unseren Horizont und unser Urteilsvermögen. Ob wir auf sie zurückgreifen, wenn wir von neuen Herausforderungen betroffen sind – diese Entscheidung liegt in unserer Hand.

Die Familie

Familienleben ist etwas Wunderschönes – wenn sich alle an die Regeln halten. Das ist aber selten der Fall. Jeder möchte in der Familie etwas zu sagen haben, jeder will seine eigenen Vorstellungen durchsetzen und jeder möchte ernst genommen werden. Probleme ergeben sich häufig, wenn Schwiegermutter und Schwiegertochter in einem Haus leben, wenn die Eltern pflegebedürftig sind, wenn ein Familienmitglied alkoholabhängig oder drogensüchtig ist, wenn Choleriker die Familie dominieren, wenn Vater und Mutter sich „auseinanderleben" oder einander betrügen.

Kurzübersicht: Innere Wege und Affirmationen bei Stress in Partnerschaft und Familie

Unglücklich verliebt

Innerer Weg: Offen sein statt sich einigeln
Affirmation: Ich finde meinen Partner fürs Leben.

Unerfüllter Kinderwunsch

Innerer Weg: Die Vergangenheit akzeptieren und hinter sich lassen
Affirmation: Ich lasse die Vergangenheit hinter mir und werde jetzt schwanger.

Meinungsdifferenzen mit dem Partner

Innerer Weg: Sich offen auseinandersetzen, statt klein beigeben
Affirmation: Ich finde den Weg und die Kraft zur gemeinsamen und richtigen Entscheidung.

Trennung

Innerer Weg: Sich trennen, statt quälend festzuhalten
Affirmation: Das Leben gibt meinen Weg vor und ich nehme die neuen Horizonte und Möglichkeiten an.

Eifersucht

Innerer Weg: Vertrauen statt Misstrauen, beobachten statt anklagen

Affirmation: Ich habe die Freiheit, meinen Weg zu gehen.

Wenn mein Partner über mich bestimmen will

Innerer Weg: „Freiheit, Gleichheit, Brüderlichkeit"

Affirmation: Ich bin eine starke Persönlichkeit, die für ihre Meinung einsteht.

Das Schwiegermutter-Schwiegertochter-Syndrom

Innerer Weg: Harmonie statt Unabhängigkeit

Affirmation: Ich beanspruche Eigenständigkeit und gestehe sie auch anderen zu.

Unglücklich verliebt

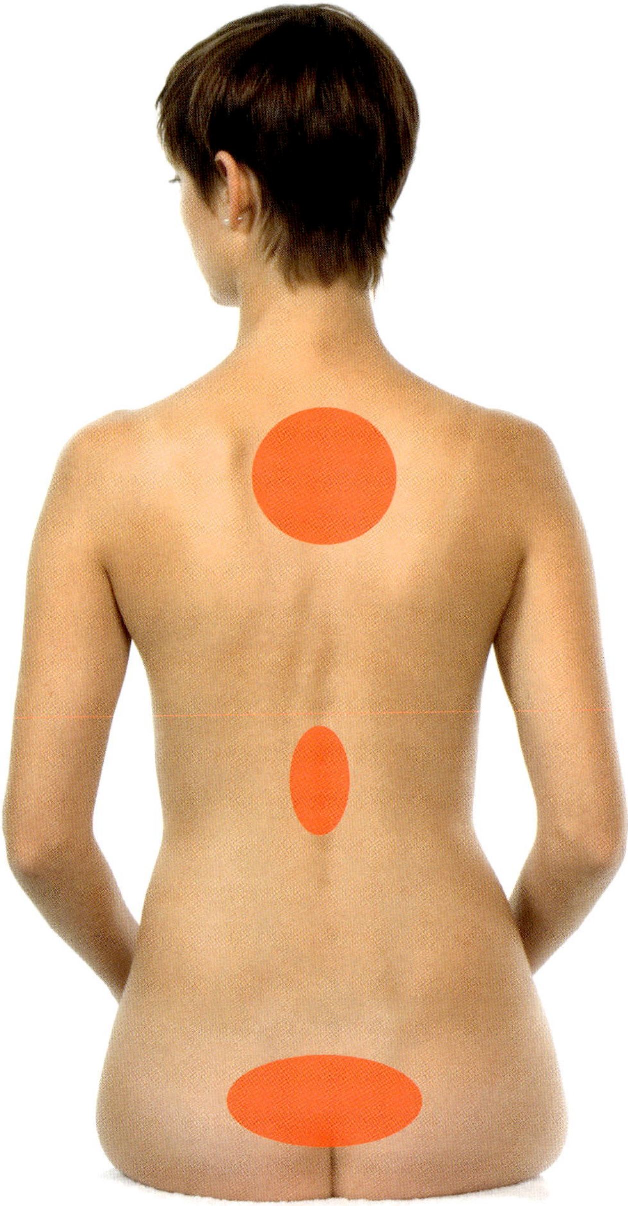

Verspannungszonen

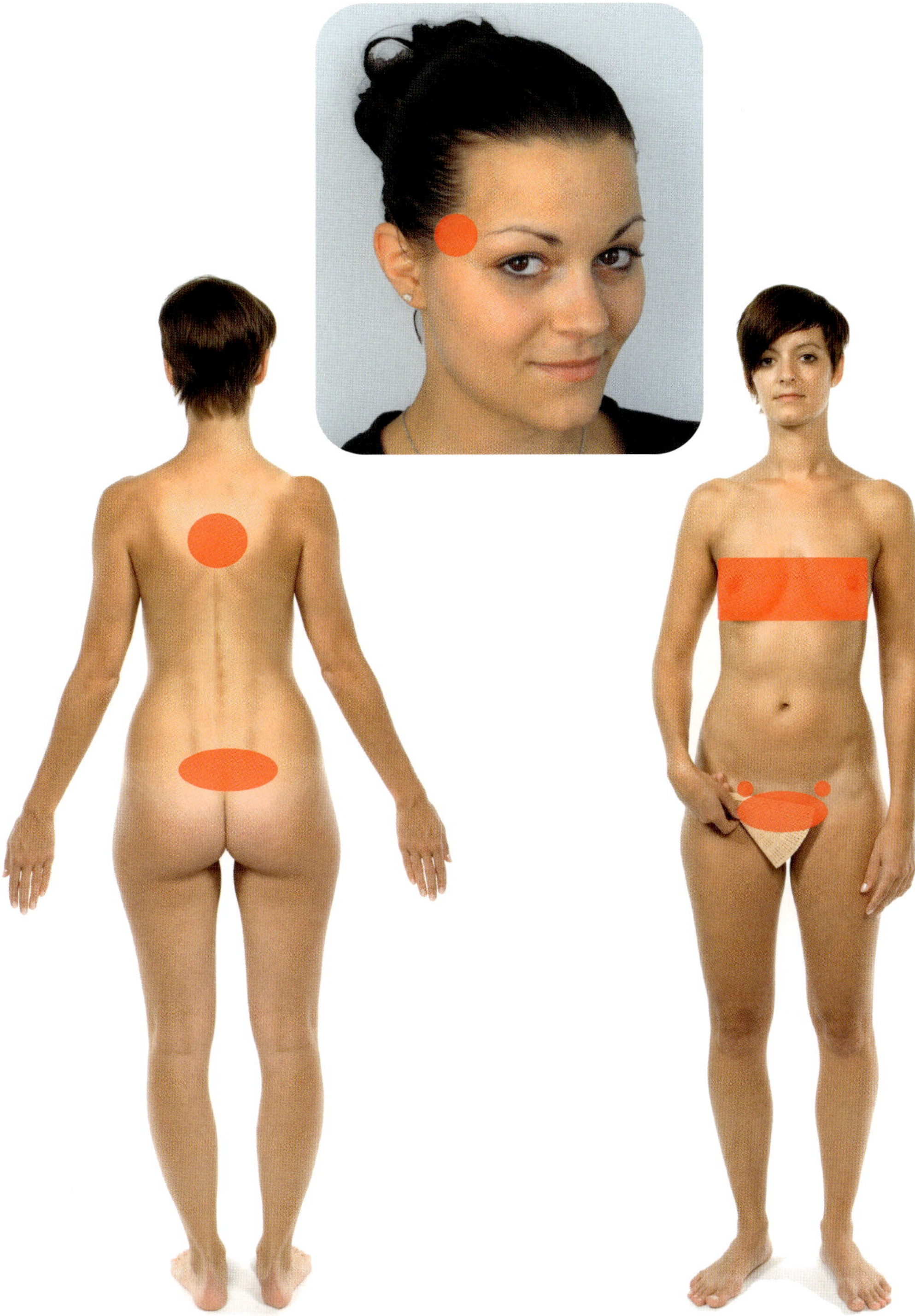

Projektionszonen

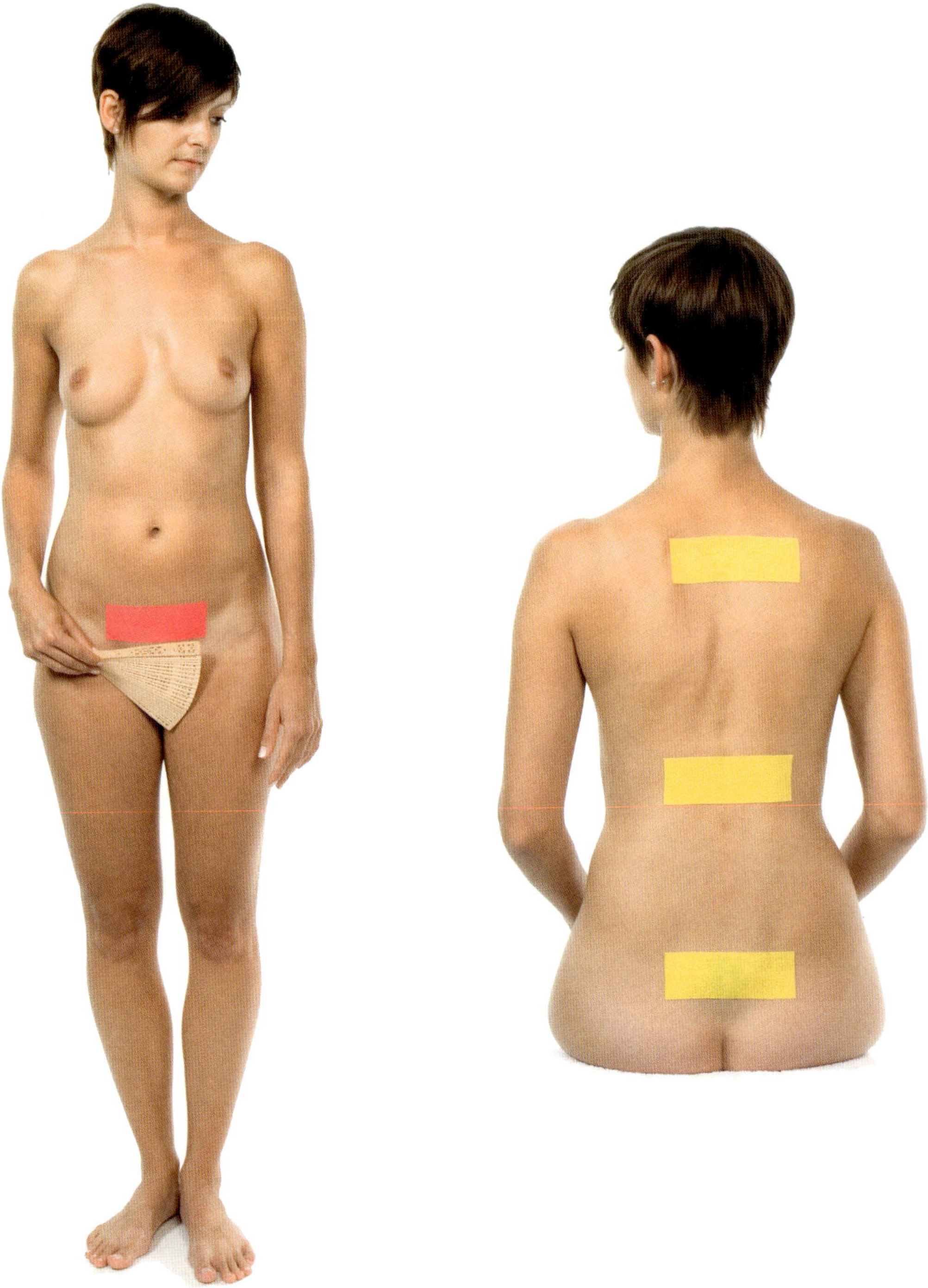

Tapingzonen

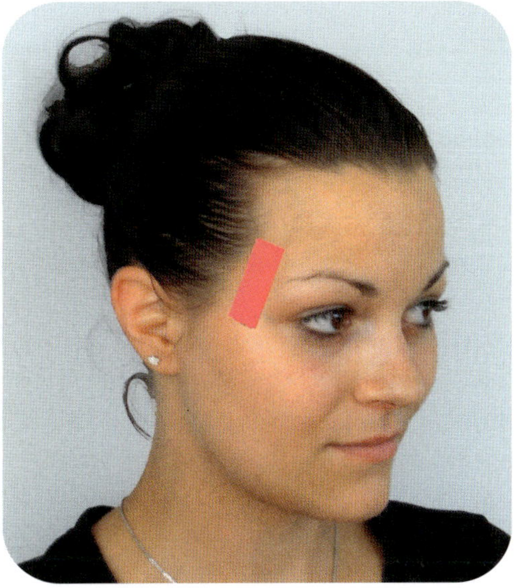

Tapingzonen

Innerer Weg

Offen sein statt sich einigeln

Affirmation

Ich finde meinen Partner fürs Leben.

Unerfüllter Kinderwunsch und Stress – eine unverträgliche Konstellation

Ein unerfüllter Kinderwunsch bedeutet Stress. Die Zeit läuft davon, die biologische Uhr tickt: Jetzt muss es klappen! Alle Bekannten in meinem Umfeld sind schwanger geworden. Warum nicht ich? Das ist nicht gerecht. Womit habe ich das verdient? Schau dir die Leute an, die keine Kinder wollen – die werden schon beim Hingucken schwanger! …

Mit solchen Gedanken betreiben Frauen mit Kinderwunsch eine ziemlich sichere Verhütung. Im Stress schütten sie Stresshormone aus. Ein zur Verhütung ziemlich hilfreiches Hormon ist das in der Hypophyse gebildete Prolaktin. Es ist genau das Hormon, das die Milchbildung in der Stillperiode bewirkt und das die Frau, während sie stillt, vor einer weiteren Schwangerschaft bewahrt. Ist das von der Natur nicht genial eingerichtet?!

Prolaktin wird aber auch in Notsituationen vermehrt gebildet, nämlich genau dann, wenn eine Schwangerschaft nicht angeraten wäre: in Zeiten der Flucht, des Krieges oder der Arbeitslosigkeit. Bedingung hierfür ist jedoch, dass die betreffende Frau die Situation als Notsituation empfindet. Und hier liegt der springende Punkt. Entscheidend für die Prolaktinausschüttung ist nicht die Situation als solche, in der sich der Mensch befindet, sondern das, was diese Situation in diesem Menschen bewirkt.

Was sind in der heutigen Zeit Notsituationen? In der Regel sind es Situationen, denen man hilflos gegenübersteht, die man ändern müsste, aber nicht ändern kann: Arbeitslosigkeit, Mobbing, Überlastung im Beruf … Manchmal sind es aber auch Belastungen durch Personen, gegen die man sich nicht so recht wehren kann: der cholerische Arbeitgeber, der nörgelnde Ehemann, die autoritäre Schwiegermutter, die demenzkranke, pflegebedürftige Mutter usw. Eine Prolaktinerhöhung wird häufig von Brutspannung und Wassereinlagerung vor der Periode begleitet.

Unerfüllter Kinderwunsch ist auch eine existenzielle Bedrohung. Die Fortpflanzung und der Bestand der eigenen Familie sind infrage gestellt. In solchen Fällen greift der Körper auf instinktive Verhaltensmuster zurück. Auch wenn es widersinnig erscheint – in diesen Fällen wird die Durchblutung des Unterbauchs reduziert und die Muskelspannung in diesem Bereich erhöht. Kalte Füße und Reizblase sind die Folge. Ein möglicherweise eingenisteter Embryo wird aufgrund der schlechten Durchblutung der Gebärmutter nicht ausreichend versorgt und geht oft zwischen der sechsten und neunten Schwangerschaftswoche ab …

Was ist zu tun? Stressreaktionen aktivieren instinktive Schutzmechanismen, in unserem Fall die Einschränkung der Unterbauchdurchblutung und die Zunahme der Prolaktinproduktion. Diese Schutzmechanismen haben sich in der Vergangenheit zur Umgehung bedrohlicher Situationen bewährt und wurden als wesentliche Bestandteile in unser alltägliches Verhalten integriert. Das bedeutet leider, dass diese Mechanismen auch bei geringfügigen „Gefahren" Anwendung finden, in Situationen also, in denen sie gar nicht notwendig und zweckmäßig sind. Sie kosten Energie und führen langfristig zur Minderversorgung von Geweben und damit zu Krankheiten.

Gesteuert werden diese instinktiven und unbewussten Verhaltensweisen über vegetative Nervenstrukturen, die sogenannten Plexus.

Die einfache medizinische Antwort auf solche Reaktionen ist ein „Reset" dieser Strukturen, das heißt ein Zurückfahren zur Norm. Das erreichen wir mit Taping der Projektionszonen dieser Plexus. An erster Stelle steht die Behandlung der Hirnanhangdrüse, die als übergeordnete Drüse die Stresshormonbildung und Ausschüttung im Körper koordiniert. Andere Strukturen werden im Bereich der Brustwirbelsäule und des kleinen Beckens therapiert.

Unerfüllter Kinderwunsch (Taping bei Mann *und* Frau)

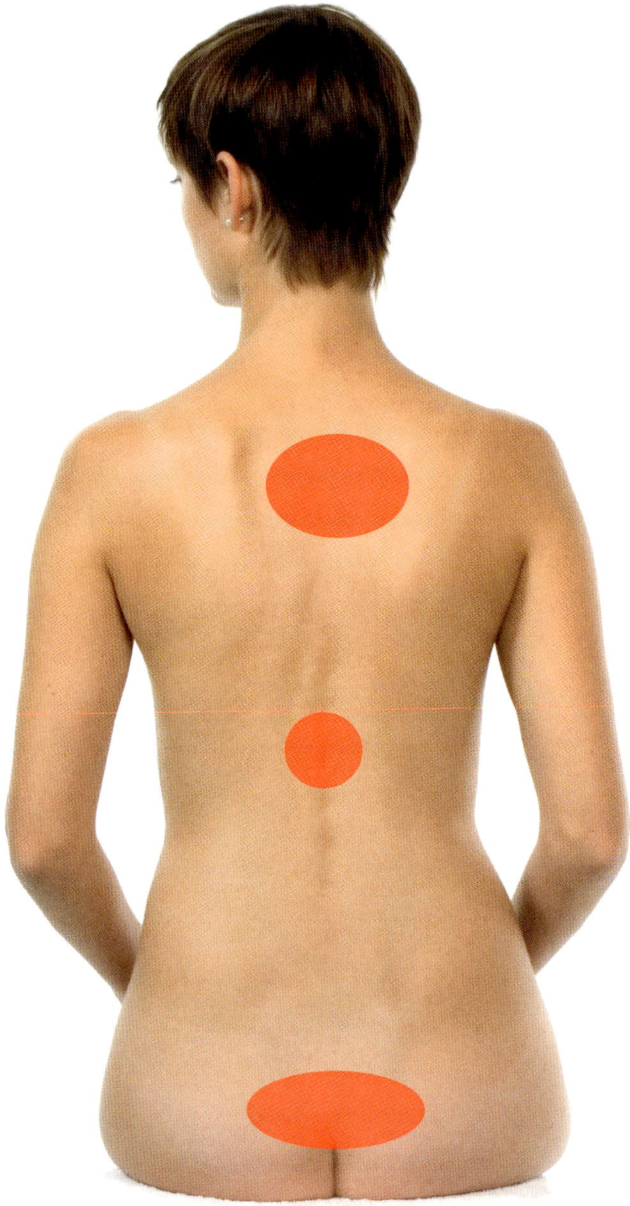

Verspannungszonen

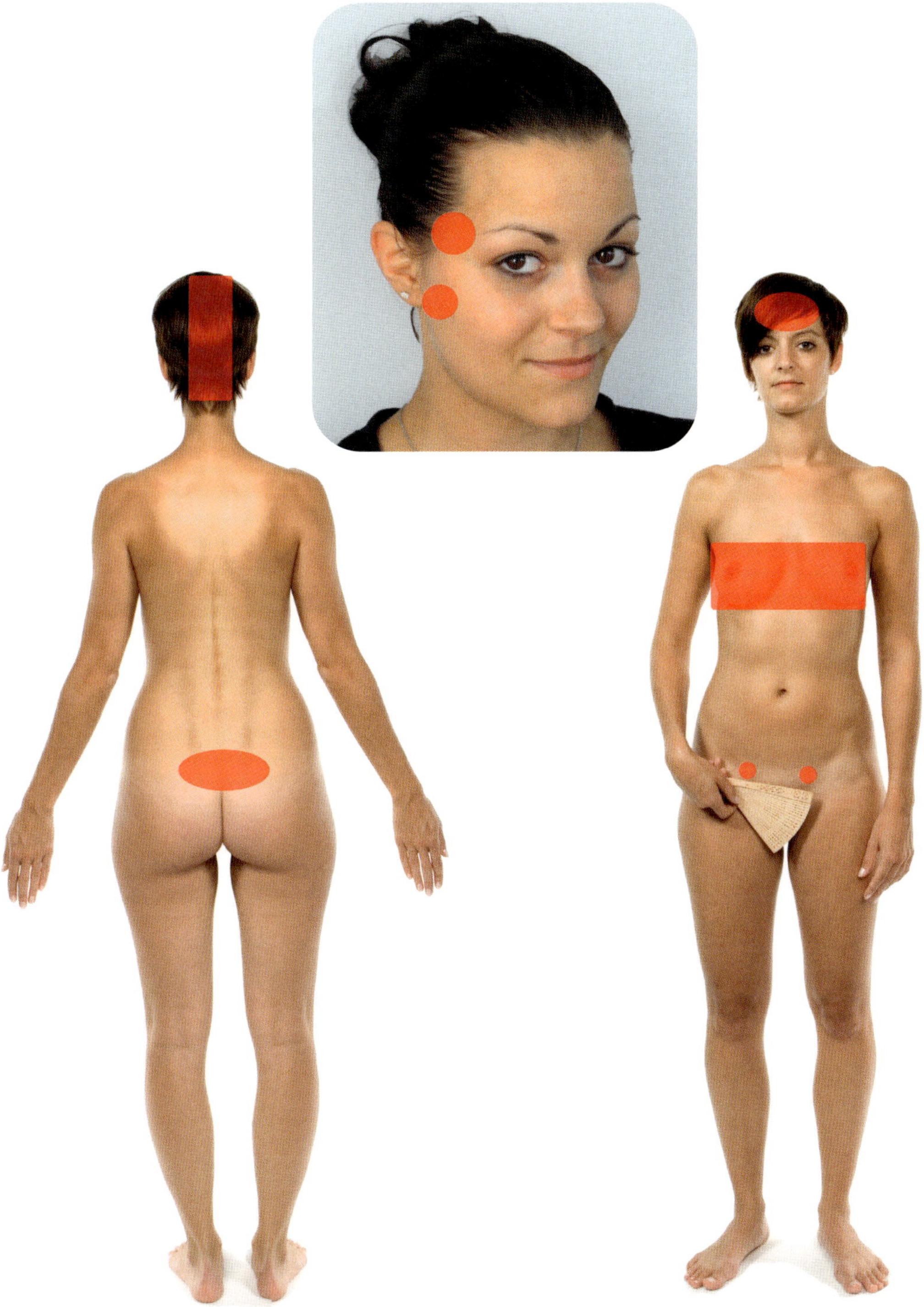

Projektionszonen

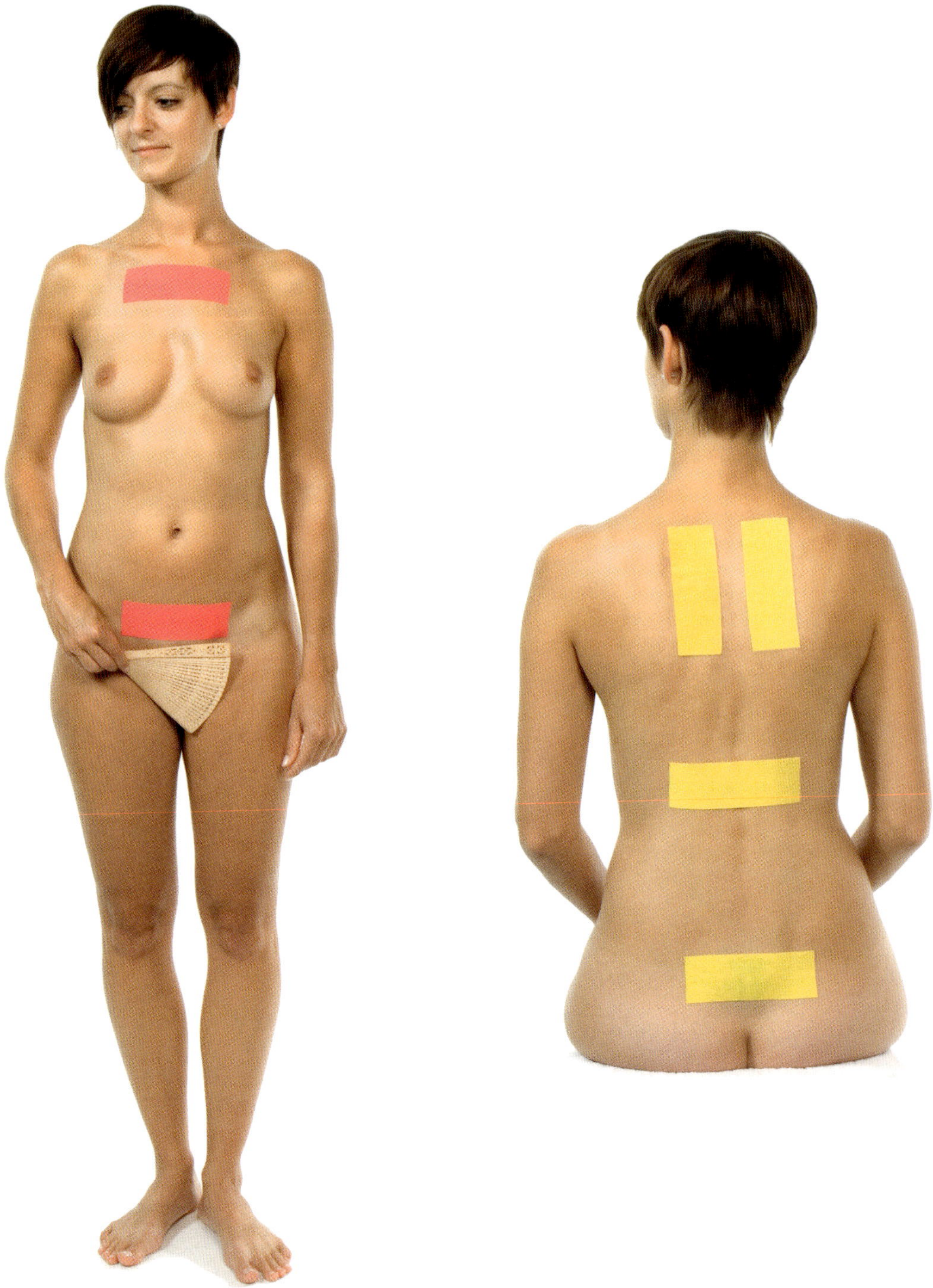

Tapingzonen

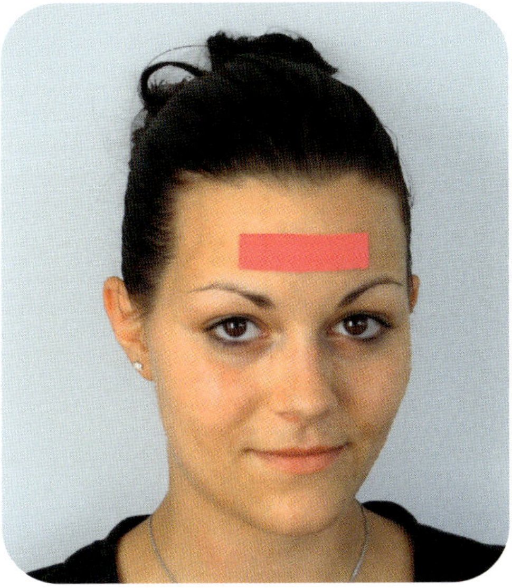

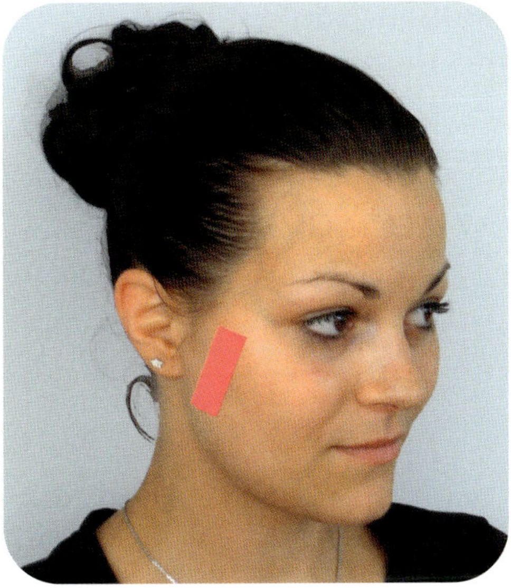

Tapingzonen

Innerer Weg

Die Vergangenheit akzeptieren und hinter sich lassen

Affirmation

Ich lasse die Vergangenheit hinter mir
und werde jetzt schwanger.

Meinungsdifferenzen mit dem Partner

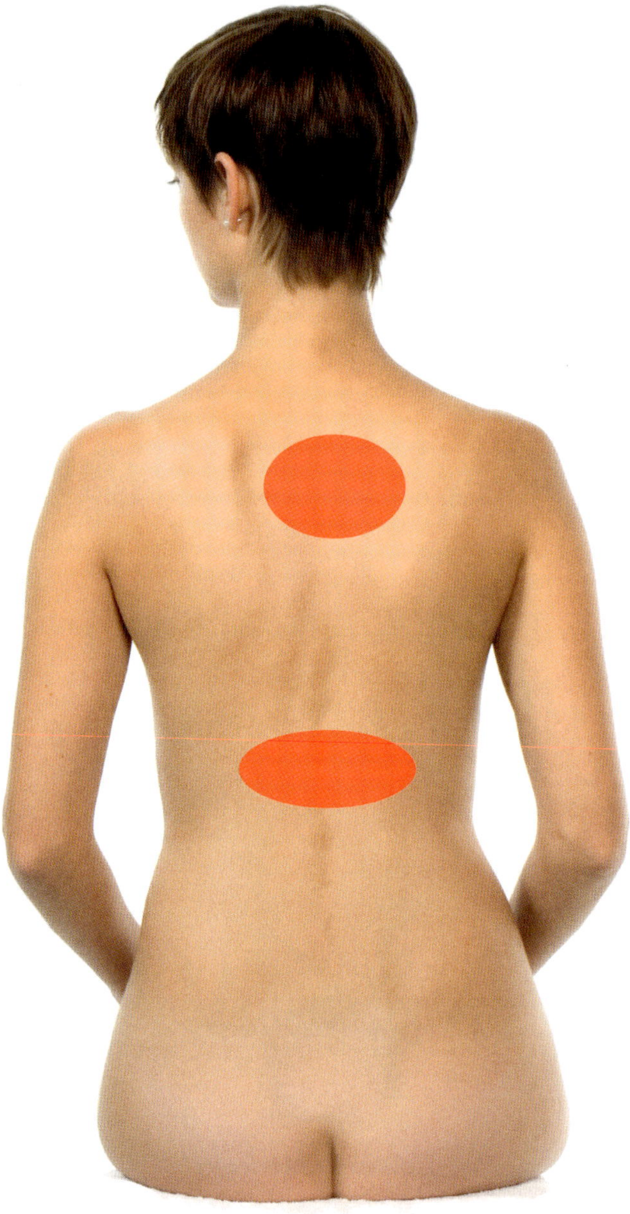

Verspannungszonen

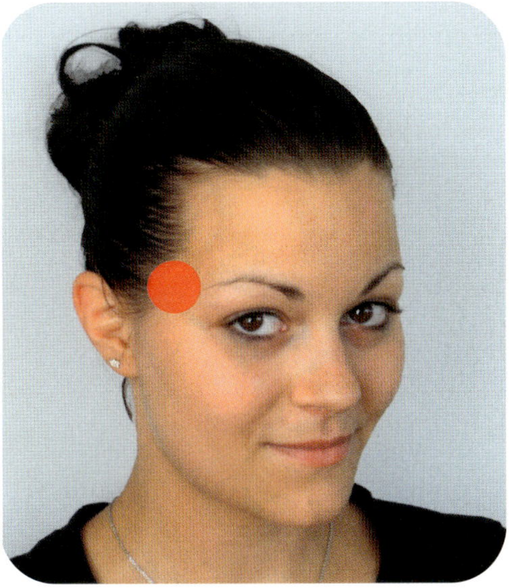

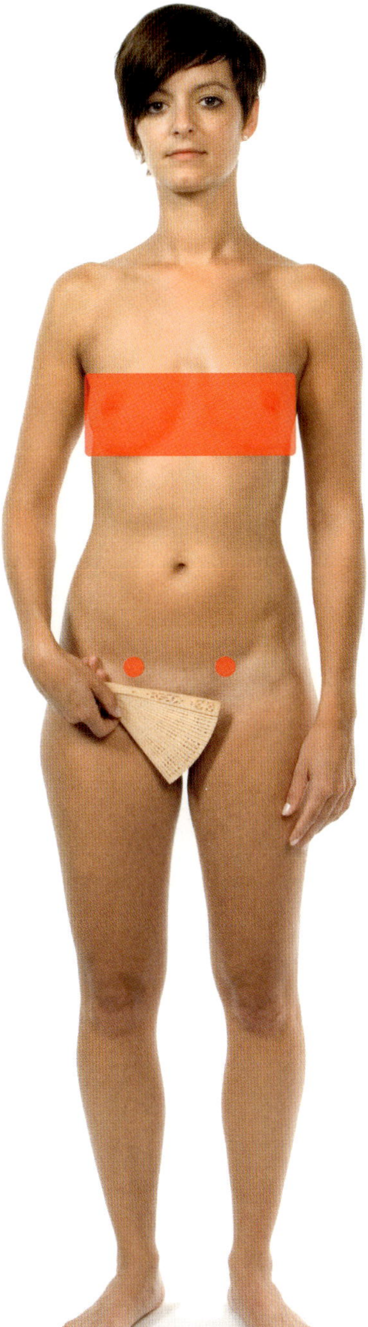

Projektionszonen

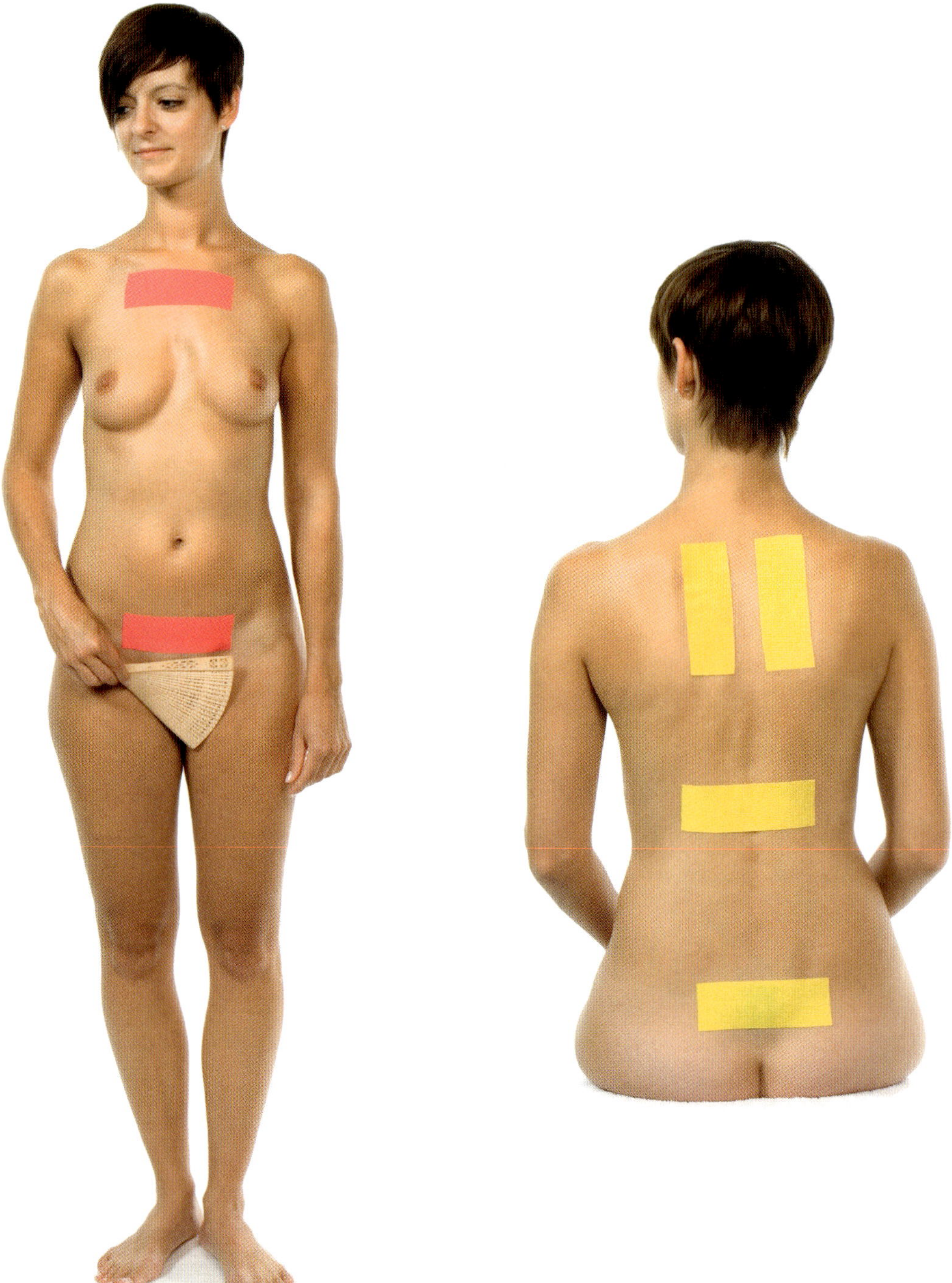

Tapingzonen

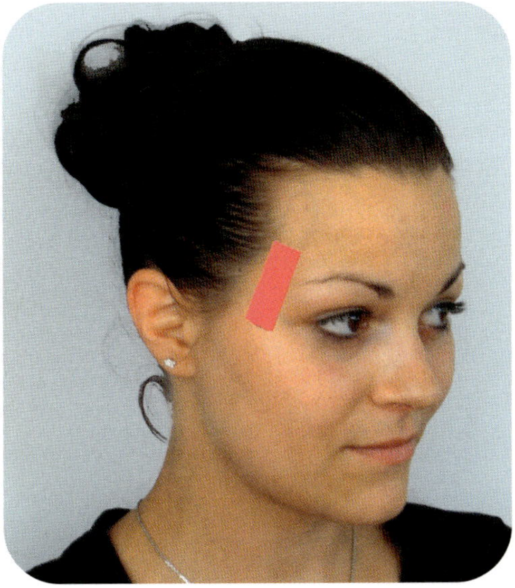

Tapingzonen

Innerer Weg

Sich offen auseinandersetzen, statt klein beizugeben

Affirmation

Ich finde den Weg und die Kraft zu einer gemeinsamen und richtigen Entscheidung.

Trennung

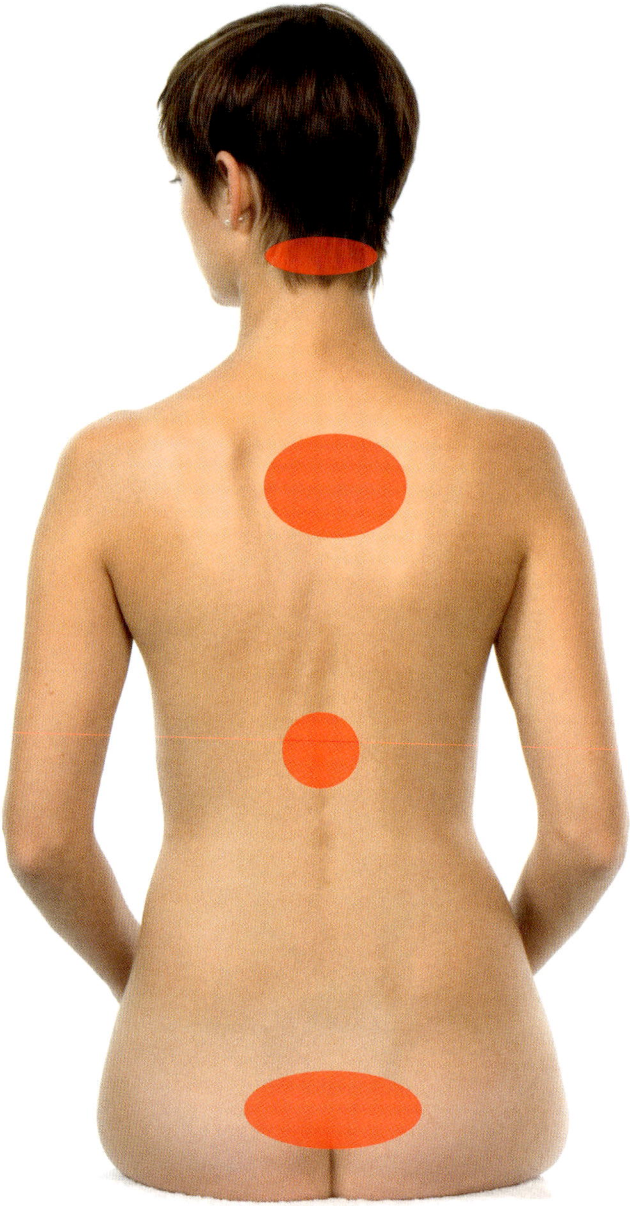

Verspannungszonen

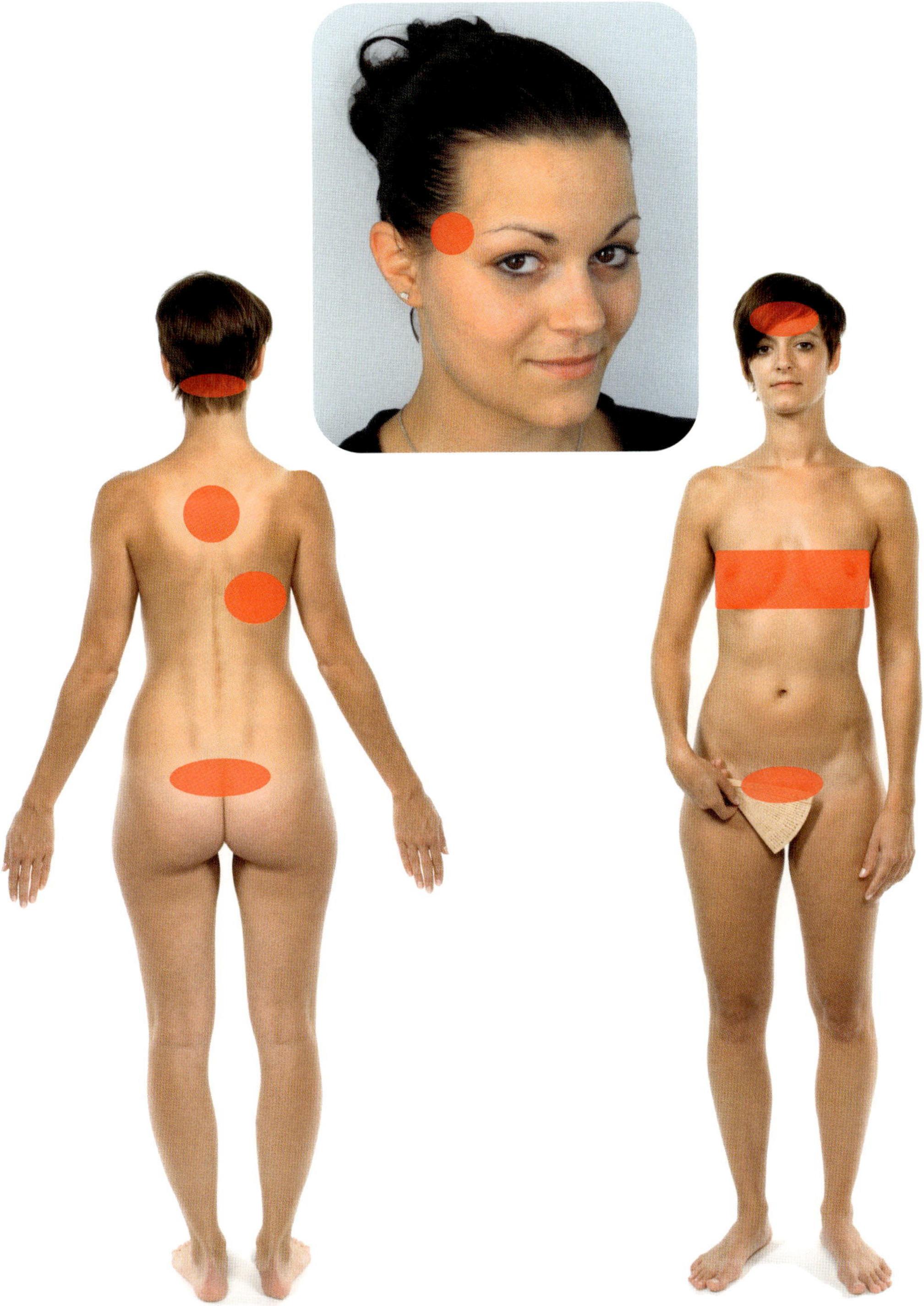

Projektionszonen

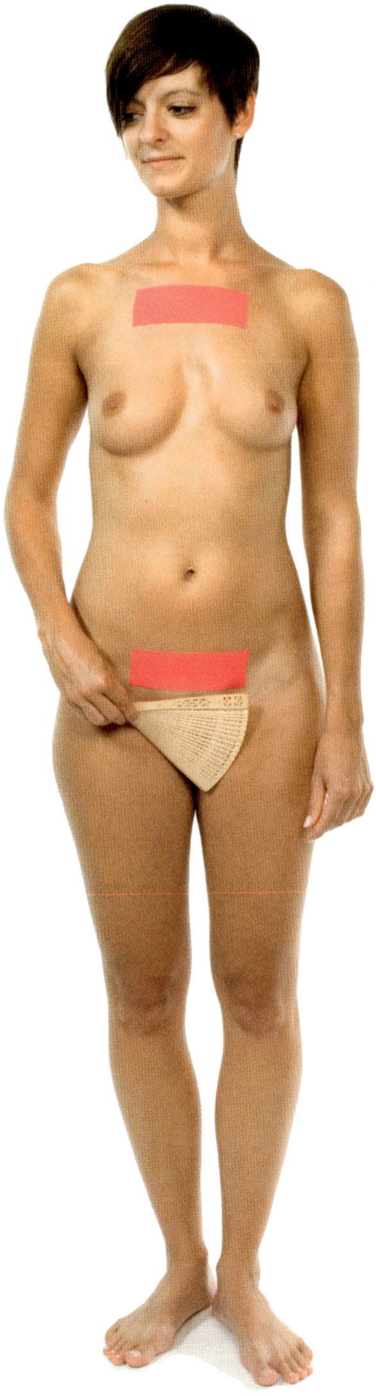

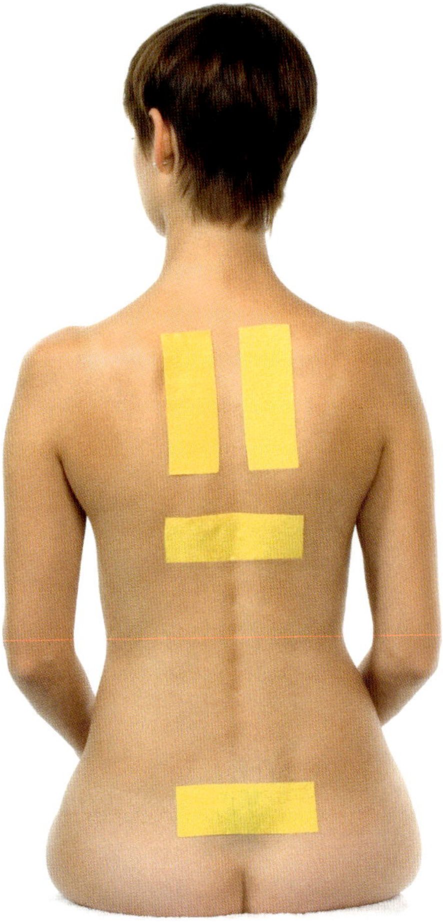

Tapingzonen

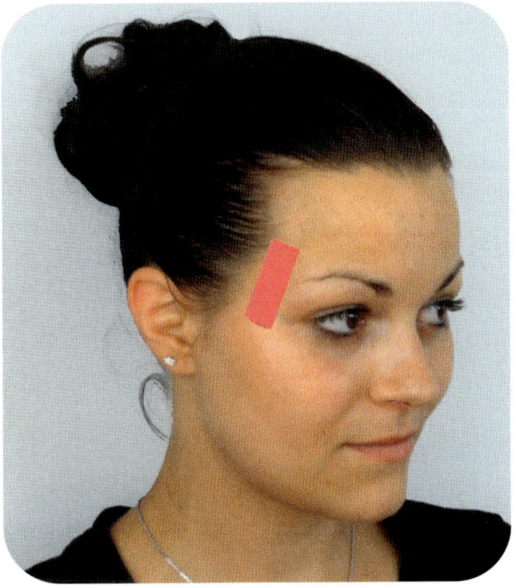

Tapingzonen

Innerer Weg

Sich trennen, statt quälend festzuhalten

Affirmation

Das Leben gibt meinen Weg vor und ich nehme die neuen Horizonte und Möglichkeiten an.

Eifersucht

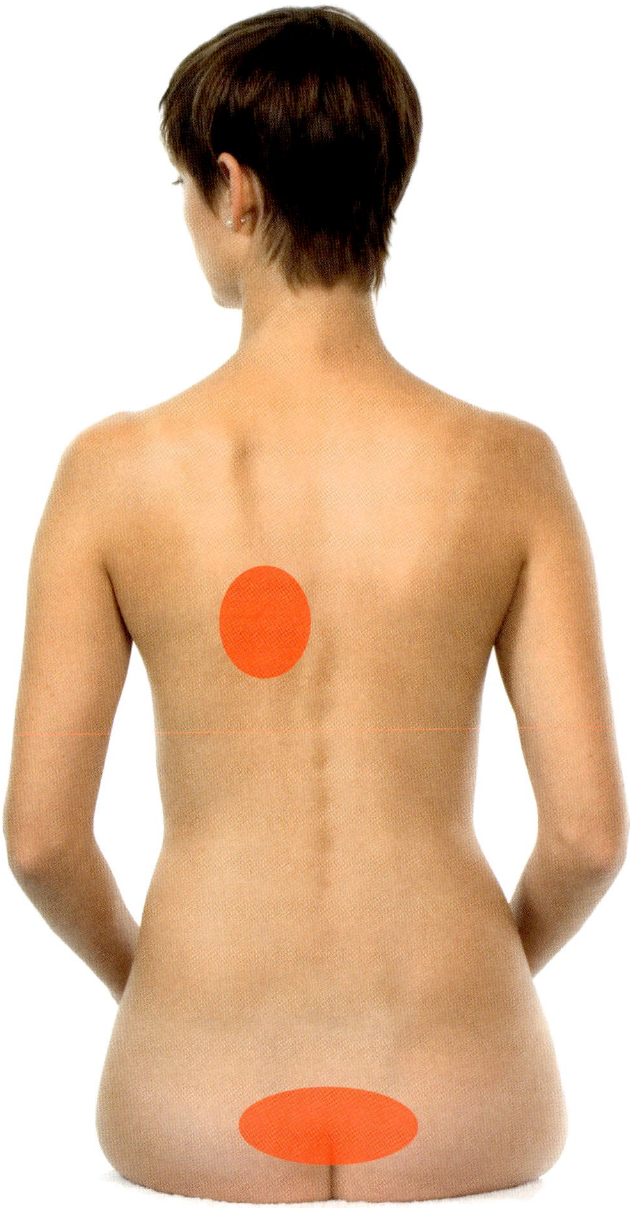

Verspannungszonen

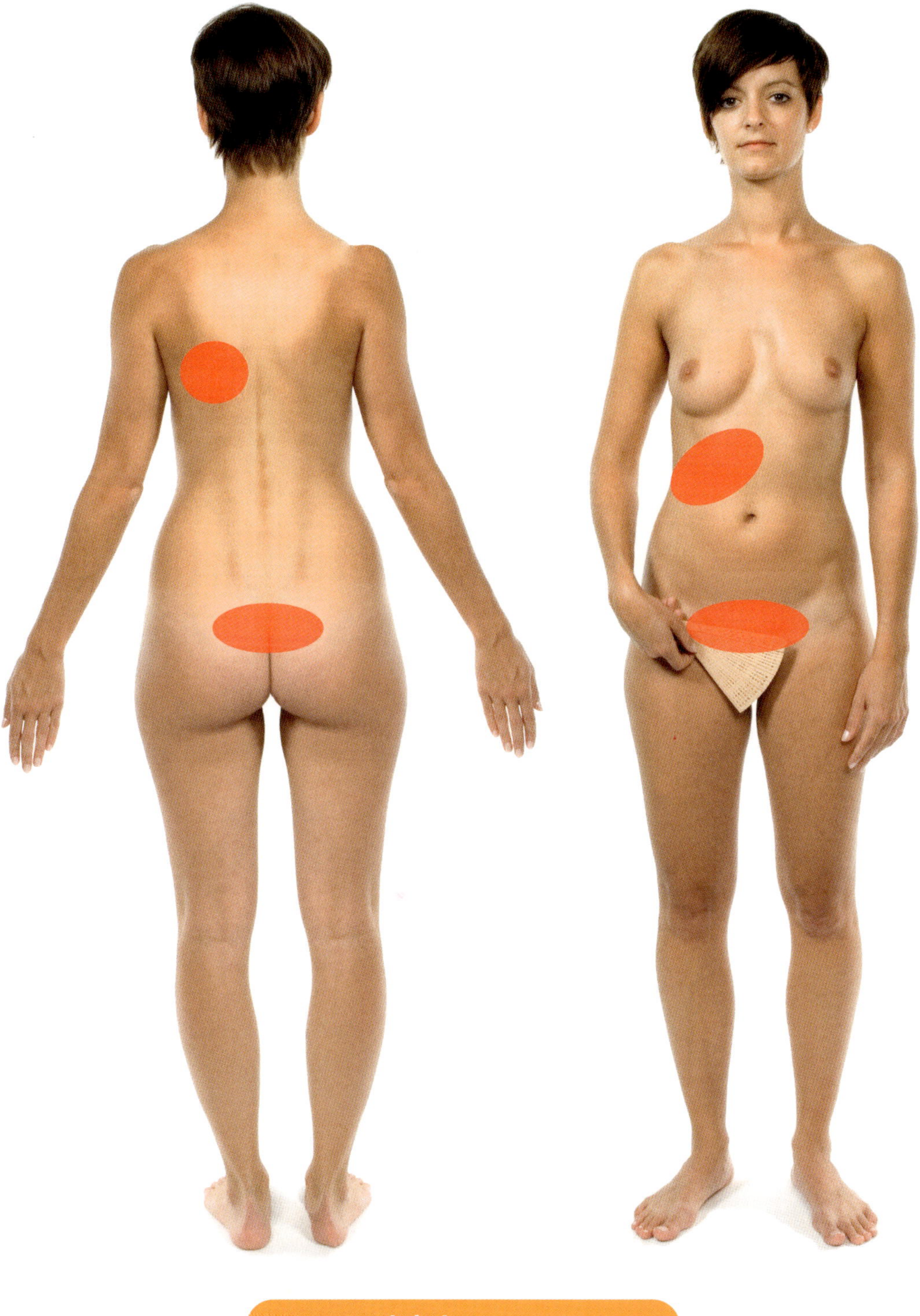

Projektionszonen

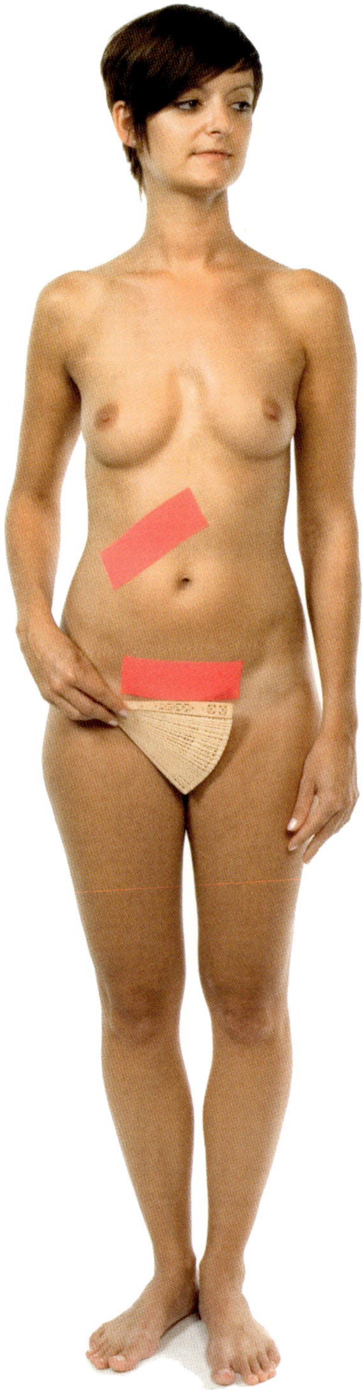

Tapingzonen

Tapingzonen

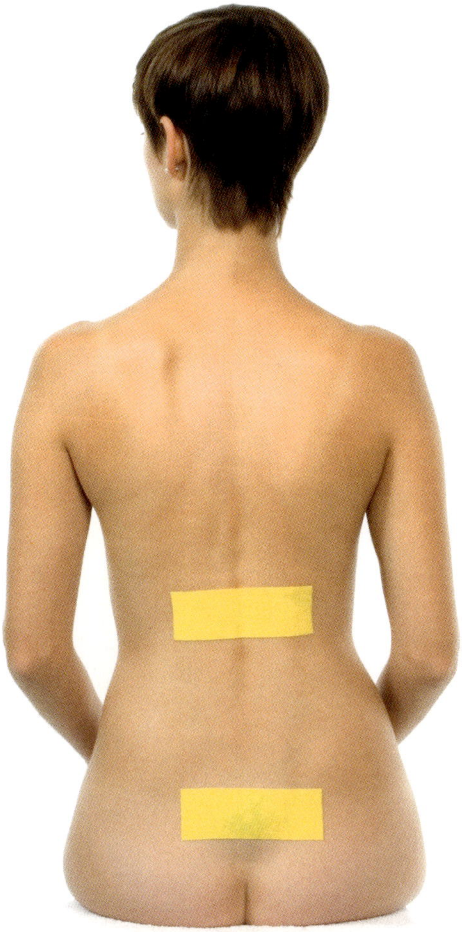

Innerer Weg

Vertrauen statt Misstrauen, beobachten statt anklagen

Affirmation

Ich habe die Freiheit, meinen Weg zu gehen.

Wenn mein Partner über mich bestimmen will

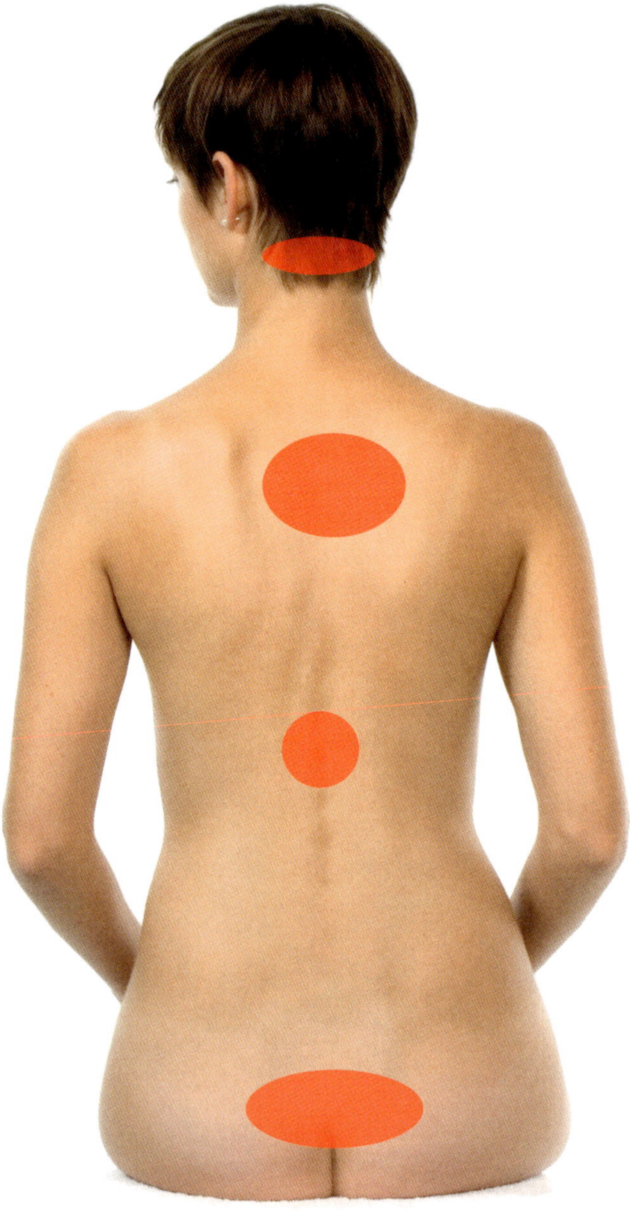

Verspannungszonen

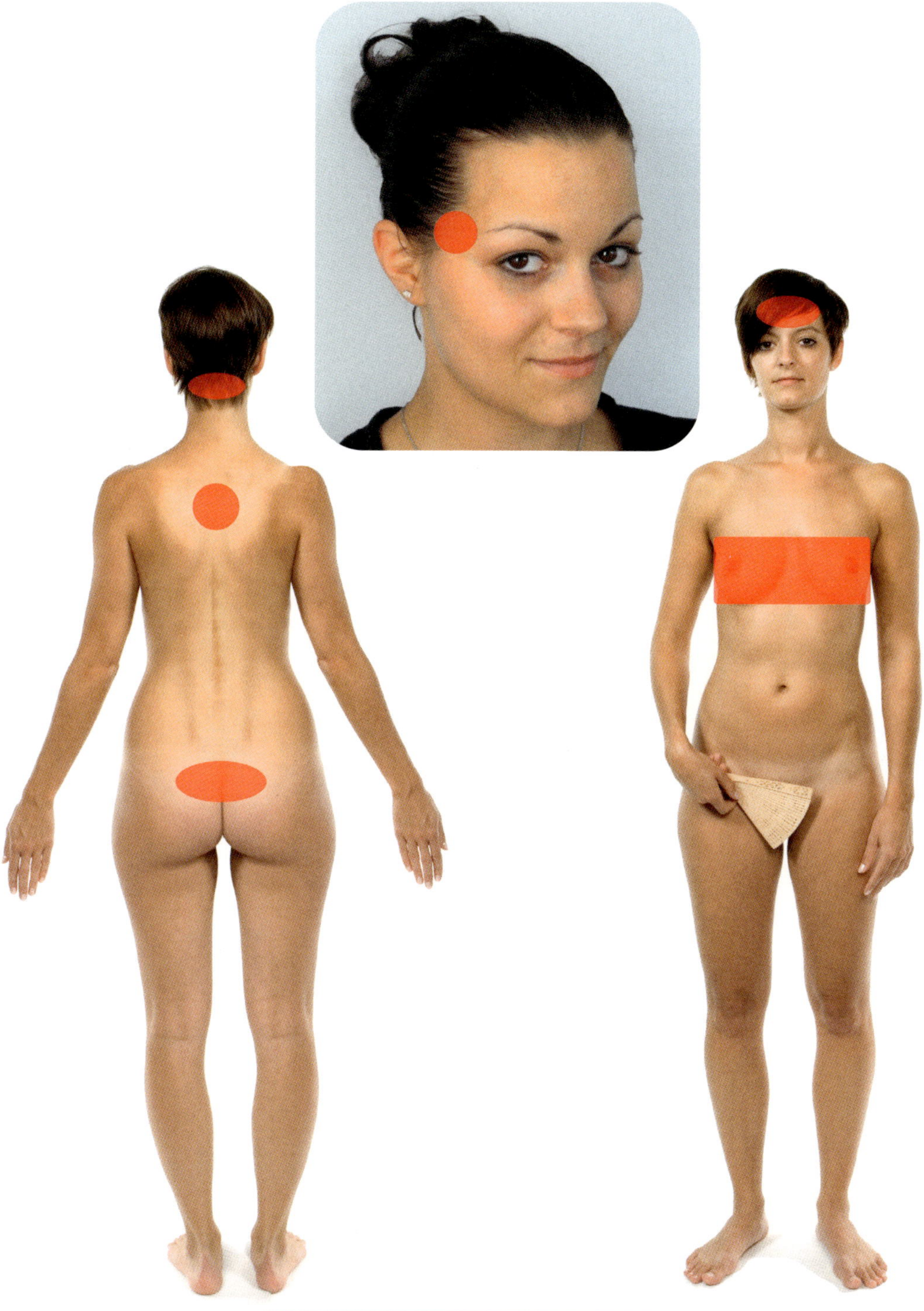

Projektionszonen

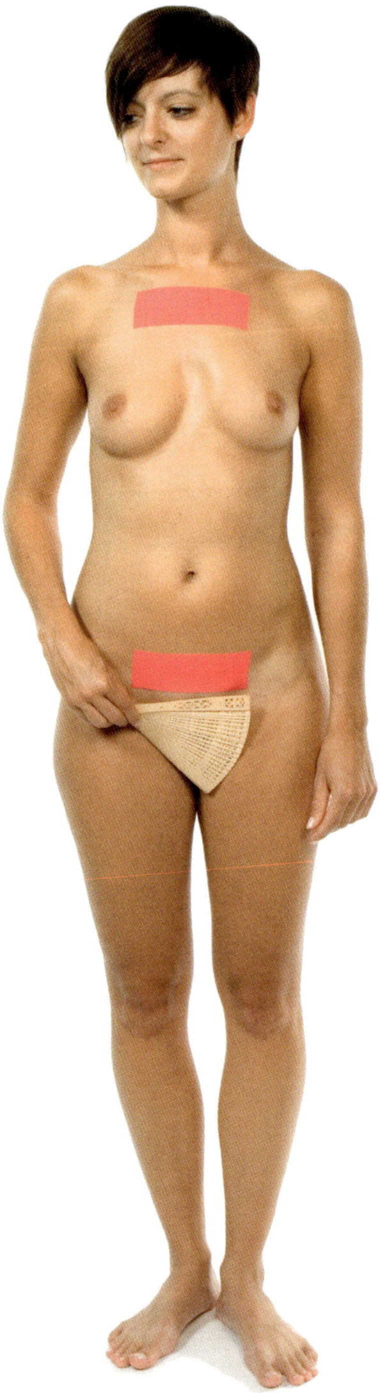

Tapingzonen

Tapingzonen

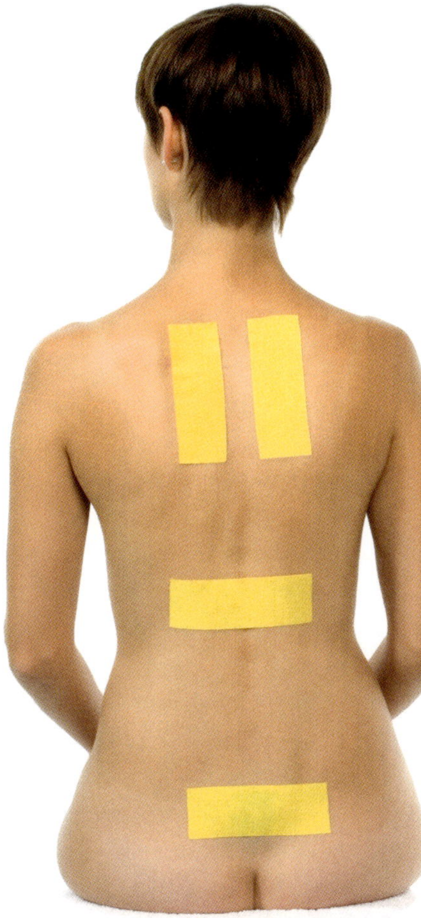

Innerer Weg

„Freiheit, Gleichheit, Brüderlichkeit"

Affirmation

Ich bin eine starke Persönlichkeit,
die für ihre Meinung einsteht.

Das Schwiegermutter-Schwiegertochter-Syndrom – Spannungen nicht nur in der Brust

Brustspannung vor der Periode – das ist doch normal, oder? Diese Aussage hörte ich oft von meinen Patientinnen. Eine 40-jährige Ärztin, die sich zur Weiterbildung in meiner Praxis aufhielt, schloss sich dieser Meinung spontan an. Als Mann konnte ich leider nicht dagegen argumentieren. Schmerz soll normal sein? Das konnte ich einfach nicht glauben. Also befragten wir jede Patientin, die unsere Sprechstunde besuchte, nach eventuellen Beschwerden.

Das Ergebnis: Etwa jede fünfte Patientin klagte über leichte Schmerzen in den Brüsten vor den Perioden. Bei genauerem Hinsehen war es jedoch nicht nur die Brustspannung, über die die Frauen klagten. Auf Befragen schilderten sie auch Verspannungen zwischen den Schulterblättern, zeitweise ein Stechen über den Leisten und in seltenen Fällen Schläfenkopfschmerzen. Manche Patientinnen gaben einen Juckreiz im Brustwarzenbereich an.

Fragt man weiter nach den Lebensumständen dieser Frauen, so findet man in der Regel eine Person im Hintergrund, die ihnen das Leben schwer macht und der sie ausgeliefert sind. Oft ist es die Schwiegermutter, die im Haus lebt, oder der Arbeitgeber, die pflegebedürftige Mutter, der demenzkranke Vater, der Ehemann, der Alkoholiker ist, und so weiter. In selteneren Fällen steht auch eine ausweglose Situation im Hintergrund.

Dieses Ausgeliefertsein, die Hilflosigkeit, das Sich-nicht-wehren-Können oder -Dürfen, versetzt diese Frauen in einen massiven Stresszustand. Gesteigerte Ausschüttung des Stresshormons Prolaktin ist die Folge. Es handelt sich dabei um dasselbe Hormon, das nach der Geburt verstärkt gebildet wird, um den Milchfluss der Mutter anzuregen und die Mutter in der Stillphase vor weiteren Schwangerschaften zu bewahren.

Im Leben jenseits von Schwangerschaft und Stillzeit verhindert dieses Hormon, das in der Hirnanhangdrüse gebildet wird, durch die Hemmung des Eisprungs, dass Frauen in Not- und Stresssituationen schwanger werden. Nach dem Eisprung, also etwa ab dem 15. Tag nach Beginn der Regel führt Prolaktin im Körper zu einem relativen Übergewicht an Östrogenen. Es kommt bis zum Einsetzen der Regel zur Wassereinlagerung ins Gewebe. Meistens nimmt die Frau während dieser Phase um etwa 2 kg zu. Mit der Regel verschwinden Wasser und zusätzliches Gewicht wie von Geisterhand.

Eine regelmäßige Wassereinlagerung im Brustdrüsengewebe lässt sich der Körper nicht gefallen. Er ummantelt den Druck der Wassereinlagerungen mit Bindegewebe. Es entstehen Bindegewebsknoten (Fibrome) und wassergefüllte Blasen (Zysten).

Aber auch das vegetative Nervensystem mit seinen Steuerungsnetzen (Plexus) spielt hier eine wesentliche Rolle. Zwischen den Schulterblättern, ungefähr in Höhe des vierten und fünften Brustwirbels, entsteht eine deutliche Verspannung, die selbst nicht schmerzhaft ist. Sie strahlt aber schmerzhaft seitlich unter die Achselhöhlen, in die äußere Brust, die ganze Brust oder in Richtung Brustbein. Ursache für diese Verspannung ist das Herzgeflecht, das damit eine instinktive Panzerung im Bereich der Brustwirbelsäule schafft. Man „buckelt" und spürt damit Schläge nicht mehr so schmerzhaft. So war es wenigstens von der Evolution her gedacht.

Eine ähnliche Verhärtung der Muskulatur und des Unterhautgewebes findet man über dem ersten Lendenwirbel, also in Höhe der Nebennieren. Sind diese Stresshormondrüsen nach einer Phase der Überaktivität erschöpft, schützen sie ihr Gewebe reflektorisch über eine äußere Muskel- und Bindegewebspanzerung. Das gepanzerte Wirbelsäulensegment strahlt schmerzhaft in einen Punkt im Bereich der seitlichen, unteren Bauchwand, etwas oberhalb der Leiste, aus.

Die Frauen kommen mit Leistenschmerzen in die Praxis und häufig wird fälschlicherweise der Verdacht auf einen Leistenbruch, eine Eierstock- oder Blindarmentzündung geäußert. Wenn Frauenärzte den Unterbauch dieser Frauen mit Ultraschall untersuchen, finden sie in der Regel Eierstockzysten oder sogenannte „polizystische Ovarien" (PCO); das sind Eierstöcke mit perlenschnurartig aufgereihten Ei-Bläschen. Die Bläschen liegen direkt unter der Haut des Eierstocks. Aufgrund der Hemmung durch das Prolaktinhormon sind diese Eier am Eisprungtermin nicht gesprungen. Auch Eierstockzysten sind ihrer Herkunft nach nicht gesprungene Eibläschen. PCO und Zysten sind harmlose Erscheinungen, die nur auf eine Fehlfunktion hinweisen und nicht operiert werden müssen.

Anders sieht es aus, wenn bei jahrelanger Stresssituation die Zysten nicht mehr spontan platzen, sondern stetig wachsen und Kammern bilden. Diese „Kystome" müssen entfernt werden, da hier langfristig die Gefahr der Entartung besteht.

Zu guter Letzt treten bei dieser Patientengruppe in seltenen Fällen Schläfenkopfschmerzen vor der Periode auf. Die Schläfe gilt in der funktionellen Medizin als Projektionszone der Hypophyse. Die Hypophyse bildet das Stresshormon Prolaktin wie auch viele stresshormonfreisetzende Hormone *(Releasing Hormones)*, beispielsweise für Adrenalin, Cortisol und Noradrenalin.

Das Schwiegermutter-Schwiegertochter-Syndrom

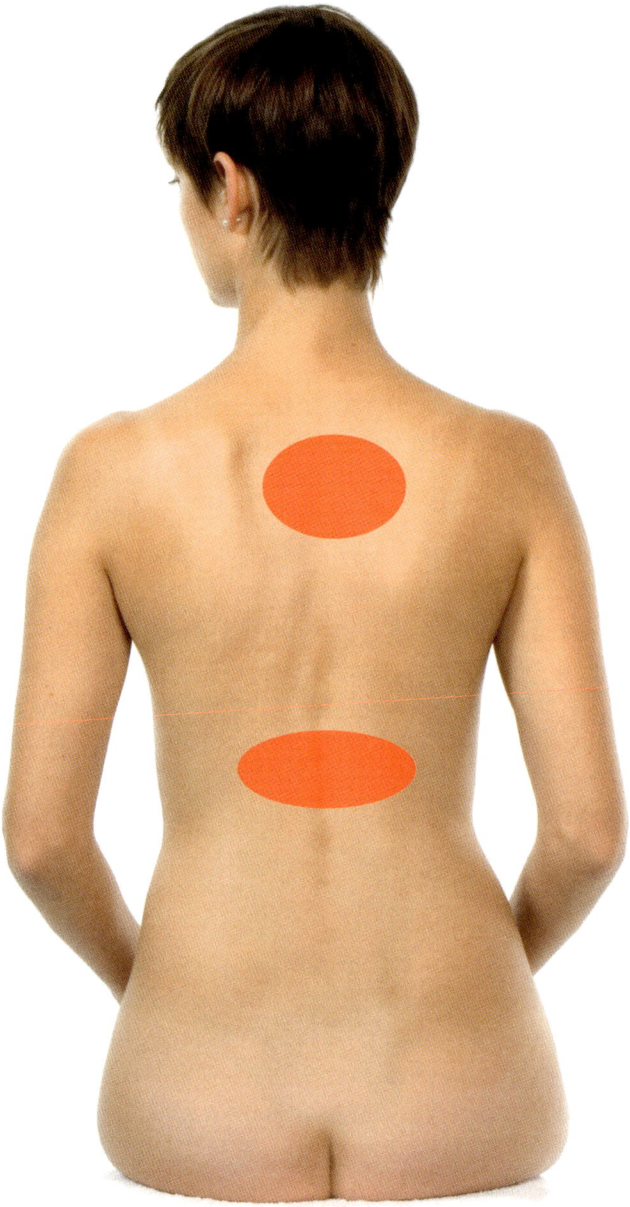

Verspannungszonen

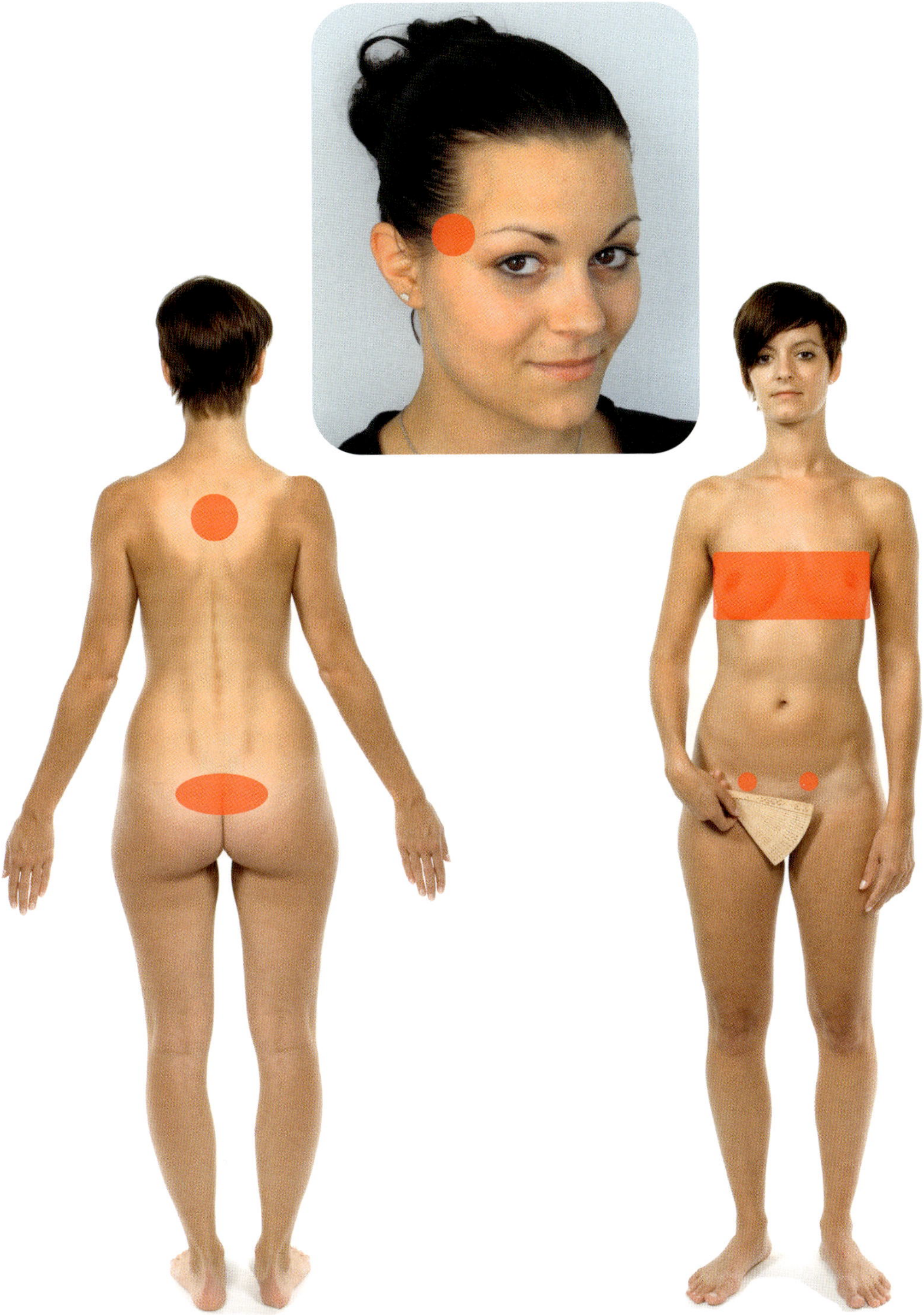

Projektionszonen

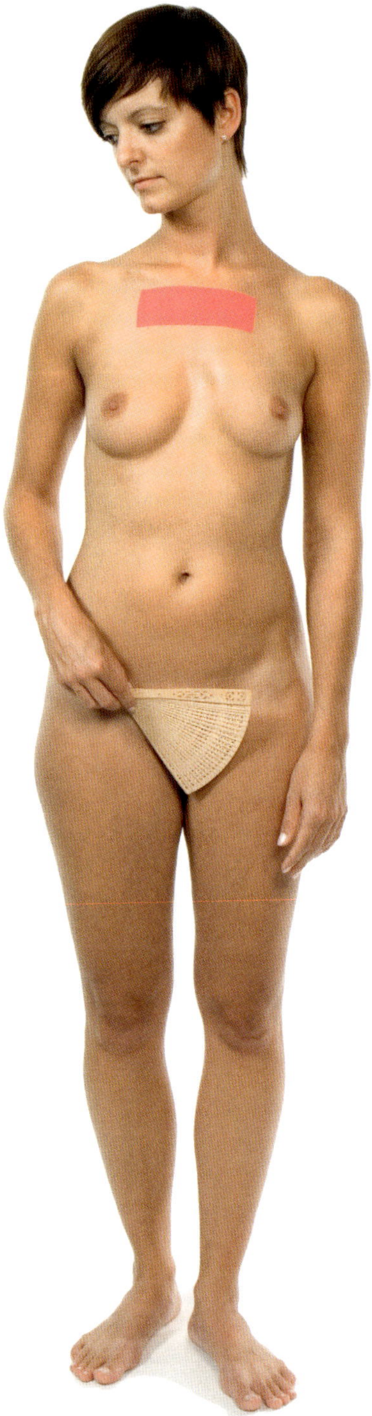

Tapingzonen

Tapingzonen

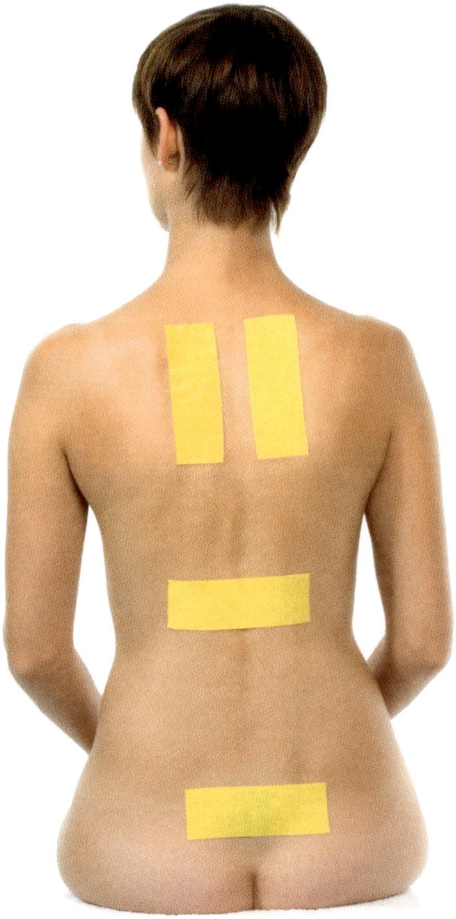

Innerer Weg

Harmonie statt Unabhängigkeit

Affirmation

Ich beanspruche Eigenständigkeit
und gestehe sie auch anderen zu.

4. Stress am Arbeitsplatz

Heutzutage kann man froh sein, überhaupt einen Arbeitsplatz zu haben – so werden sich viele Menschen sagen. Als Arbeitssuchender, der auf ein regelmäßiges Einkommen angewiesen ist, wird man nicht wählerisch sein. Aber wie wird man sich mit dem Chef und vor allem mit den Arbeitskollegen verstehen?

Kurzübersicht: Innere Wege und Affirmationen bei Stress am Arbeitsplatz

Wenn man ausgenutzt wird

Innerer Weg: Freiheit im Geist und Freiheit im Handeln

Affirmation: Ich bewahre mein Gleichgewicht und unterstütze damit auch andere.

Mobbing

Innerer Weg: Ablegen, was an meiner Ausstrahlung mein Umfeld stört

Affirmation: Ich begegne meinen Mitarbeitern / meinen Kollegen offen.

Leistungsdruck vonseiten des Chefs

Innerer Weg: Selbstbewusst auftreten, statt sich unterzuordnen

Affirmation: Meine Arbeitsleistung ist wertvoll und ausreichend.

Arbeitslosigkeit und drohende Arbeitslosigkeit

Innerer Weg: Eine aktive Strategie wählen, statt in lähmenden Pessimismus zu verfallen

Affirmation: Ich werde gebraucht und finde kurzfristig einen geeigneten Arbeitsplatz.

Angst vor Konkurrenz

Innerer Weg: Überzeugung statt Zweifel

Affirmation: Meine Arbeit ist optimal und ich bin der Konkurrenz gewachsen.

Mangelnde oder fehlende Anerkennung in der Gruppe

Innerer Weg: Vorbild, Vorreiter, Vorkämpfer statt Mitläufer sein

Affirmation: Ich erbringe gute Leistungen und gewinne Anerkennung.

Überlastung

Innerer Weg: Regenerieren statt „powern"

Affirmation: Nach großer Anspannung verdiene ich es, auszuspannen.

Wenn man ausgenutzt wird

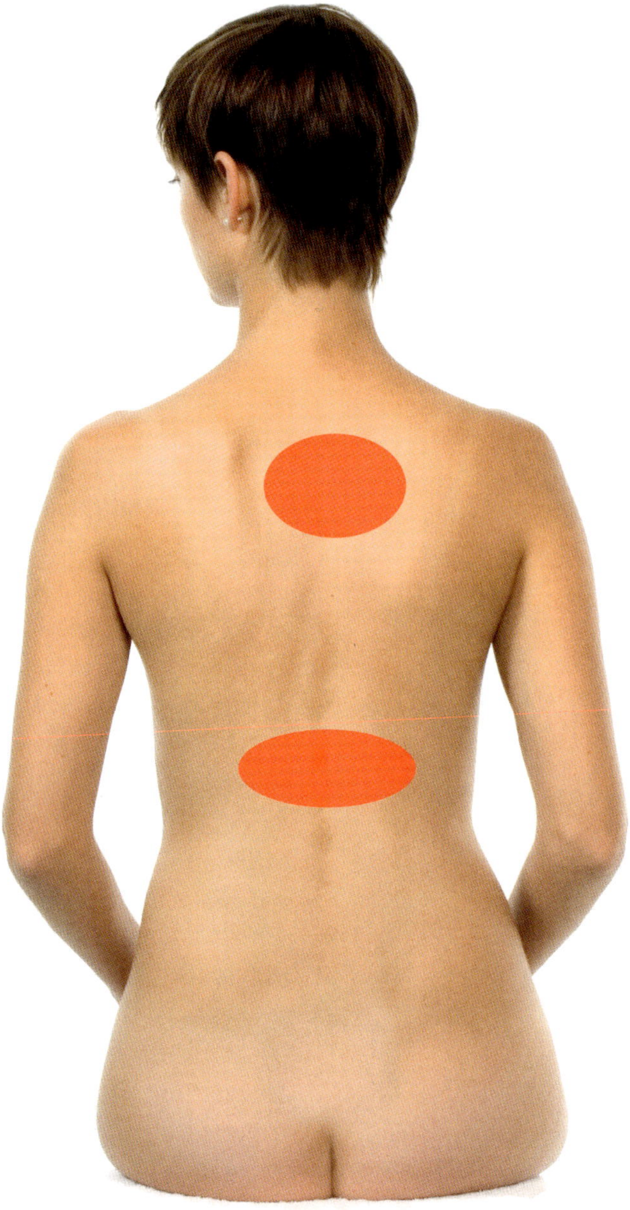

Verspannungszonen

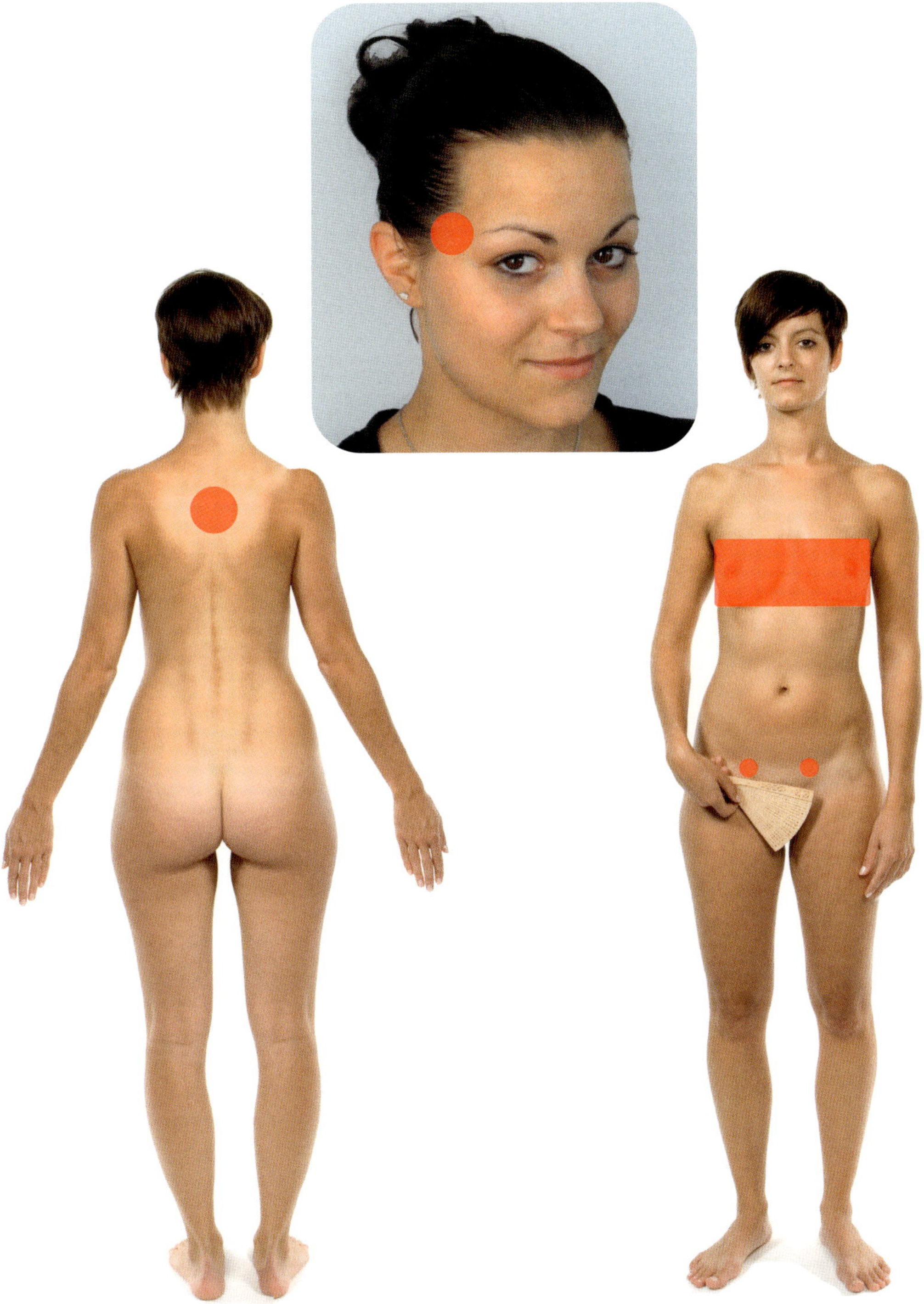

Projektionszonen

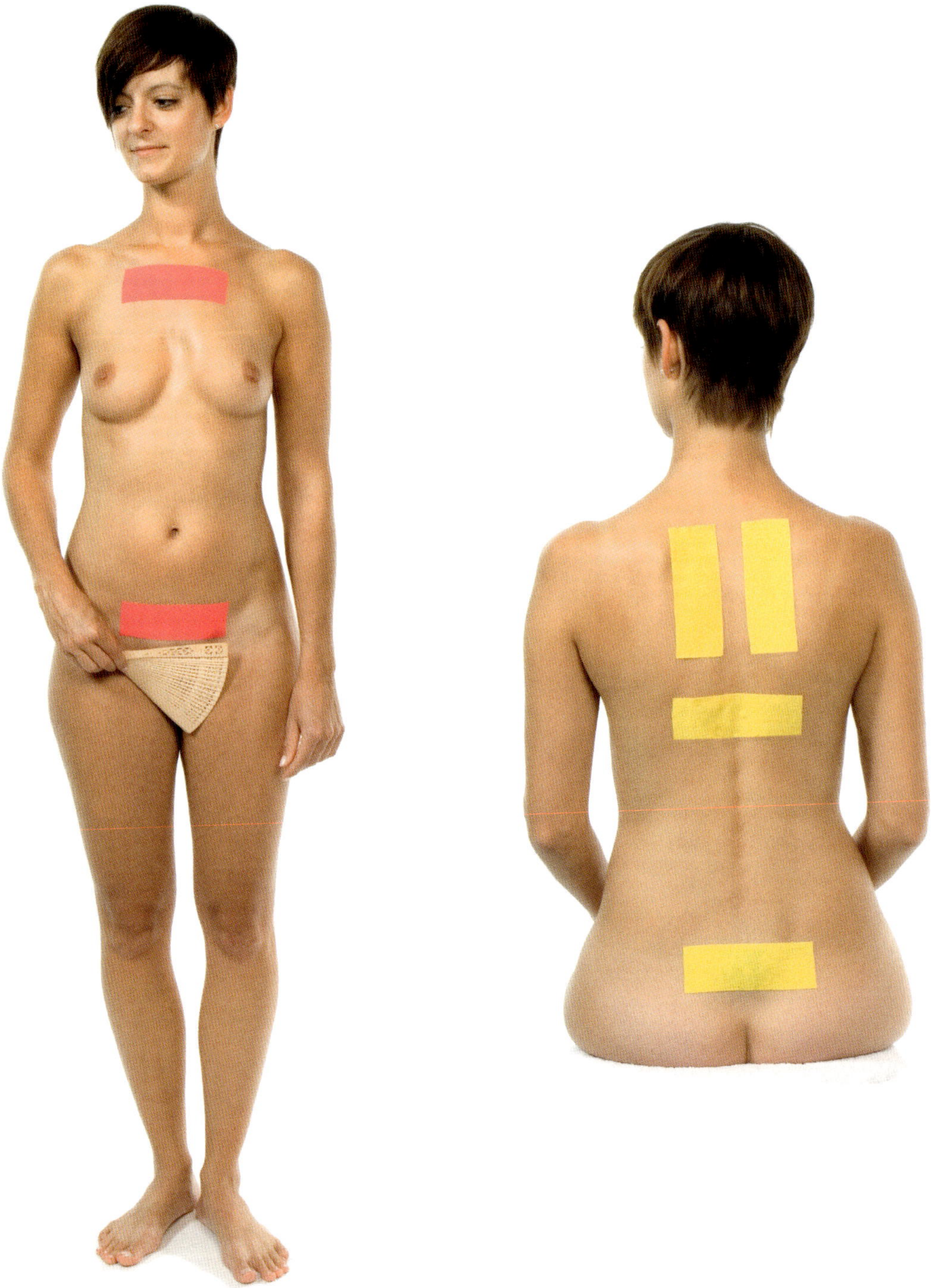

Tapingzonen

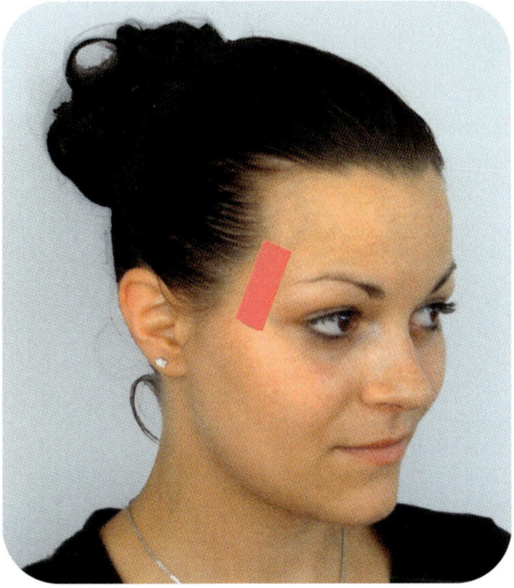

Tapingzonen

Innerer Weg

Freiheit im Geist und Freiheit im Handeln

Affirmation

Ich bewahre mein Gleichgewicht
und unterstütze damit auch andere.

Mobbing

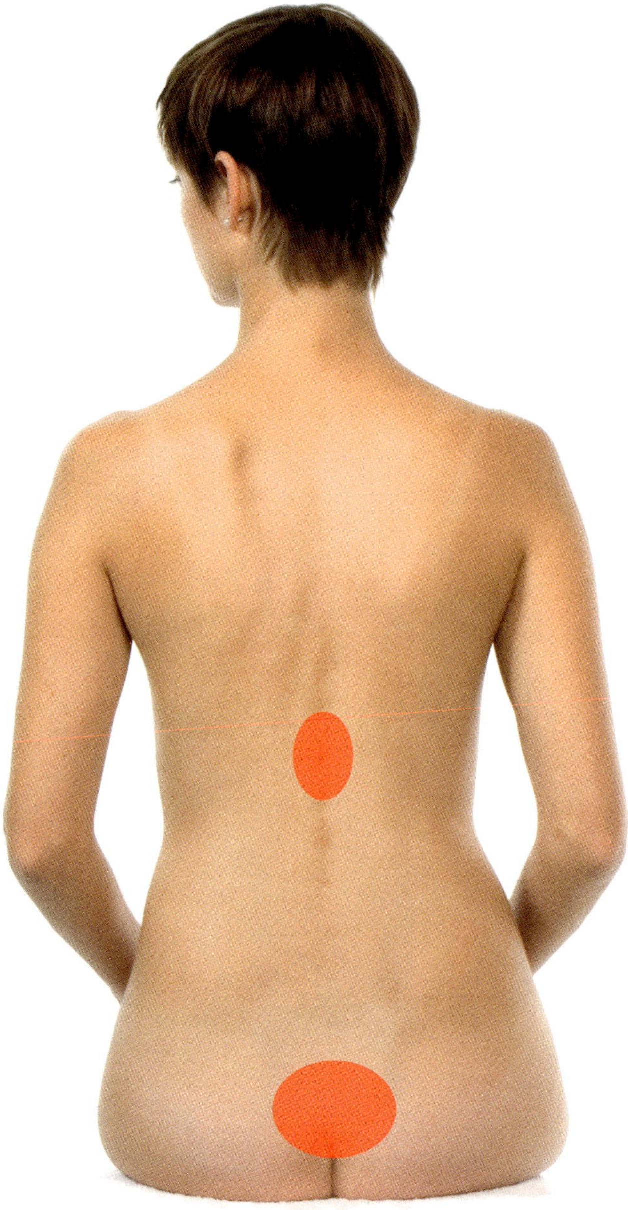

Verspannungszonen

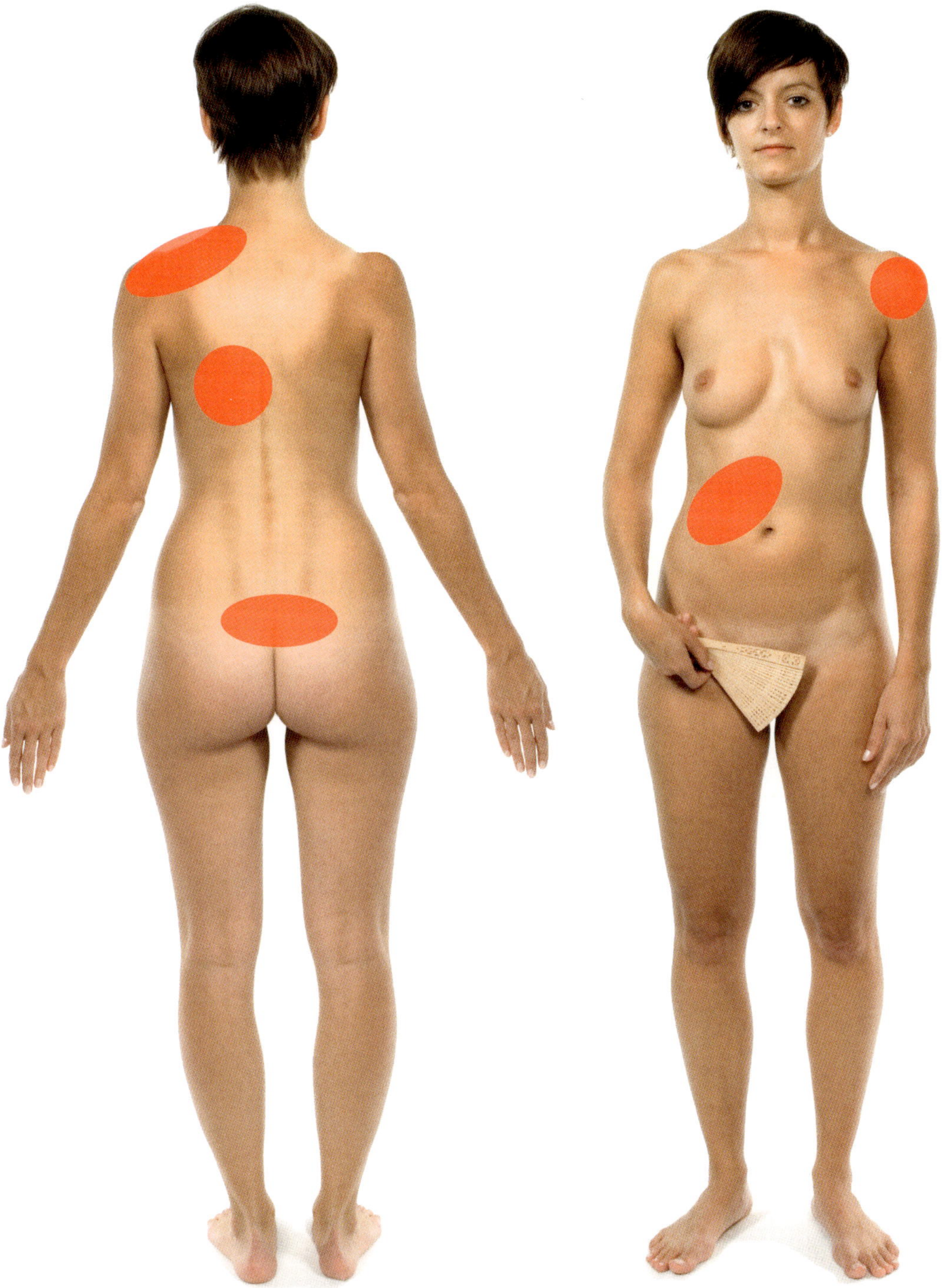

Projektionszonen

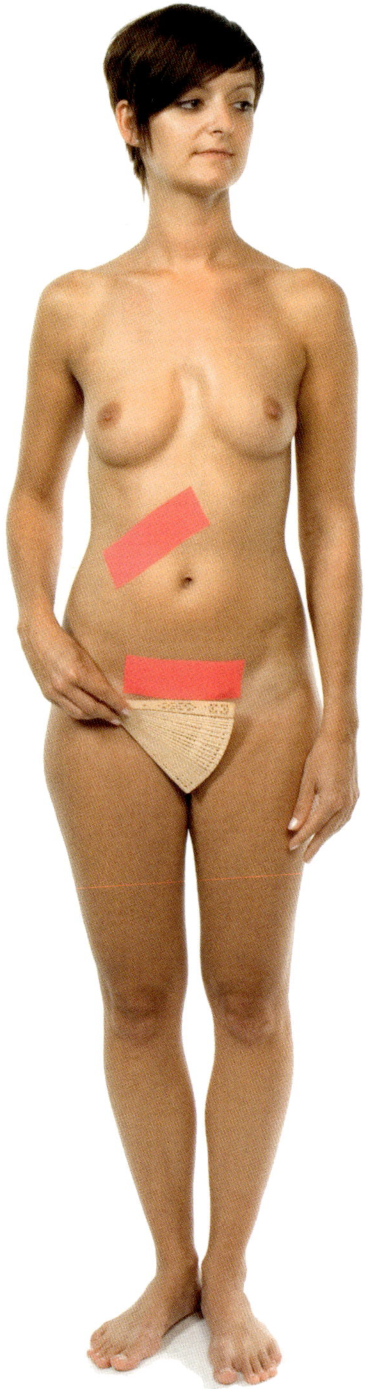

Tapingzonen

Tapingzonen

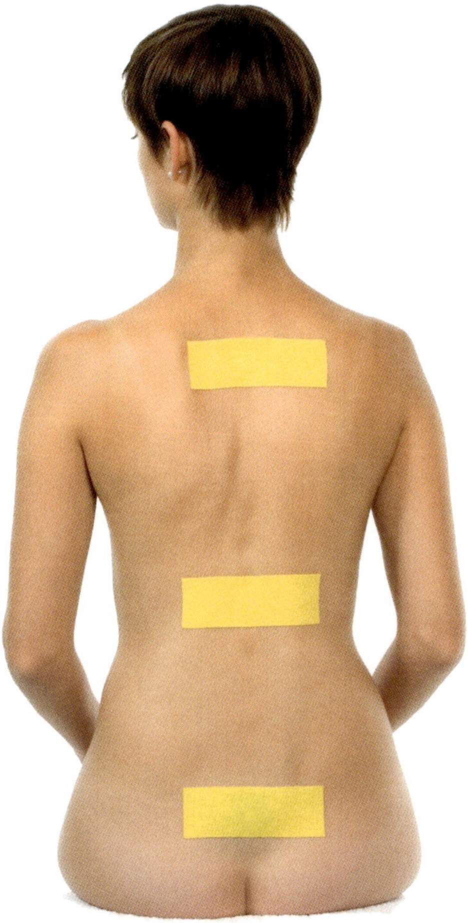

Innerer Weg

Ablegen, *was* an meiner Ausstrahlung mein Umfeld stört

Affirmation

Ich begegne meinen Mitarbeitern / meinen Kollegen offen.

Leistungsdruck vonseiten des Chefs

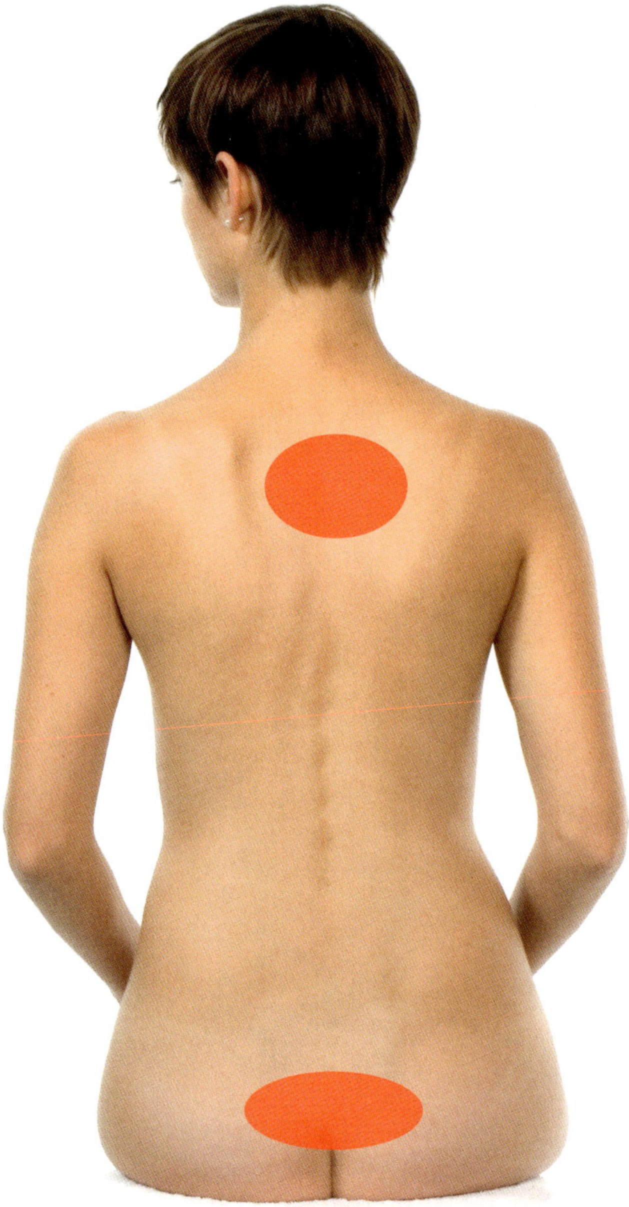

Verspannungszonen

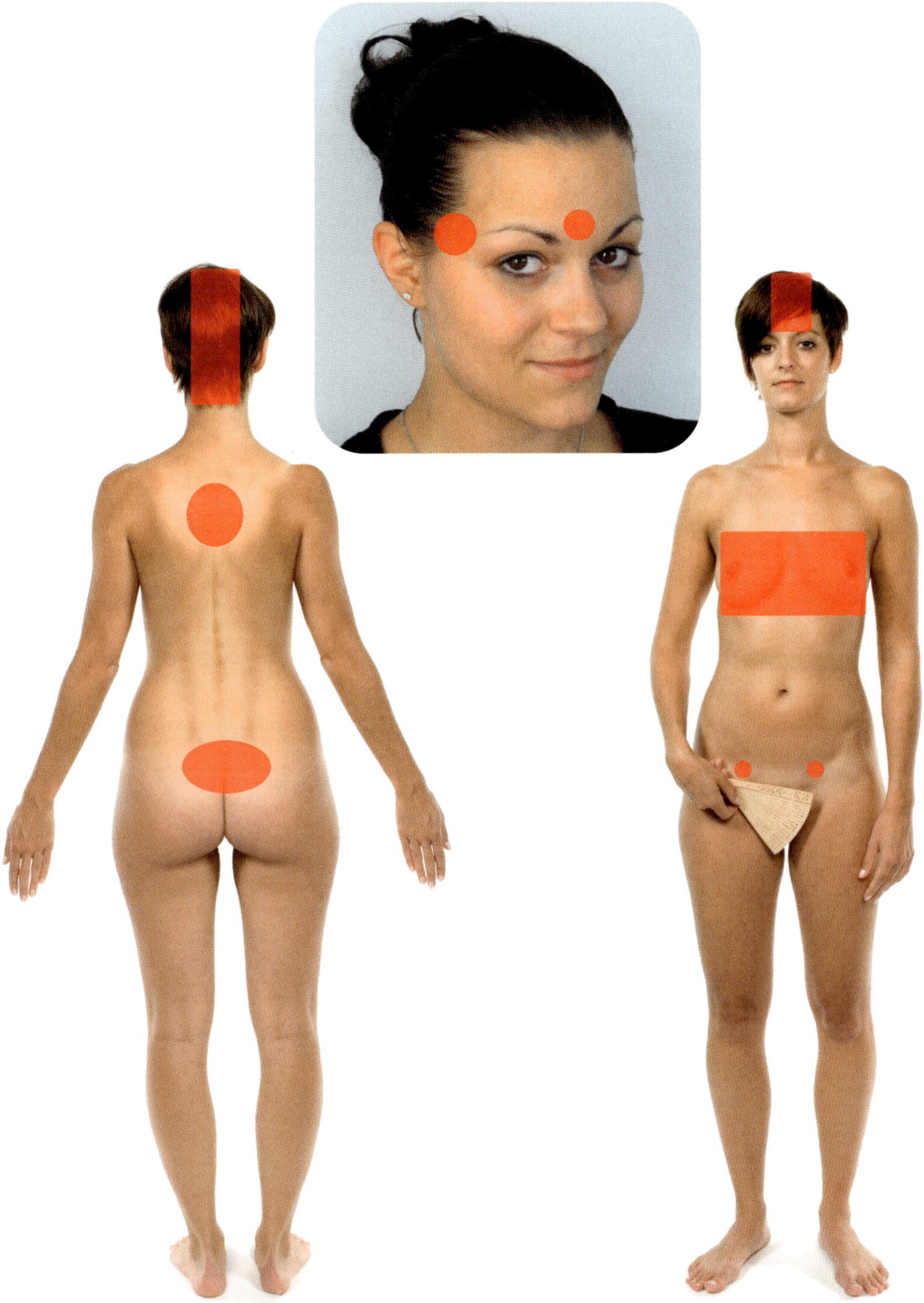

Projektionszonen

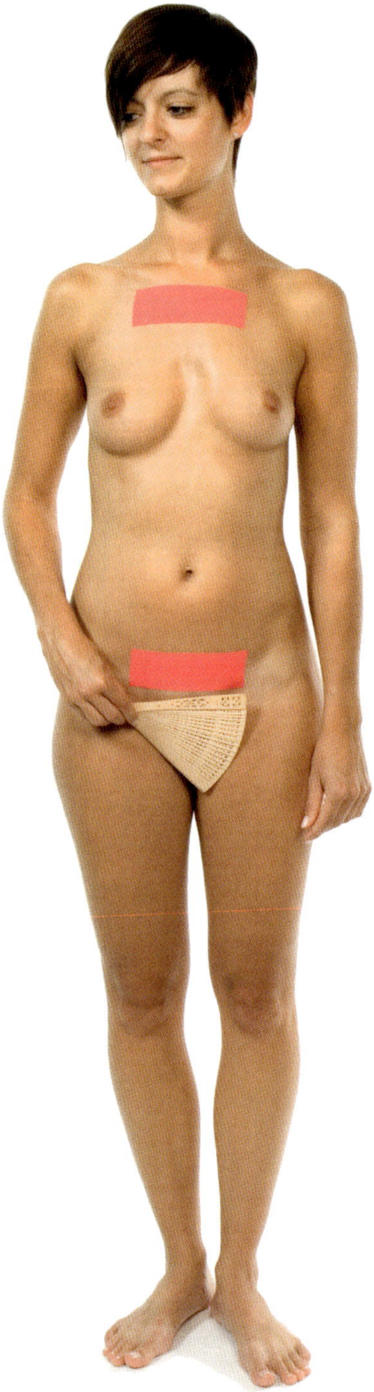

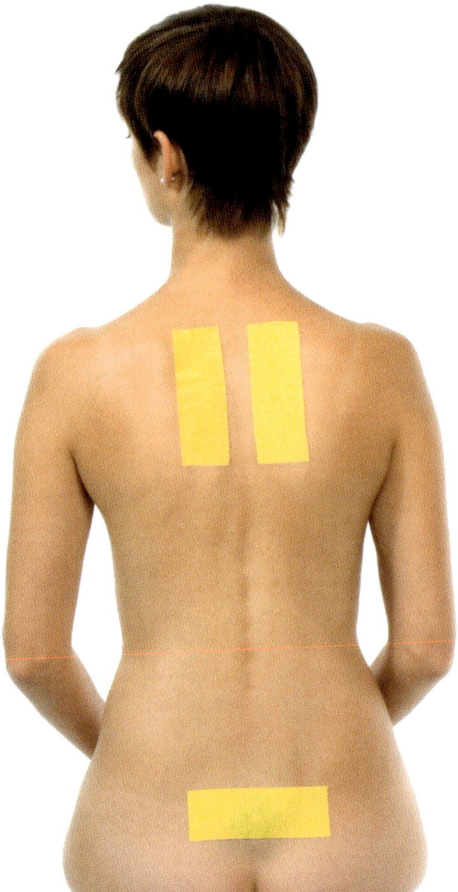

Tapingzonen

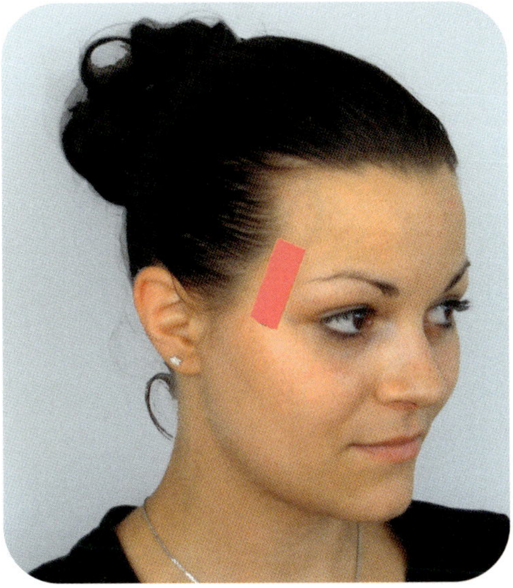
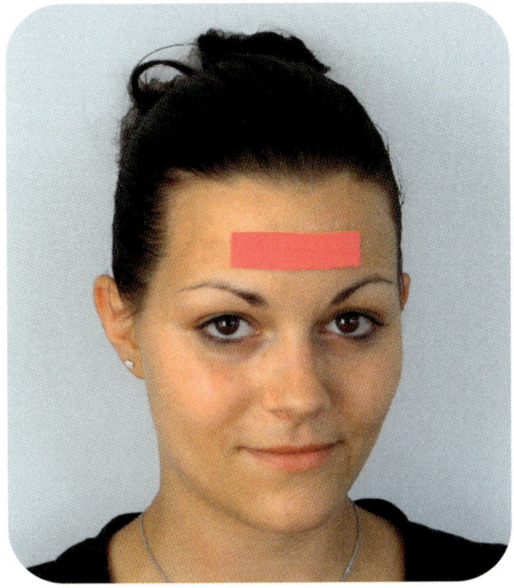

Tapingzonen

Innerer Weg

Selbstbewusst auftreten, statt sich unterzuordnen

Affirmation

Meine Arbeitsleistung ist wertvoll und ausreichend.

Arbeitslosigkeit und drohende Arbeitslosigkeit

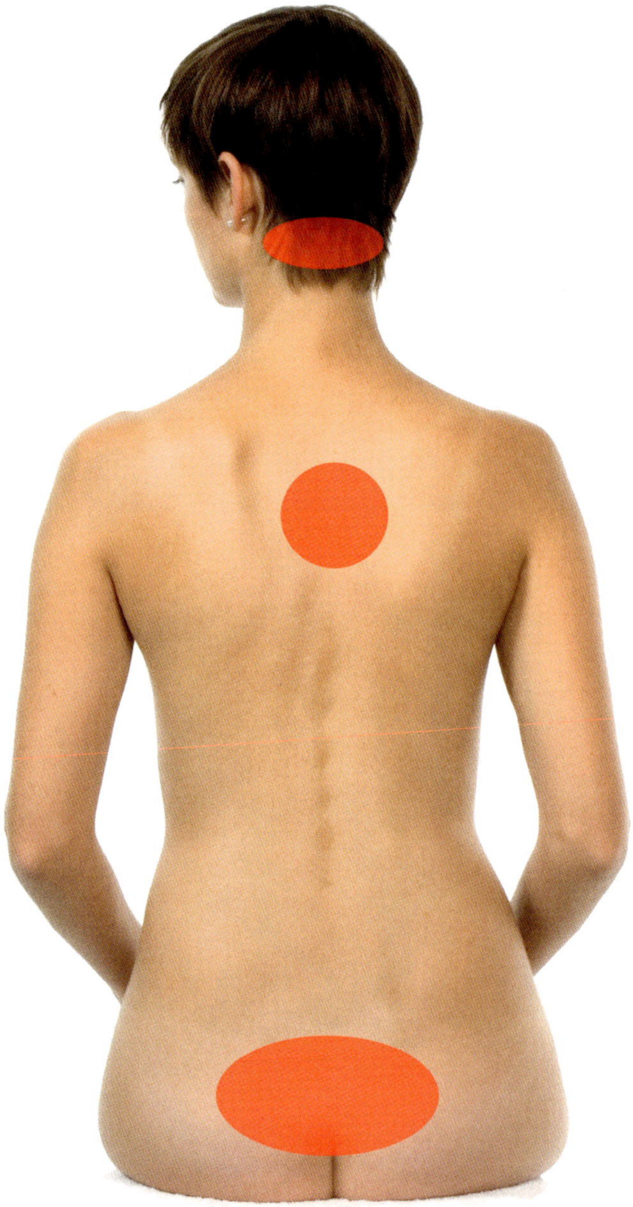

Verspannungszonen

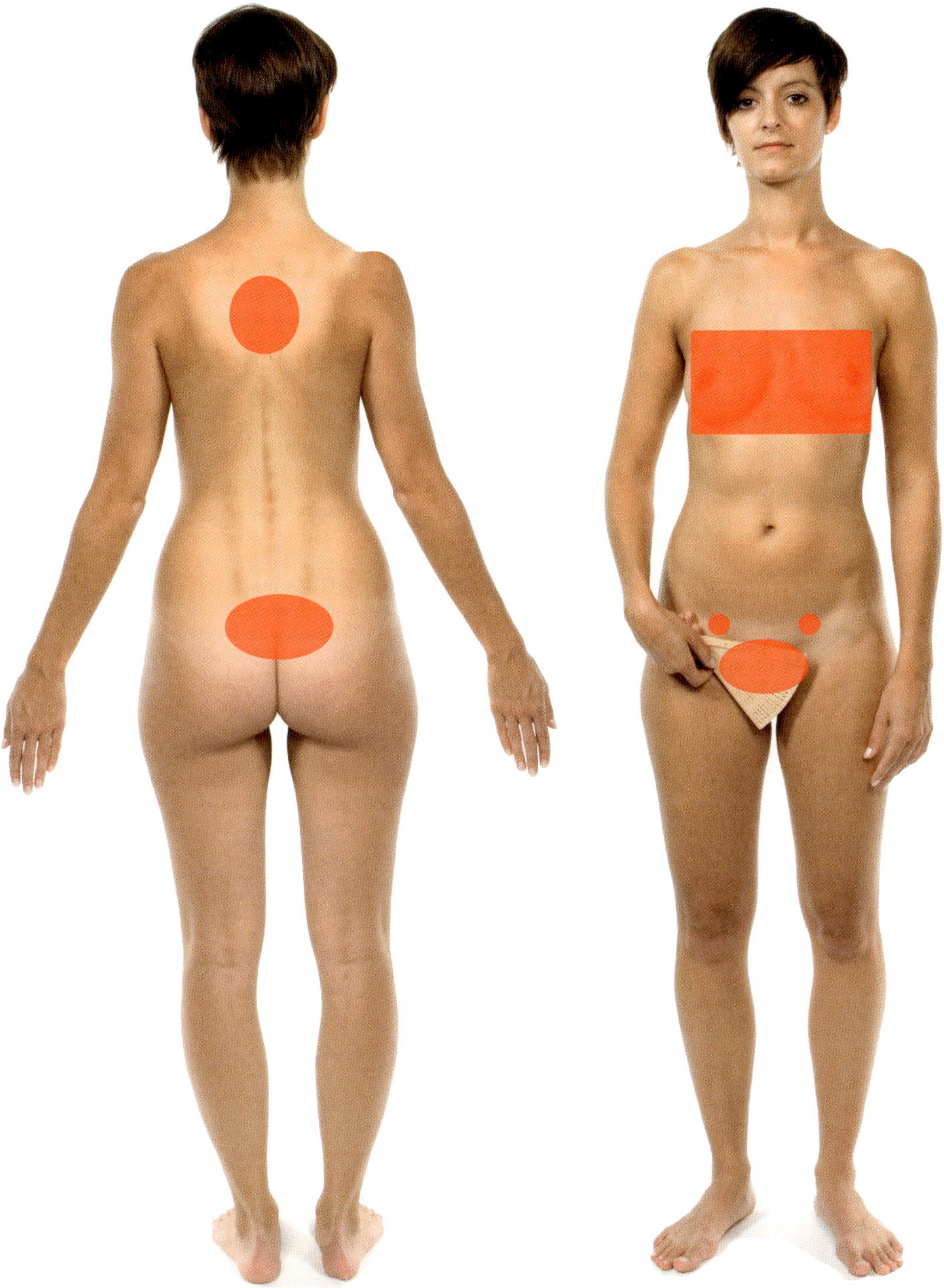

Projektionszonen

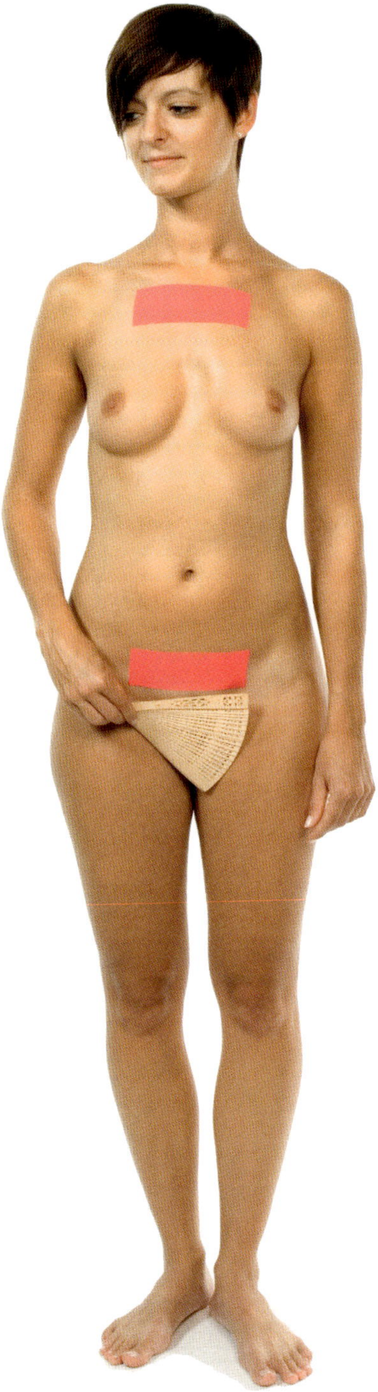

Tapingzonen

Tapingzonen

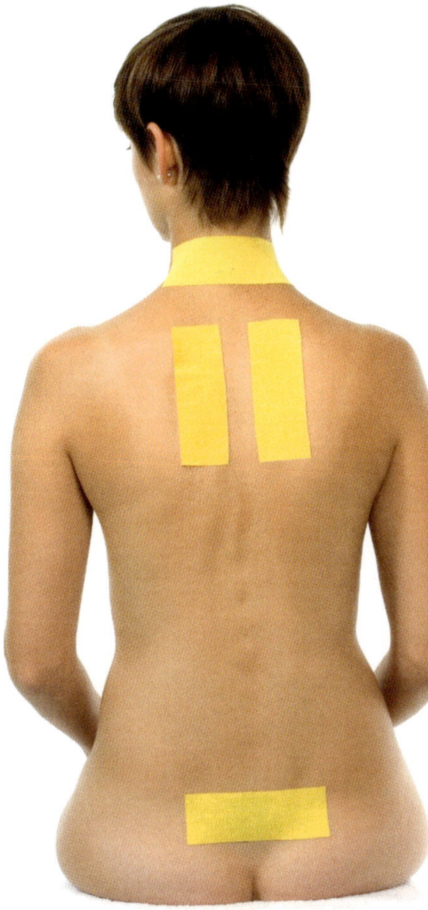

Innerer Weg

Eine aktive Strategie wählen,
statt in lähmenden Pessimismus zu verfallen

Affirmation

Ich werde gebraucht und ich finde kurzfristig
einen geeigneten Arbeitsplatz.

Angst vor Konkurrenz

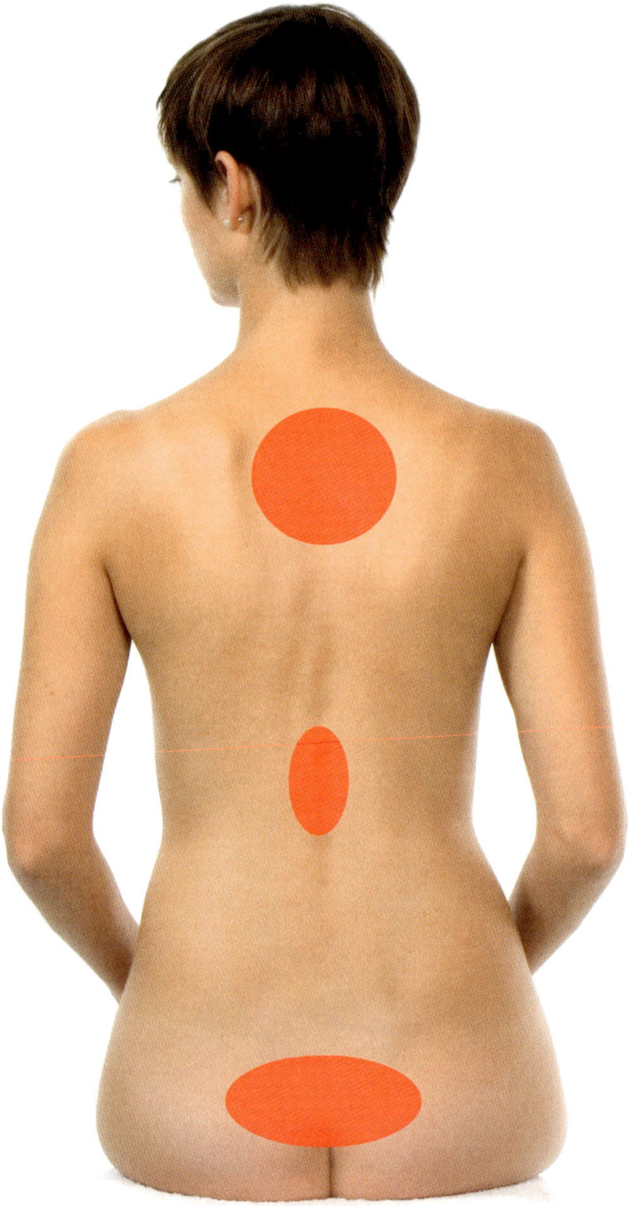

Verspannungszonen

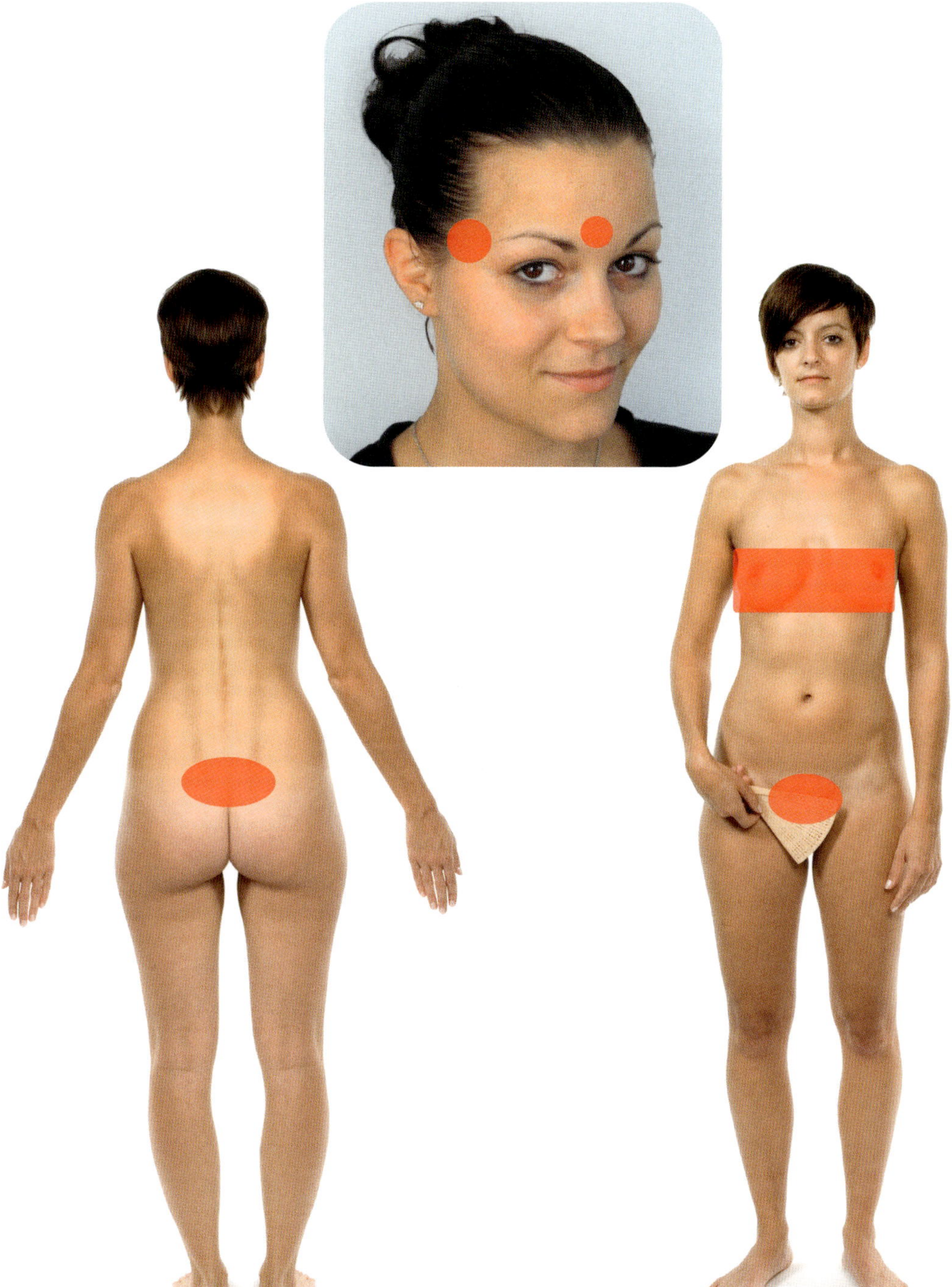

Projektionszonen

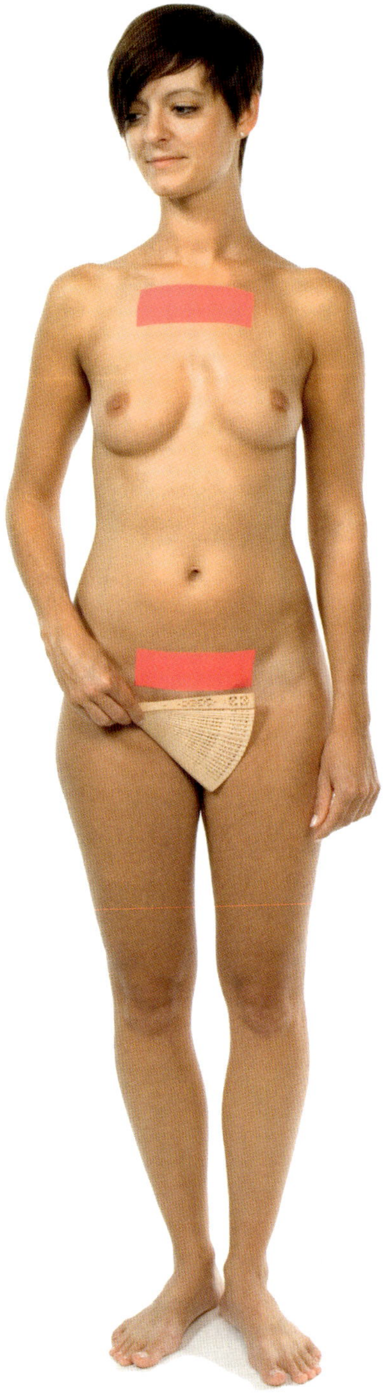

Tapingzonen

Tapingzonen

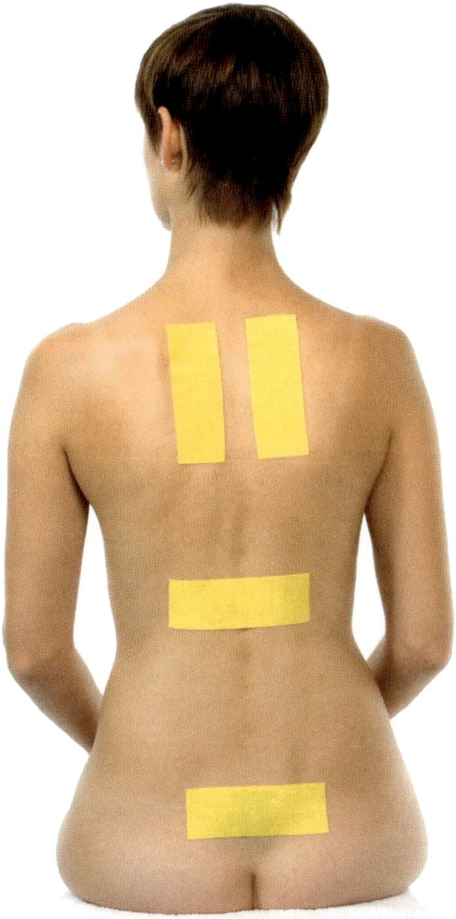

Innerer Weg

Überzeugung statt Zweifel

Affirmation

Meine Arbeit ist optimal und ich bin der Konkurrenz gewachsen.

Mangelnde oder fehlende Anerkennung in der Gruppe

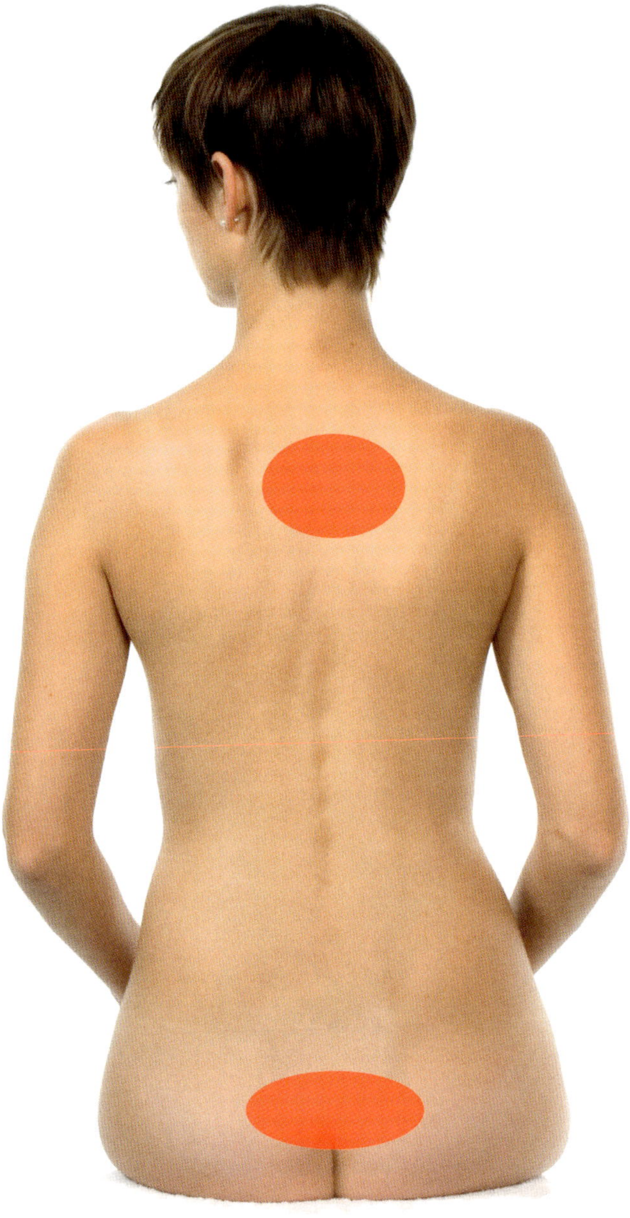

Verspannungszonen

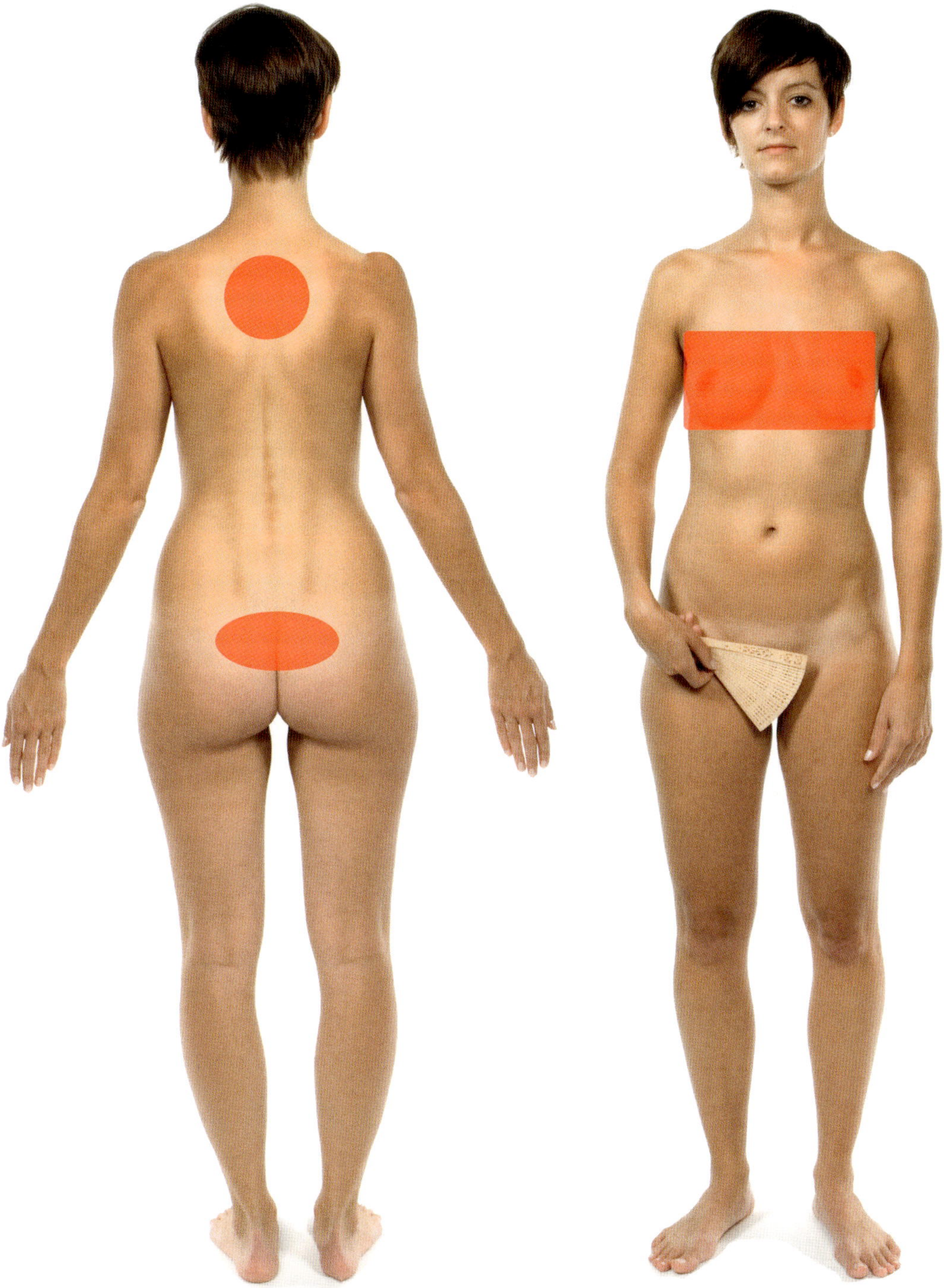

Projektionszonen

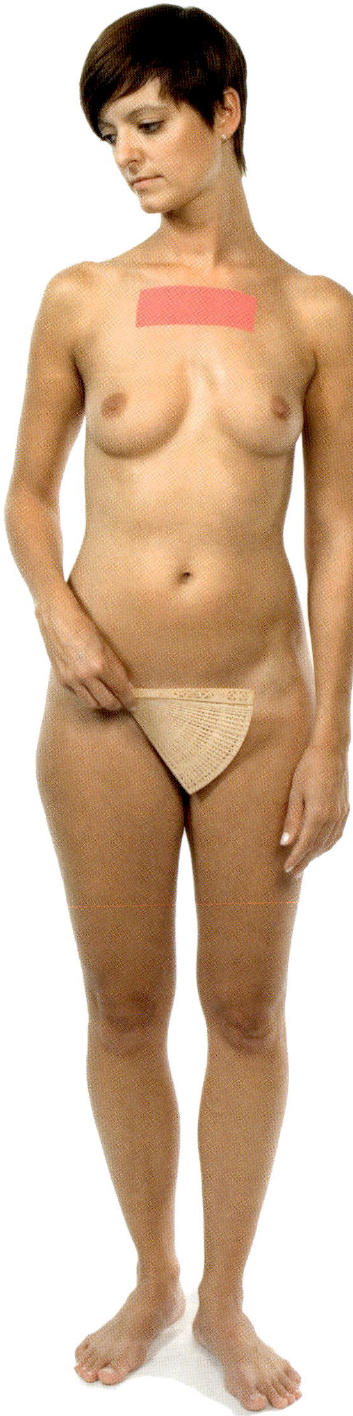

Tapingzonen

Tapingzonen

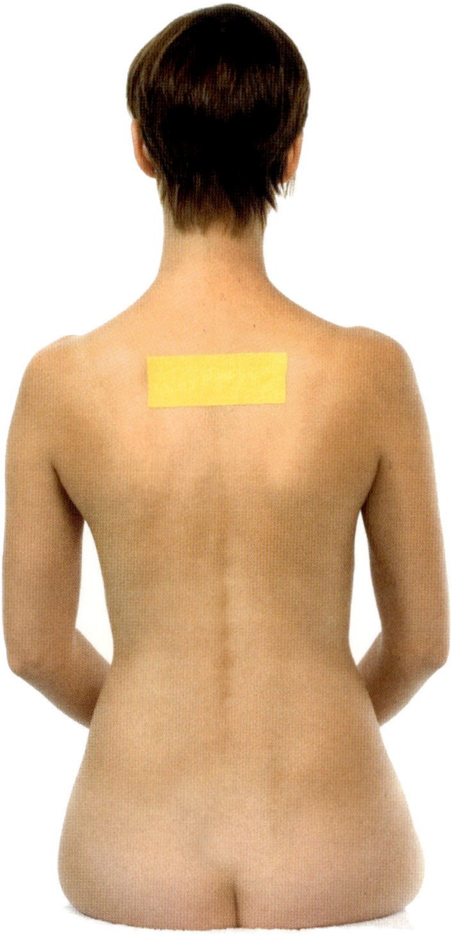

Innerer Weg

Vorbild, Vorreiter, Vorkämpfer statt Mitläufer sein

Affirmation

Ich erbringe gute Leistungen und gewinne Anerkennung.

Überlastung

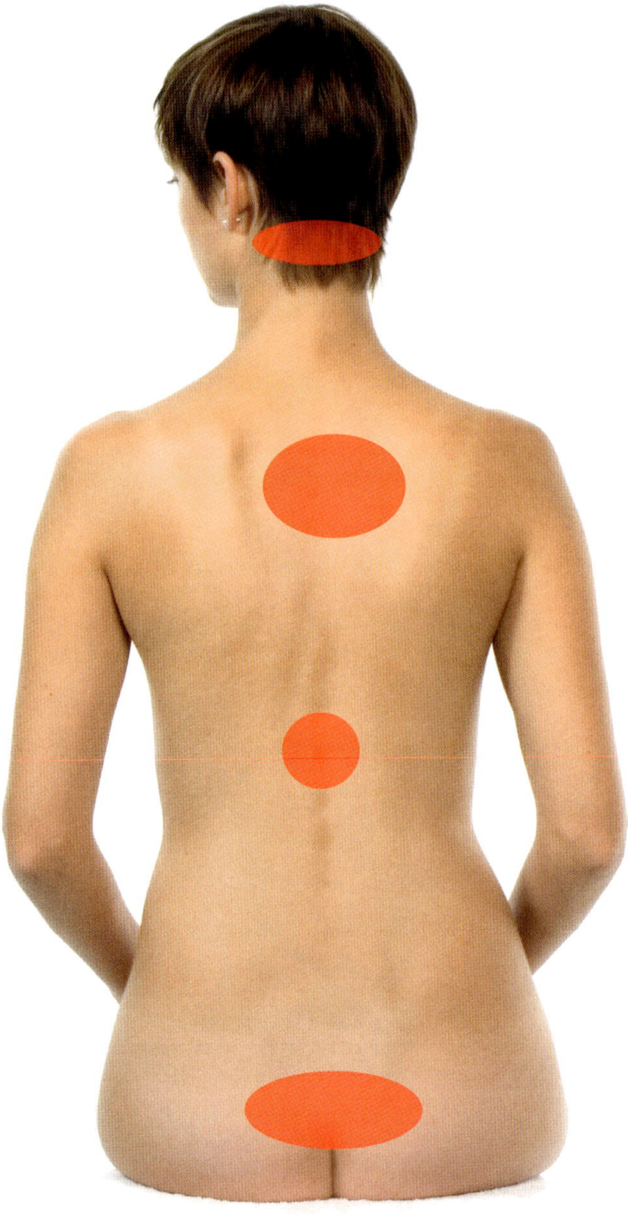

Verspannungszonen

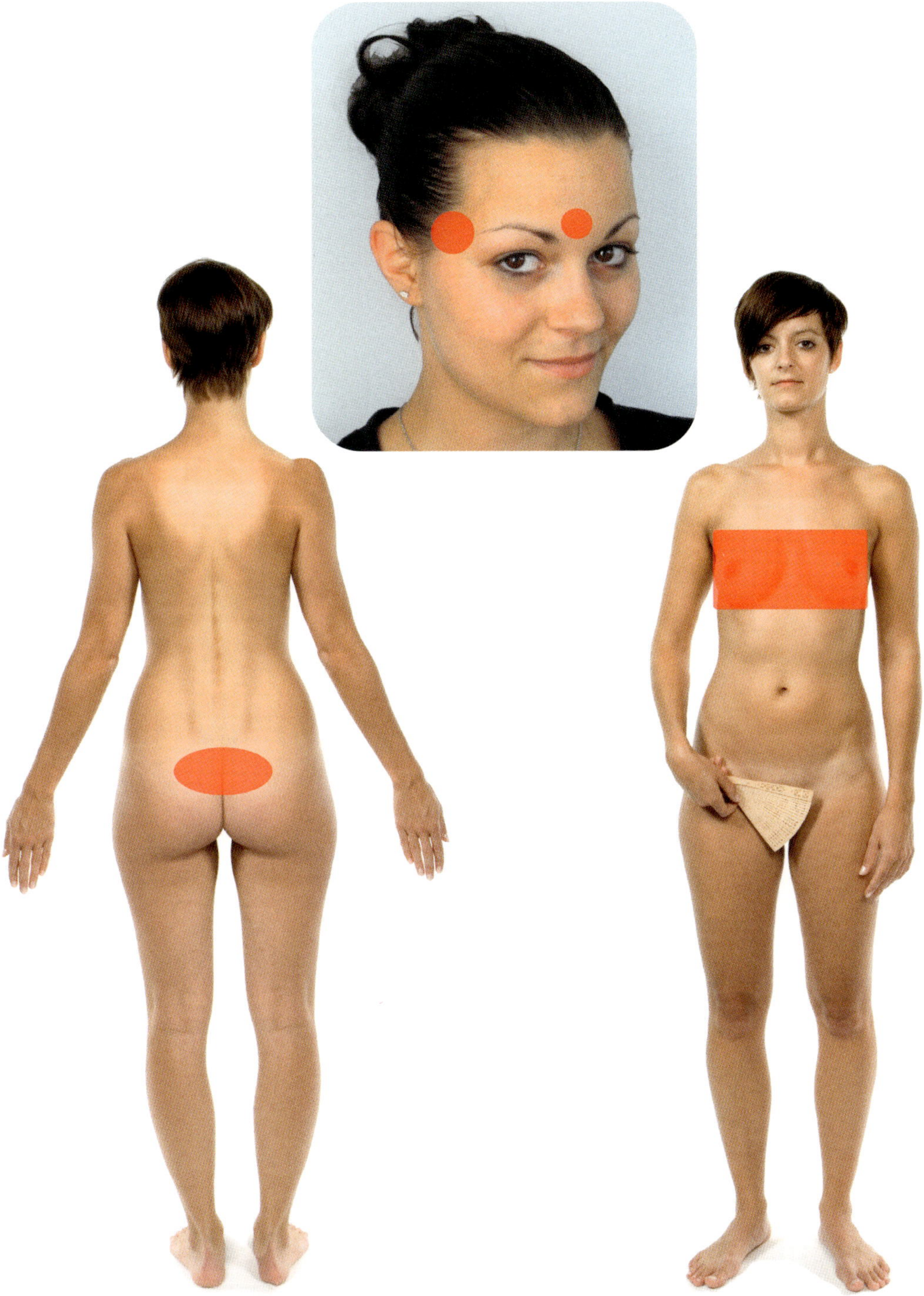

Projektionszonen

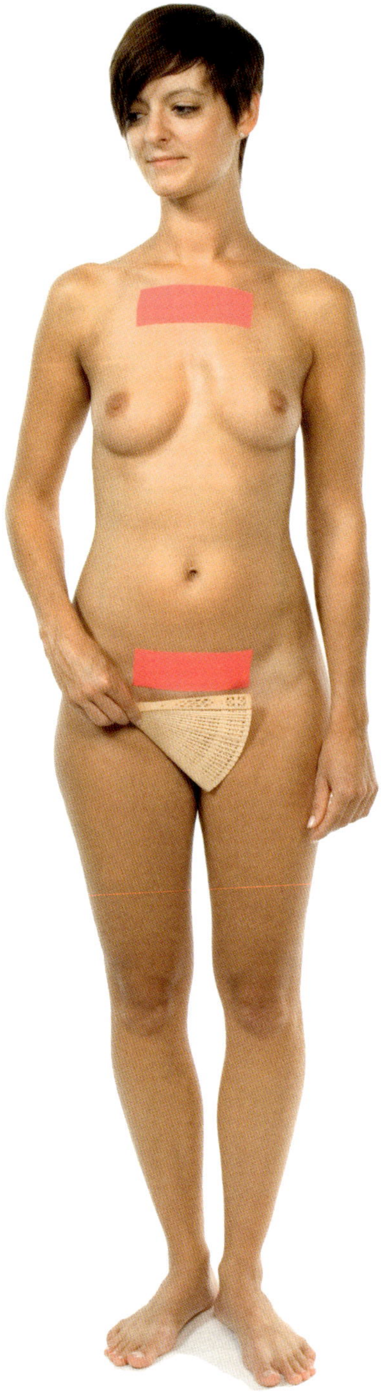

Tapingzonen

Tapingzonen

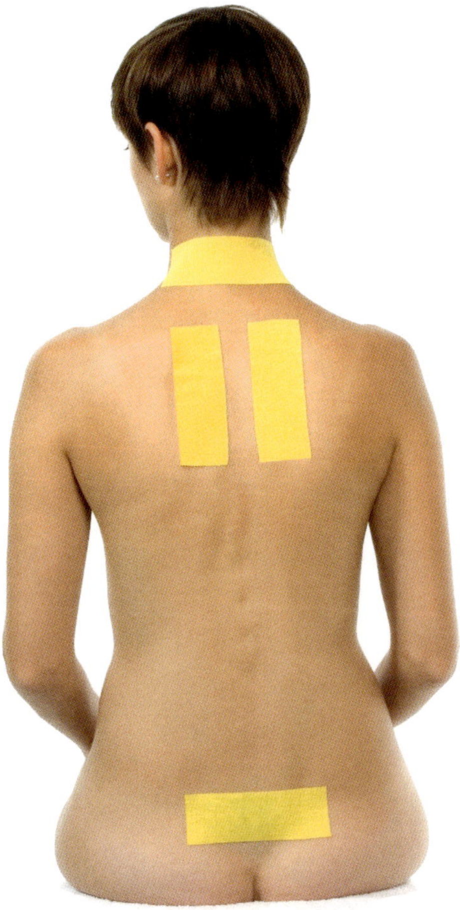

Innerer Weg

Regenerieren statt „powern“

Affirmation

Nach großer Anspannung verdiene ich es, auszuspannen.

5. Probleme unter Freunden

In einer Freundschaft sollte man eigentlich aufblühen. Auf Freunde kann man sich verlassen, Freunde sind immer füreinander da. Aber was passiert bei Meinungsverschiedenheiten oder wenn neue Freunde auftauchen oder wenn alte „abgeworben“ werden?

Kurzübersicht: Innere Wege und Affirmationen bei Problemen unter Freunden

Konkurrenzdenken:
siehe unter „4. Arbeitsplatz"

Eifersucht:
siehe unter „3. Partnerschaft"

Fehlende Anerkennung in der Gruppe:
siehe unter „4. Arbeitsplatz"

Wenn mein Freund über mich bestimmen will:
siehe unter „3. Partnerschaft"

6. Nächtliche Störungen

„Die Nacht ist nicht allein zum Schlafen da" - das sangen Gustav Gründgens und später die *Comedian Harmonists* Ende der Dreißigerjahre. Nein, man kann sie auch durchwachen, etwa weil man nicht einschlafen kann, weil der Ehepartner im Bett nebenan schnarcht oder mit den Zähnen knirscht. Aber es gibt Wege, wie man vielleicht doch morgens aus einem gesunden Schlaf erwacht.

Kurzübersicht: Affirmationen bei Stress in der Nacht

Einschlafprobleme

Affirmation: Der Tag ist abgeschlossen – er war gut – ich darf, in einen tiefen, erholsamen Schlaf fallen.

Schlafunterbrechungen

Affirmation: Ich entleere meine Blase und schlafe sofort weiter.

Zähneknirschen

Affirmation: Nach diesem anstrengenden Tag gebe ich die Sorgen ab und entspanne mich.

Keine Lust auf die Lust

Affirmation: Ich spüre und genieße die Nähe meines Partners / meiner Partnerin.

Einschlafprobleme

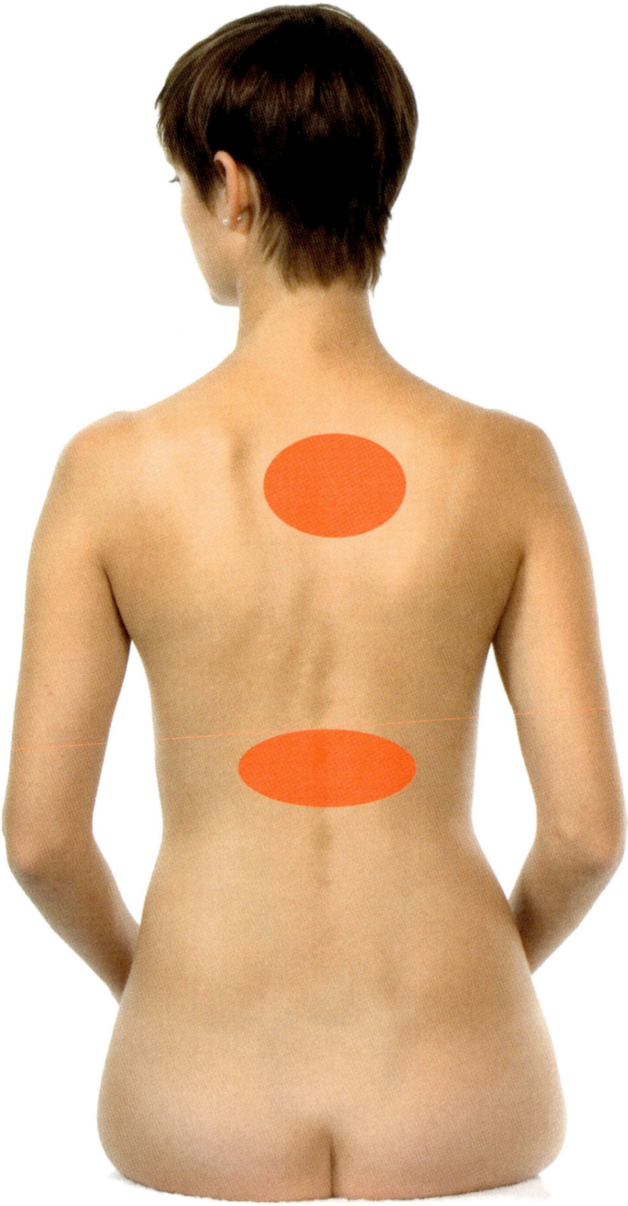

Verspannungszonen

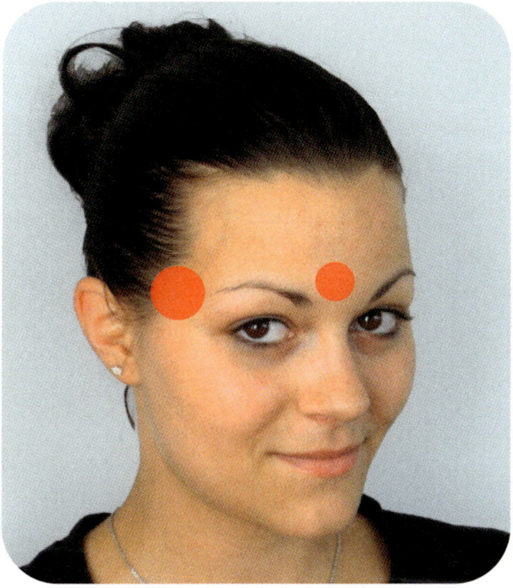

Projektionszonen

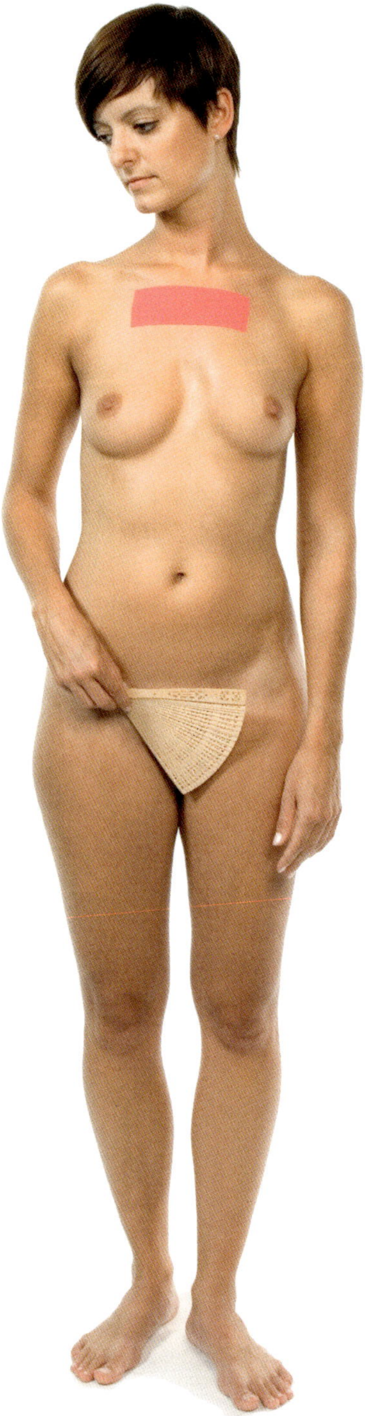

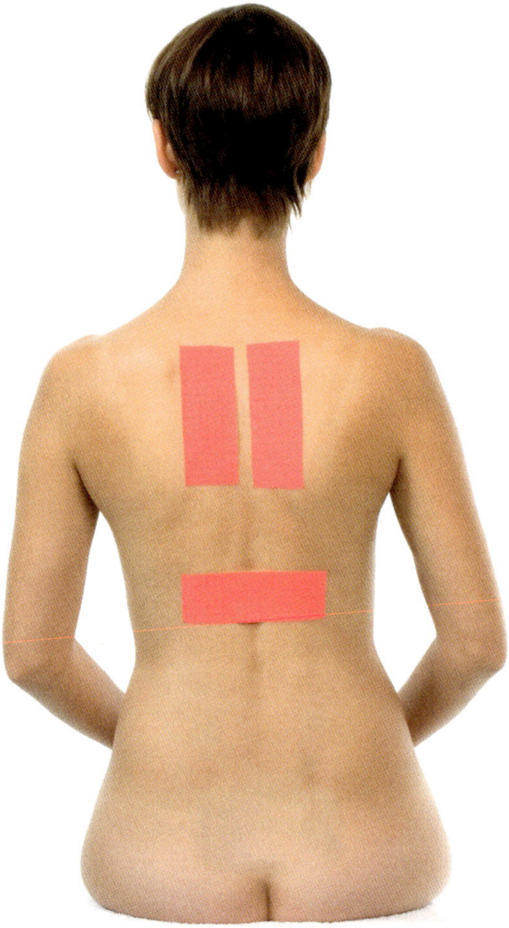

Tapingzonen

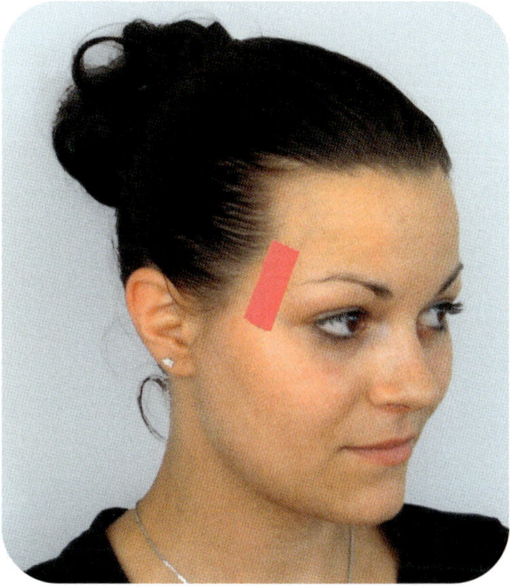
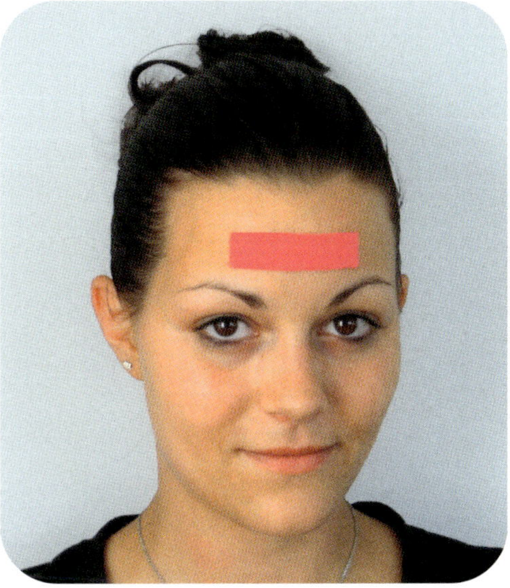

Tapingzonen

Affirmation

Der Tag ist abgeschlossen – er war gut –
ich darf, in einen tiefen, erholsamen Schlaf fallen.

Schlafunterbrechungen

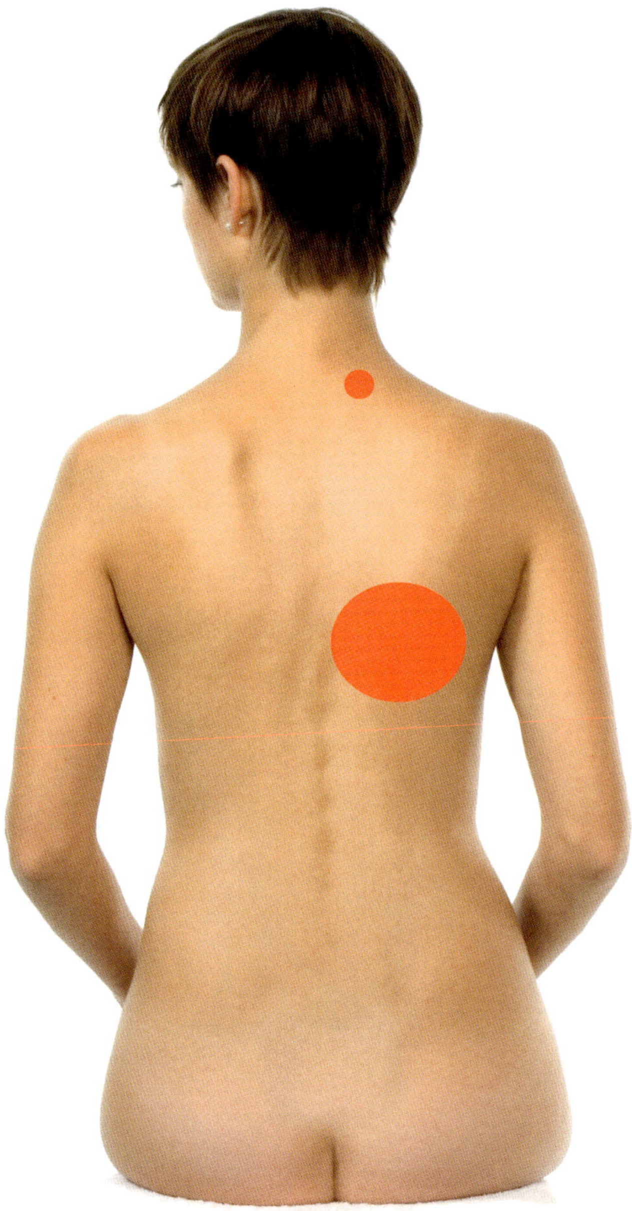

Verspannungszonen

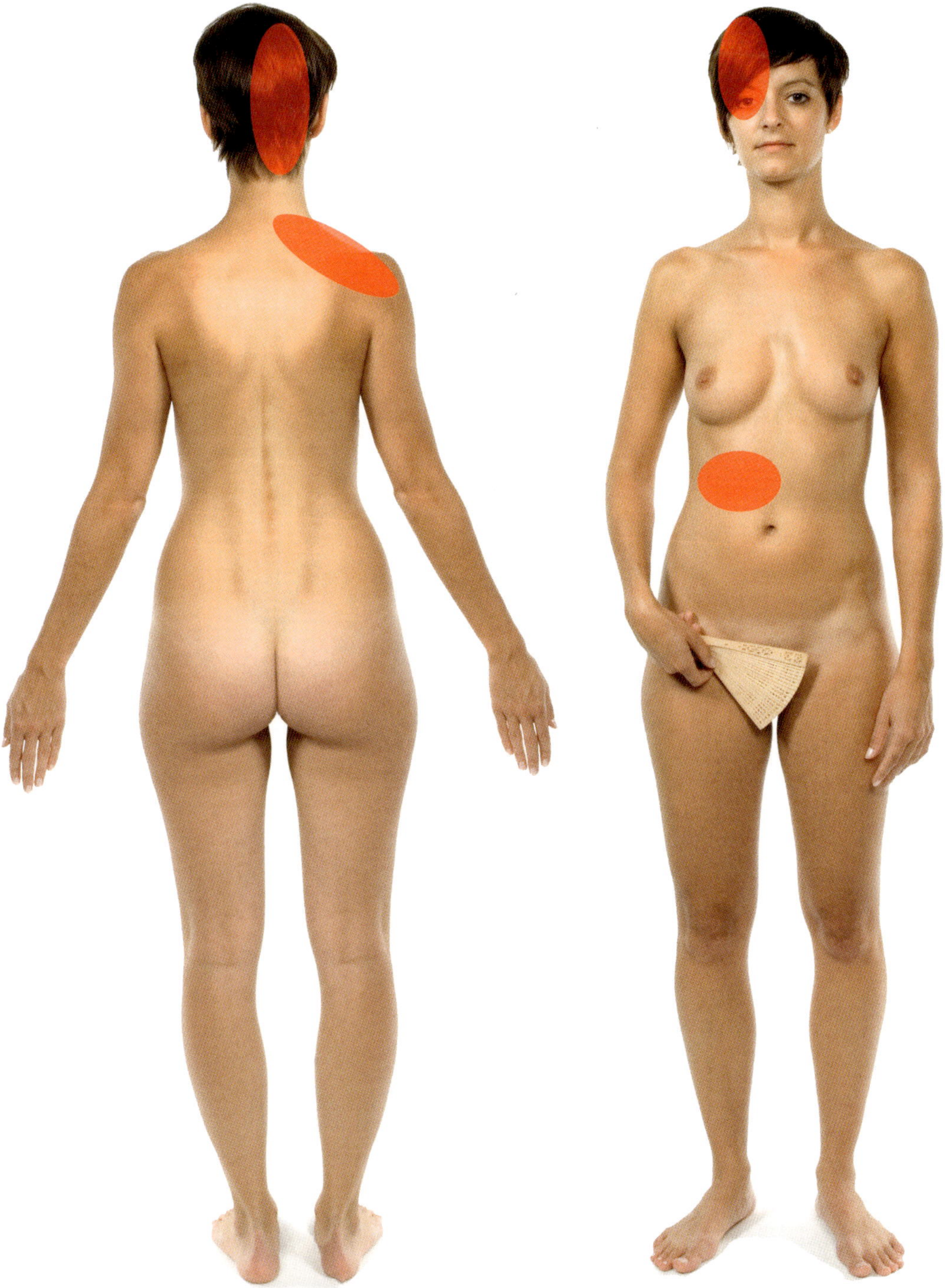

Projektionszonen

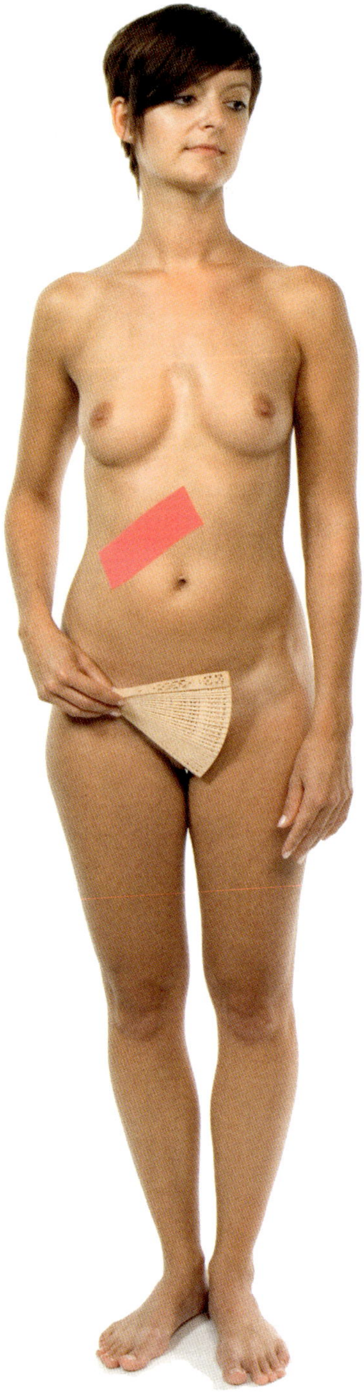

Tapingzonen

Tapingzonen

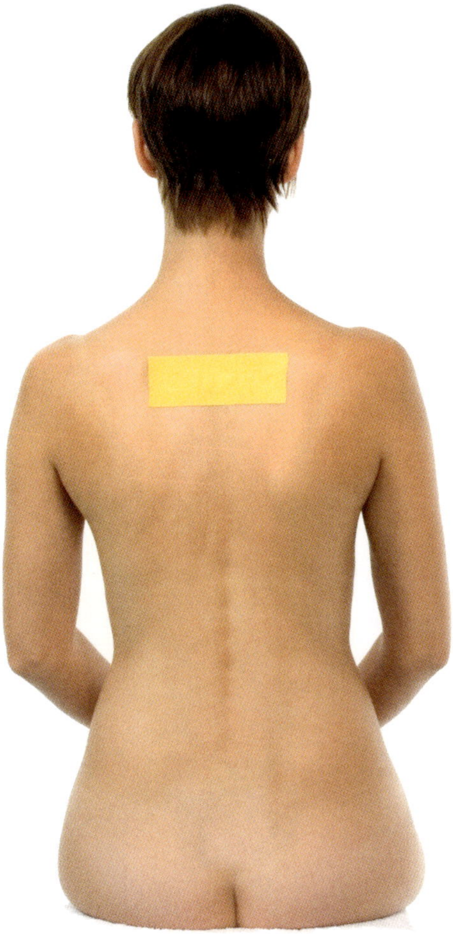

Affirmation

Ich entleere meine Blase und schlafe sofort weiter.

Zähneknirschen

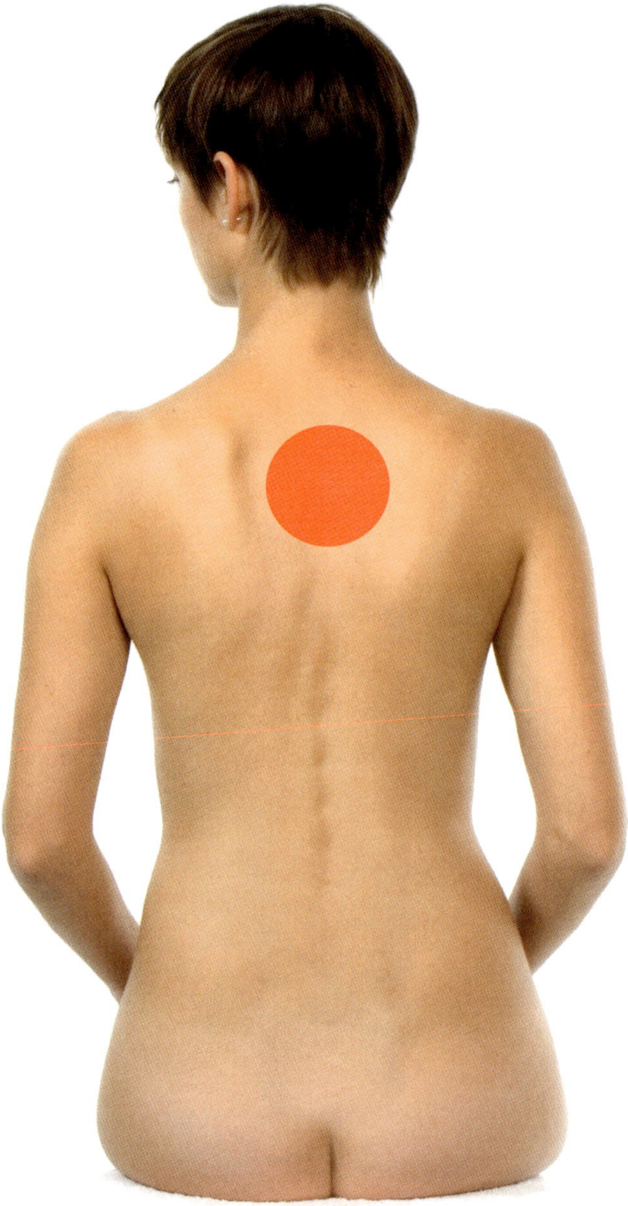

Verspannungszonen

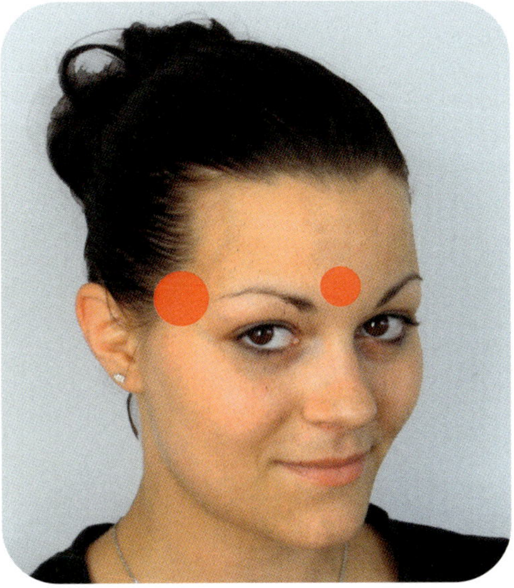

Projektionszonen

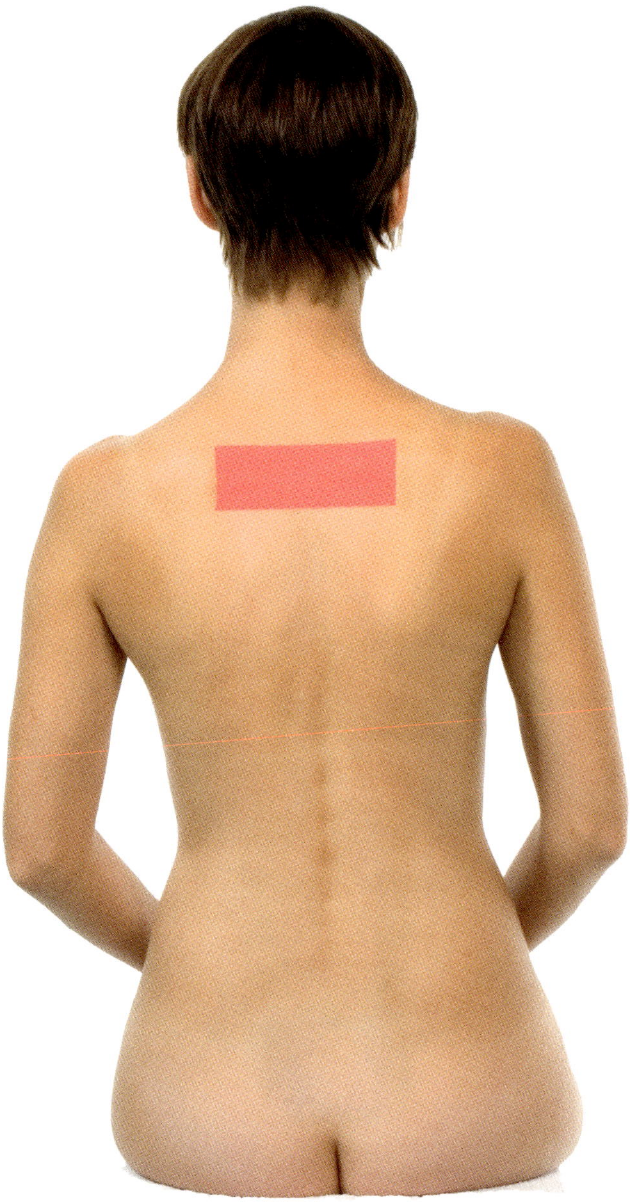

Tapingzonen

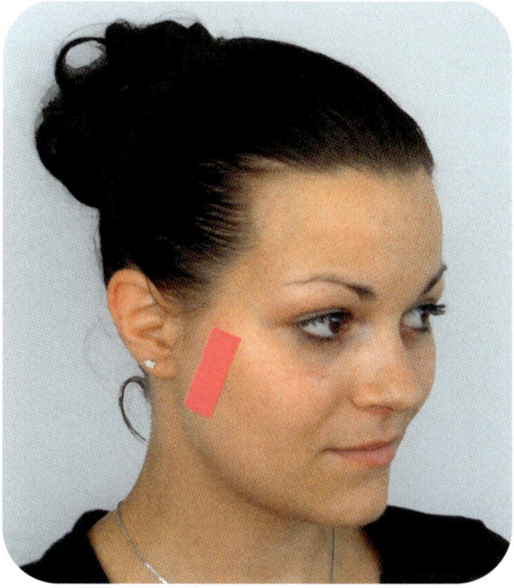

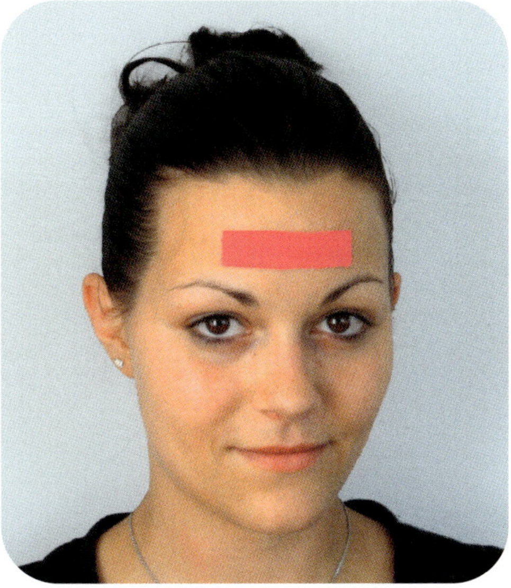

Tapingzonen

Affirmation

Nach diesem anstrengenden Tag gebe ich die Sorgen ab und entspanne mich.

Keine Lust auf die Lust

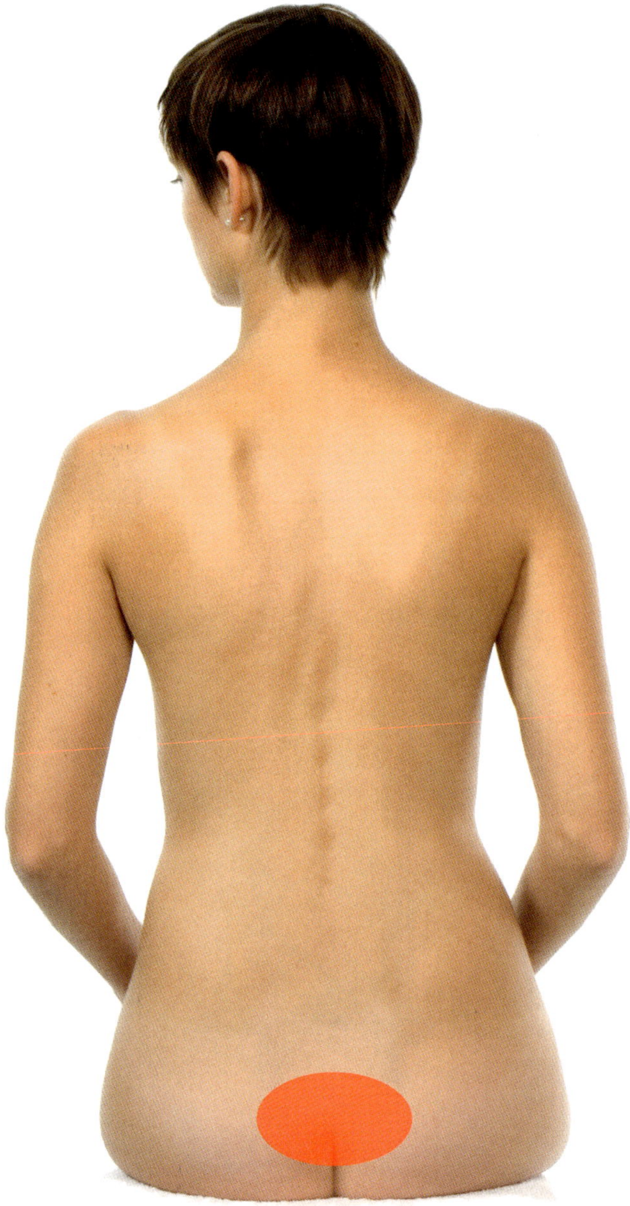

Verspannungszonen

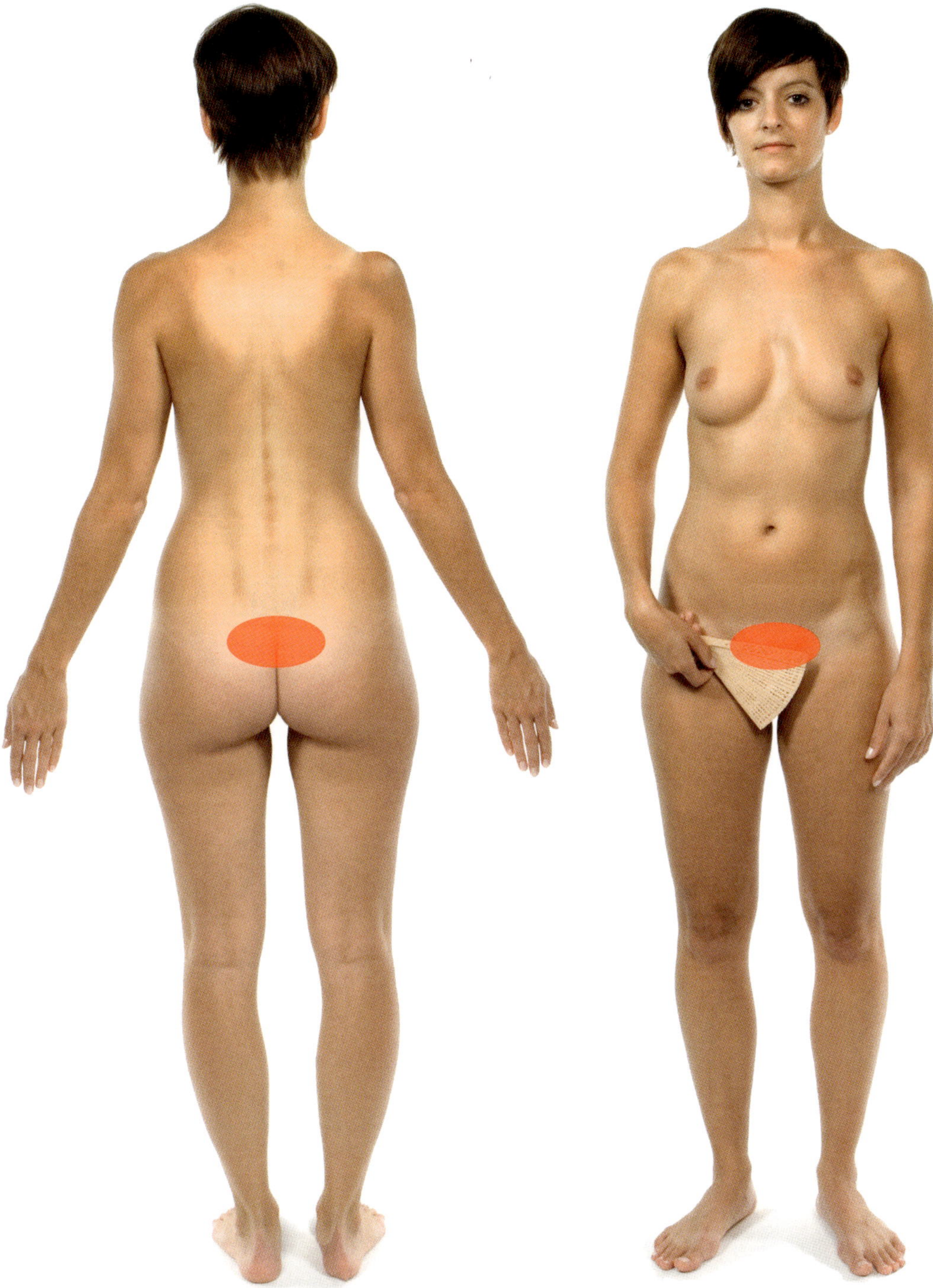

Projektionszonen

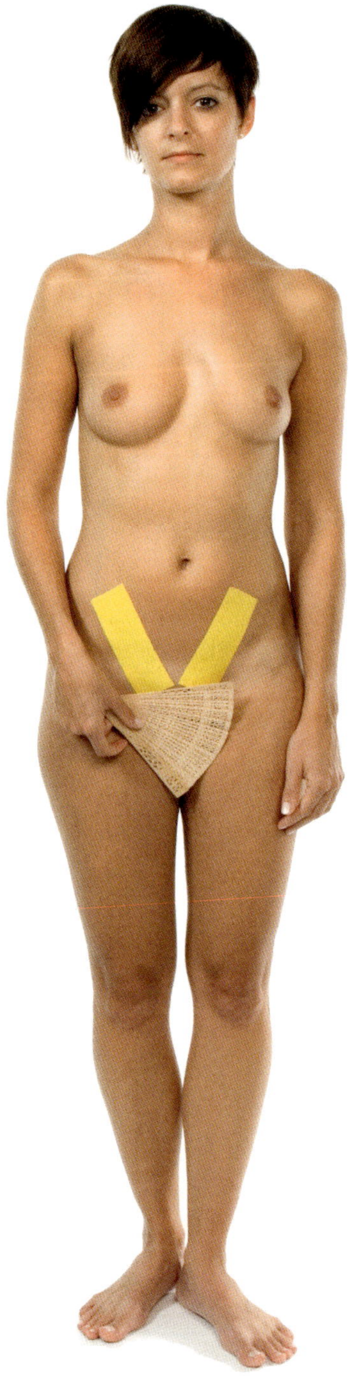

Tapingzonen

Tapingzonen

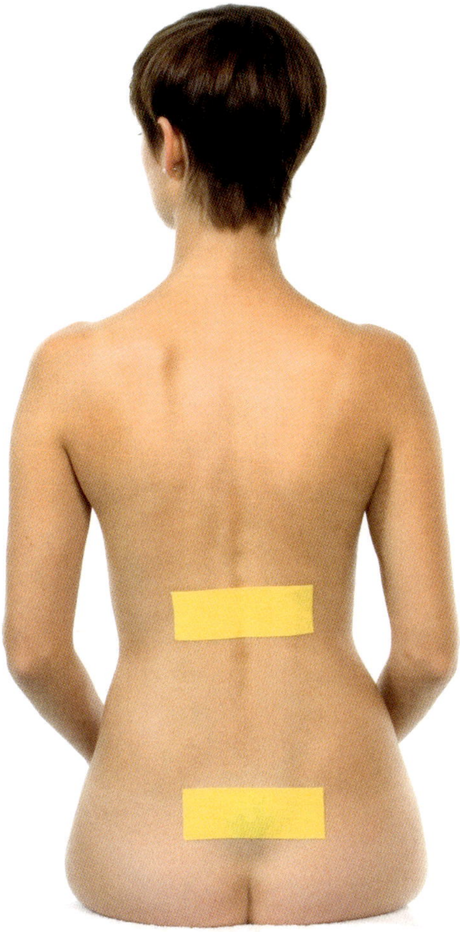

Affirmation

Ich spüre und genieße die Nähe meines Partners / meiner Partnerin.

7. Störungen der Organfunktionen

„Organtaping" zur Steigerung oder Normalisierung der Organfunktion ist ein neuer Therapieansatz für stressbetroffene Organe. Über die durchblutungssteigernde Wirkung der Tapes haben wir direkten Zugriff auf die Organsteuerung.

Kurzübersicht: Affirmationen bei Stresssymptomatik an Organen

Hypophyse

Affirmation: Ich spüre eine beruhigende Wärme im Zentrum meiner Stirn.

Herz

Affirmation: Ein warmes Licht durchdringt und befreit mein Herz – mein Brustkorb dehnt sich ungehindert aus – ich atme frei und leicht.

Nebennieren

Affirmation: Ich entlasse die Angst aus meinem Herzen zugunsten der Überzeugung, immer richtig zu entscheiden und zu handeln.

Eierstöcke und Hoden

Affirmation: Ich durchflute meinen Unterbauch und meine Organe mit einem Meer aus Wärme und Energie.

Schilddrüse

Affirmation: Ich löse den Druck in meinem Hals – ich atme und schlucke frei.

Reizdarm

Affirmation: Ich lasse die Spannung aus meinem Darm entweichen und stattdessen entspannende Wärme einfließen.

Reizmagen

Affirmation: Ich lasse das wunde Brennen in meinem Hals und tief im Brustkorb sowie den Druck im Oberbauch entweichen und wohltuende Wärme einströmen.

Reizblase

Affirmation: Ich löse mit einer Wolke wohltuender Wärme den ziehenden Drang in meinem Unterbauch auf.

„Reizleber"

Affirmation: Ich spüre, wie sich die Spannung im Nacken auflöst, wie ich ohne Beschwerden nach hinten blicken und wieder kristallklar denken kann.

Hypophyse

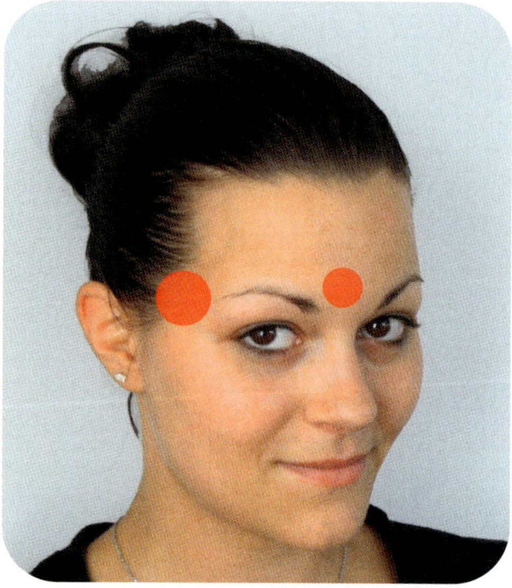

Verspannungszonen

Symptome bei verminderter Hypophysenfunktion:	Symptome bei gesteigerter Hypophysenfunktion:
Antriebsarmut	Angst
Appetitlosigkeit	Blässe
Burn-out-Syndrom	Frieren
Depression	Herzjagen
Durst	Herzstolpern
Leistungsabfall	Schwitzen
Müdigkeit	Unruhe
Niedriger Blutdruck	
Schwäche	
Schwindel	

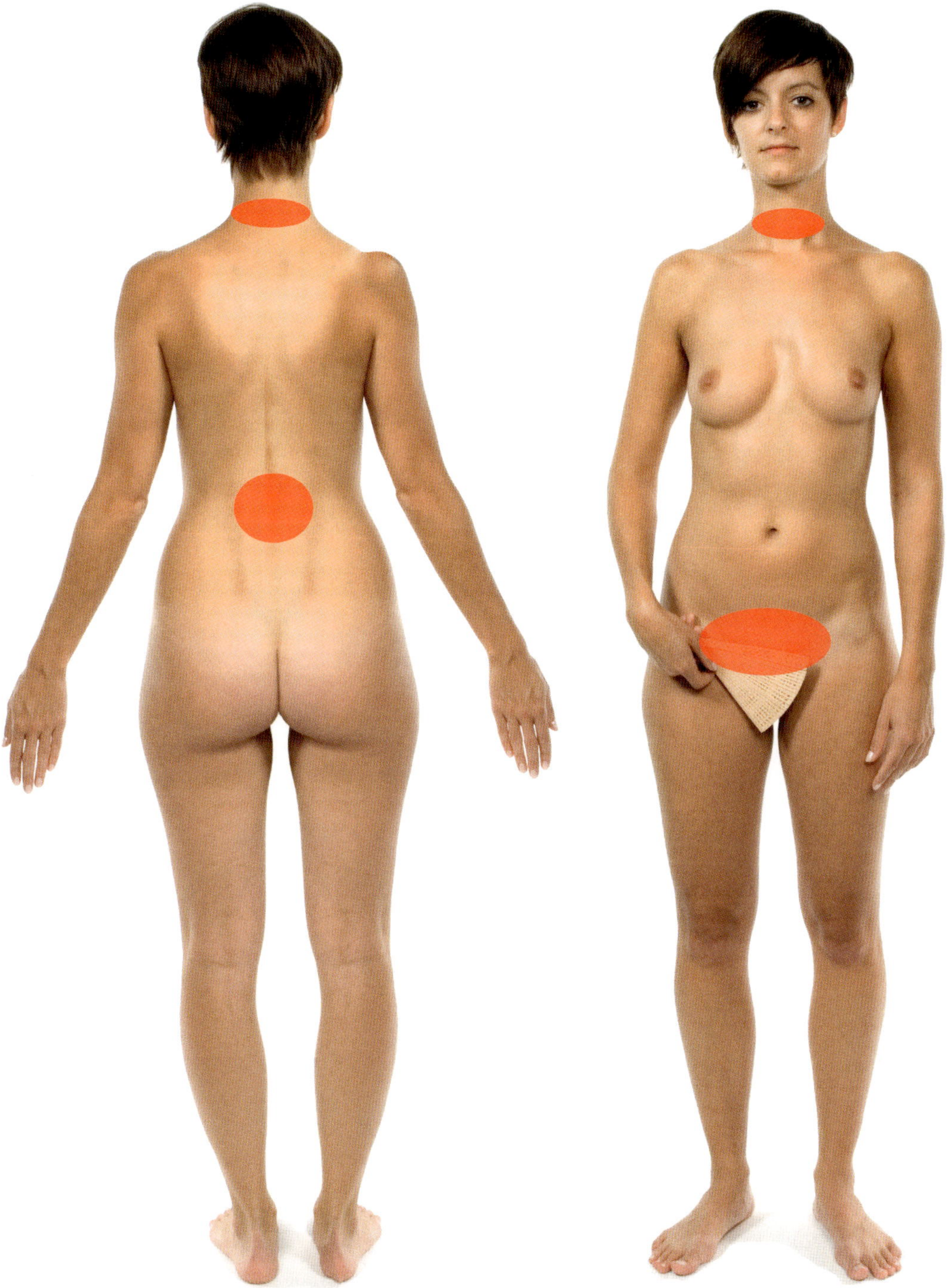

Projektionszonen

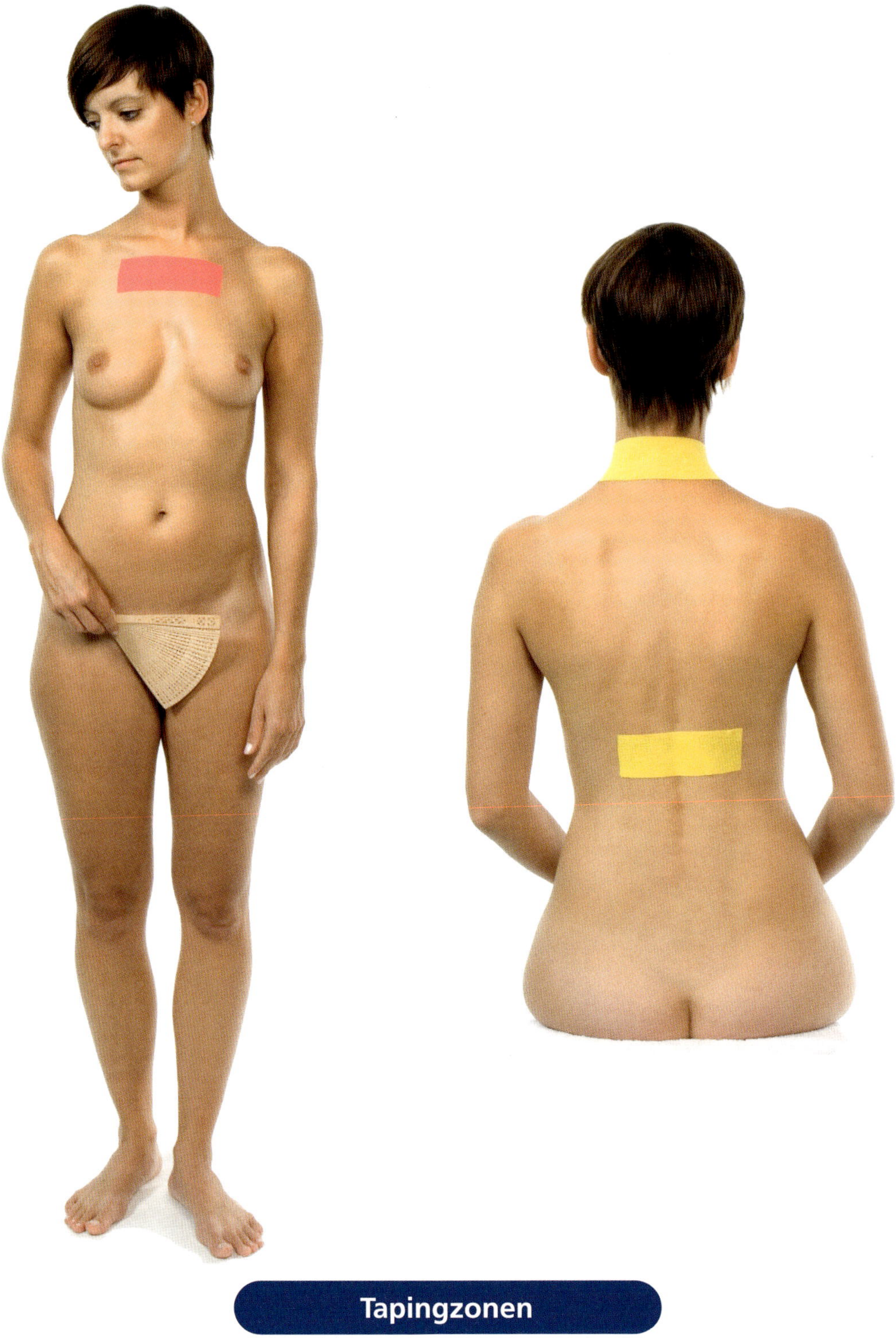

Tapingzonen

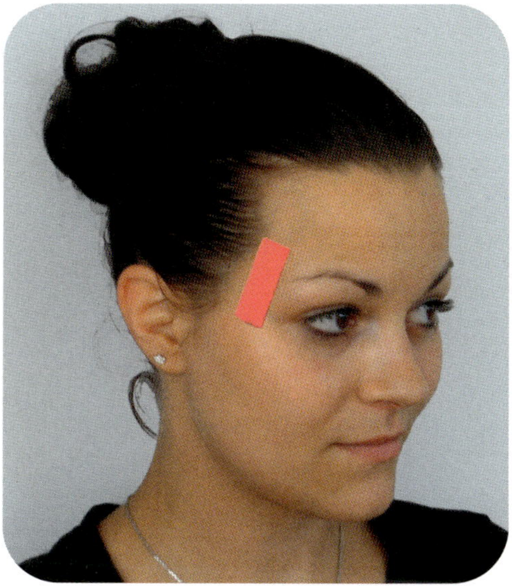

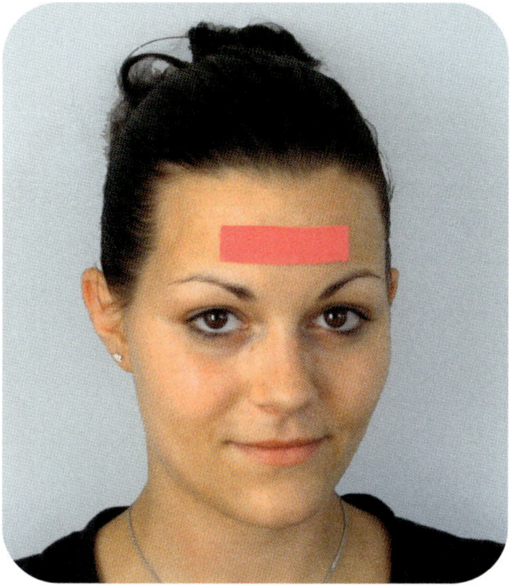

Tapingzonen

Affirmation

Ich spüre eine beruhigende Wärme
im Zentrum meiner Stirn.

Herz

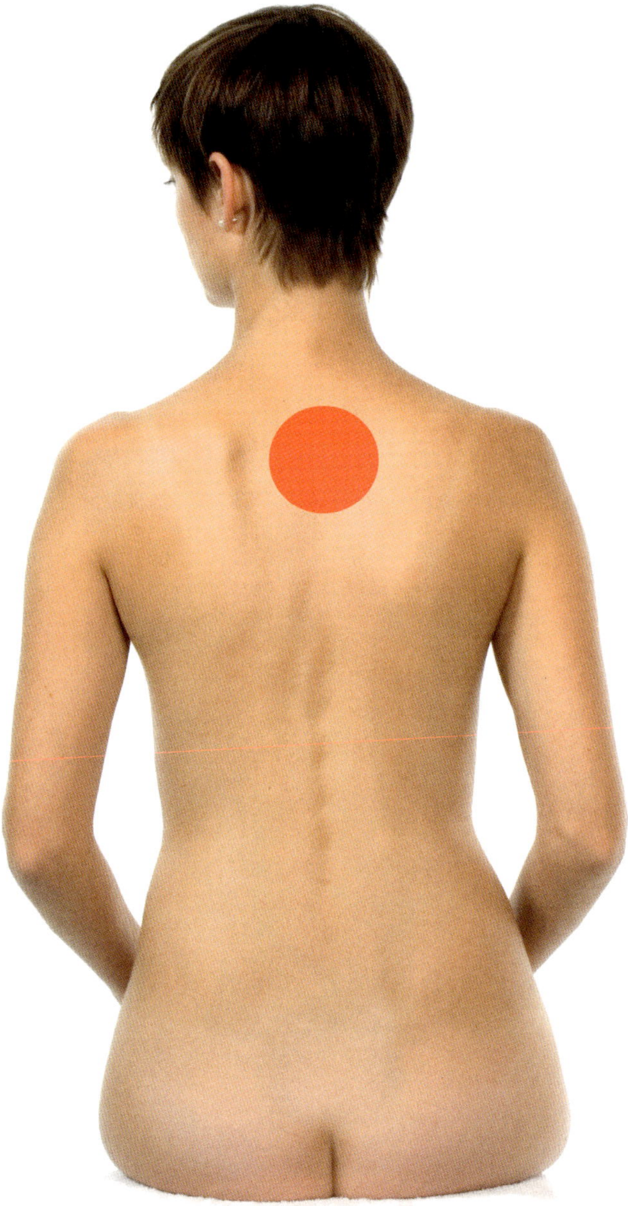

Verspannungszonen

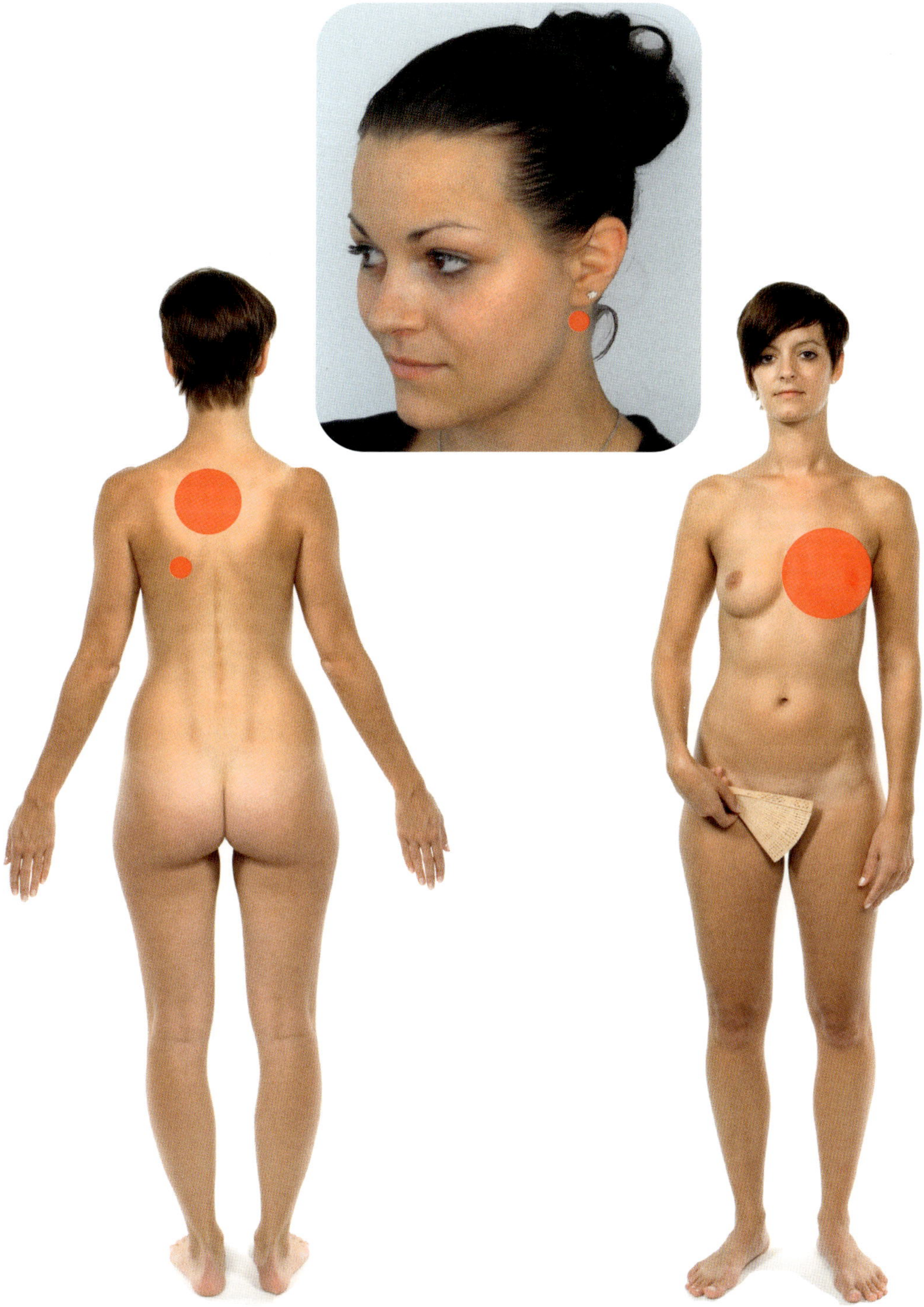

Projektionszonen

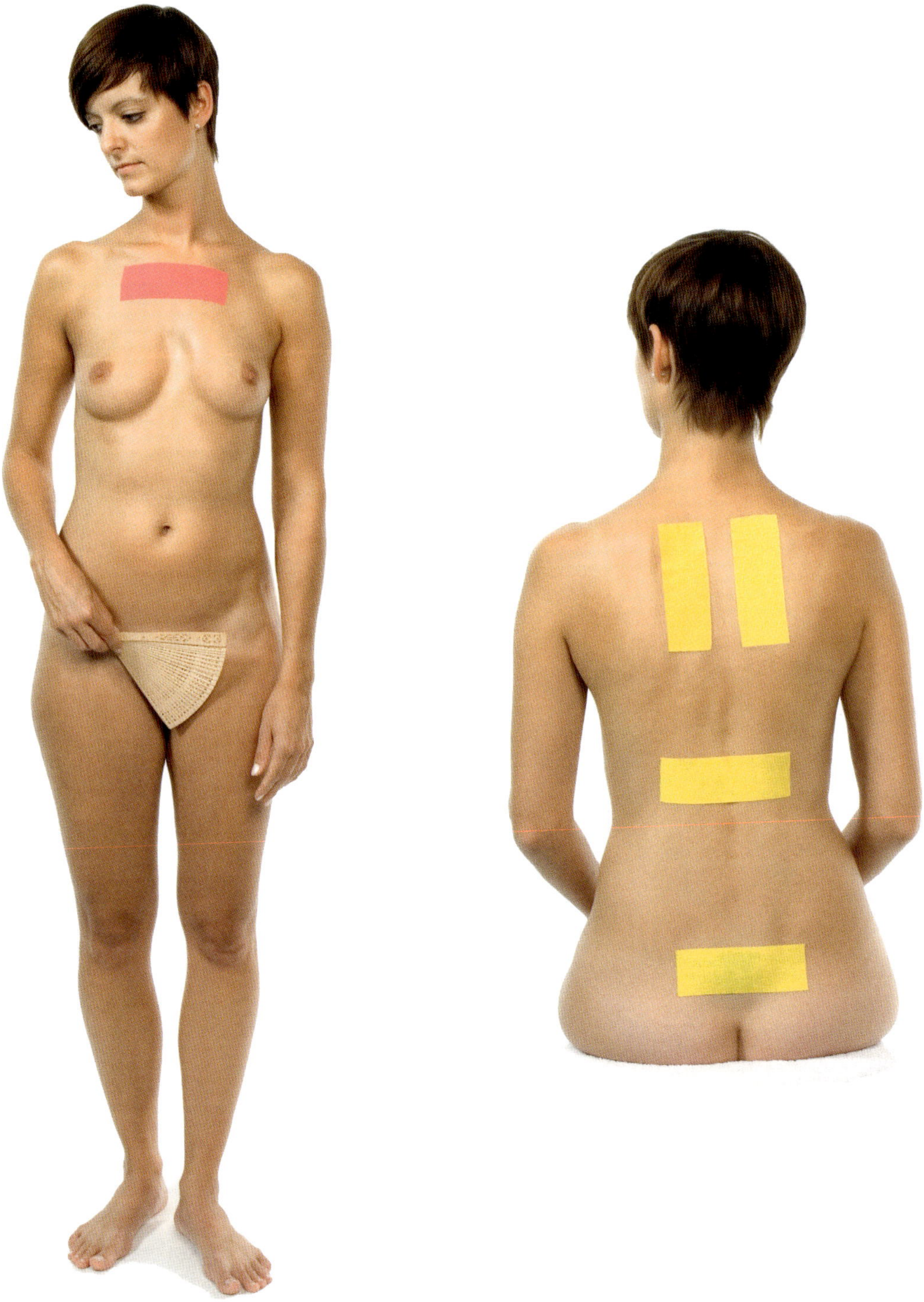

Tapingzonen

Zeichen einer Verminderung der Herzfunktion
Beschwerden im Bereich des 7. Halswirbels und des 3. bis 6. Brustwirbels
Druckschmerzen vor dem Herzen und zwischen den Schulterblättern
Engegefühl im Brustkorb
Gefühl, ein zu enges T-Shirt zu tragen
Geistige Unruhe
Gemütsstörungen
Harndrang
Herzjagen
Konzentrationsstörungen
Neigung zu abendlichem Herzklopfen
Schlafstörungen
Schmerzen, die in den linken Kieferwinkel ausstrahlen (Dringend einen Arzt aufsuchen!)
Schmerzen, die in die Kleinfingerseite des linken Arms ausstrahlen
Spannungsgefühl im Unterbauch
Störung des Langzeitgedächtnisses

Affirmation

Ein warmes Licht durchdringt und befreit mein Herz –
mein Brustkorb dehnt sich ungehindert aus –
ich atme frei und leicht.

Nebennieren

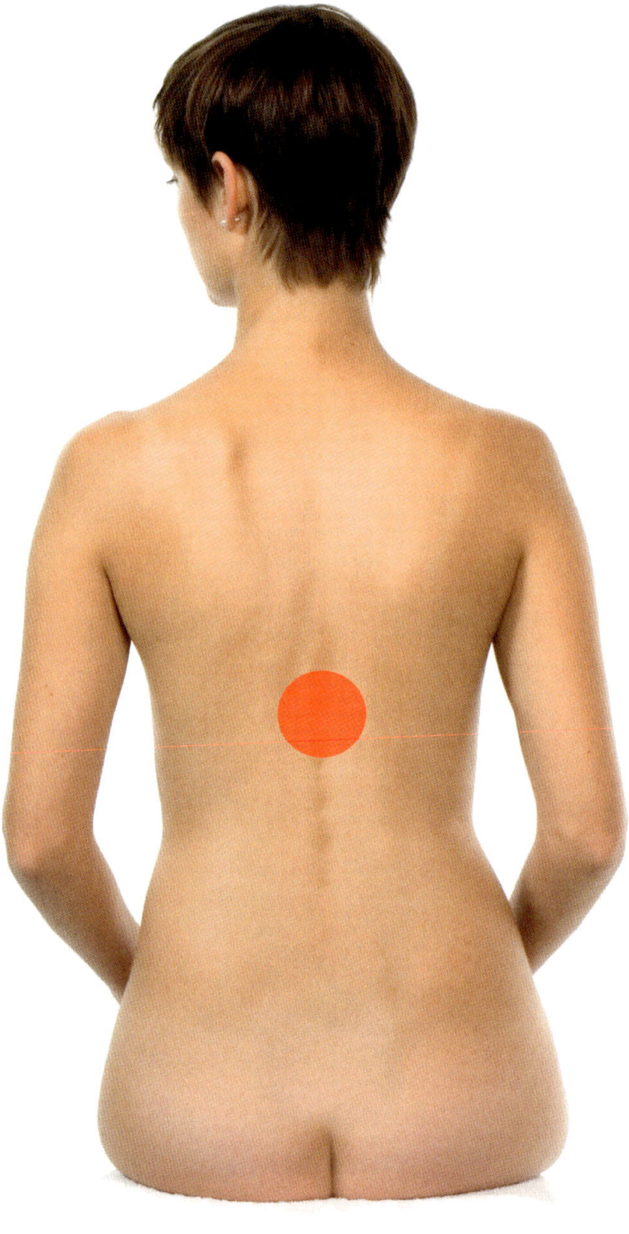

Verspannungszonen

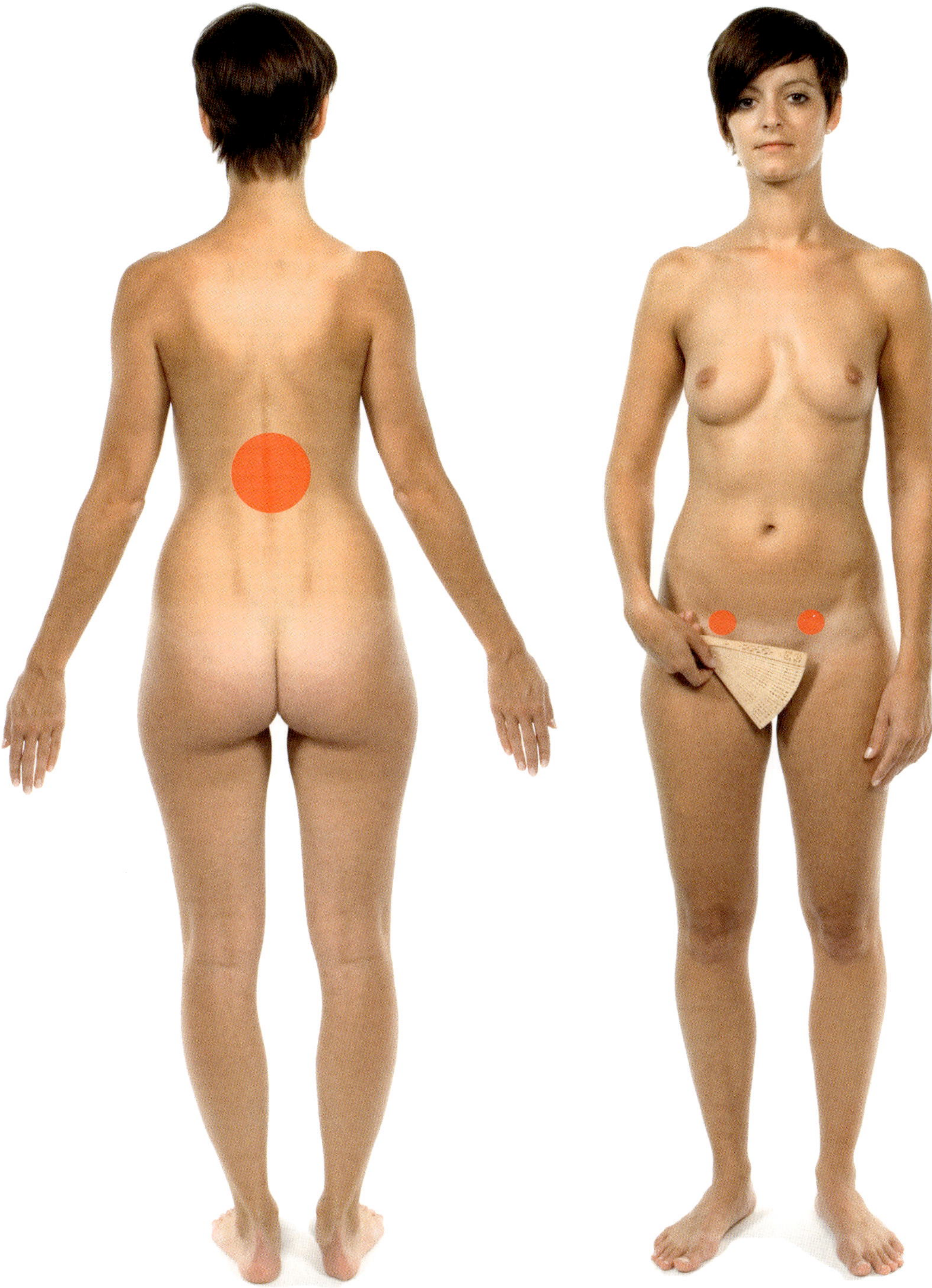

Projektionszonen

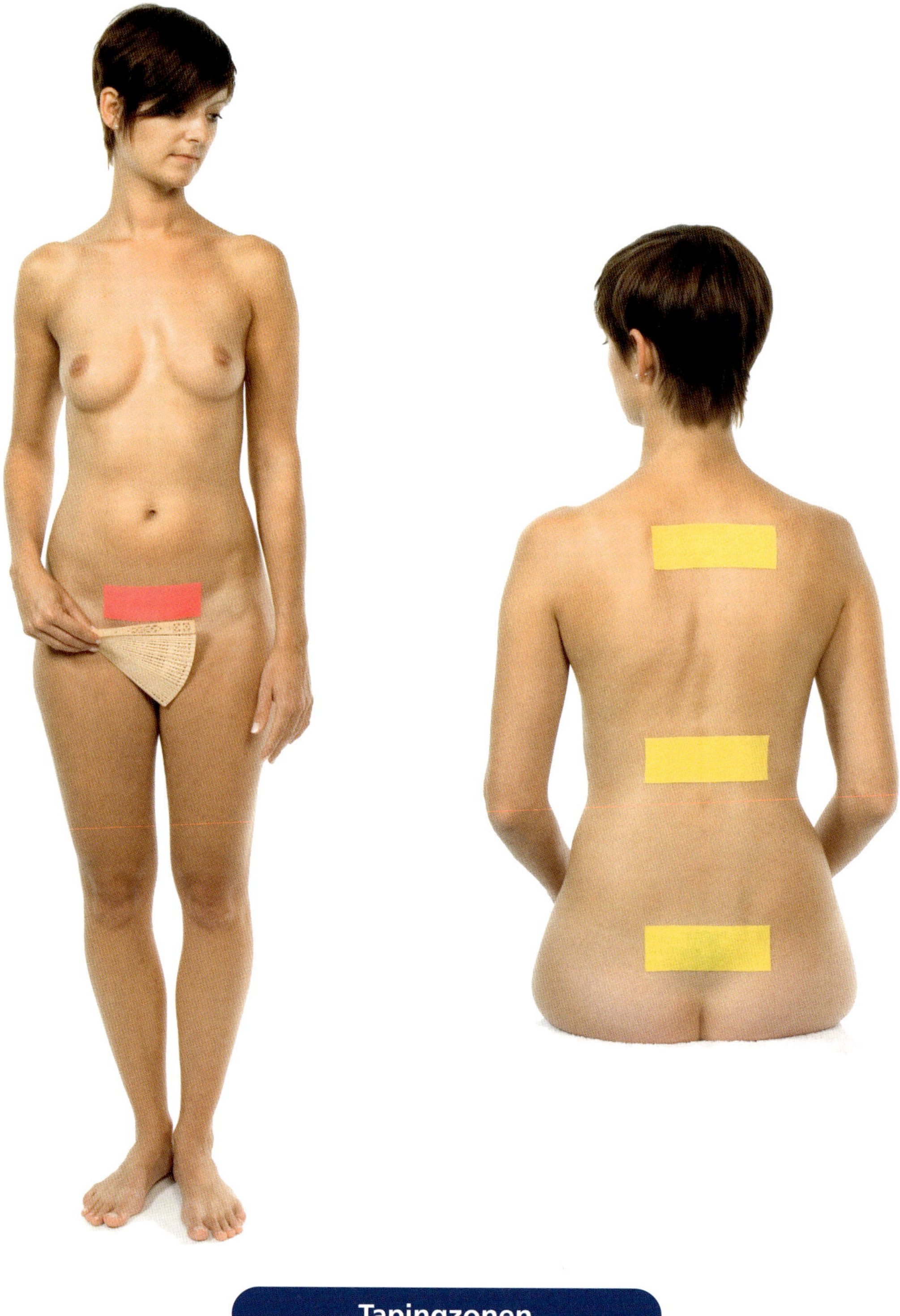

Tapingzonen

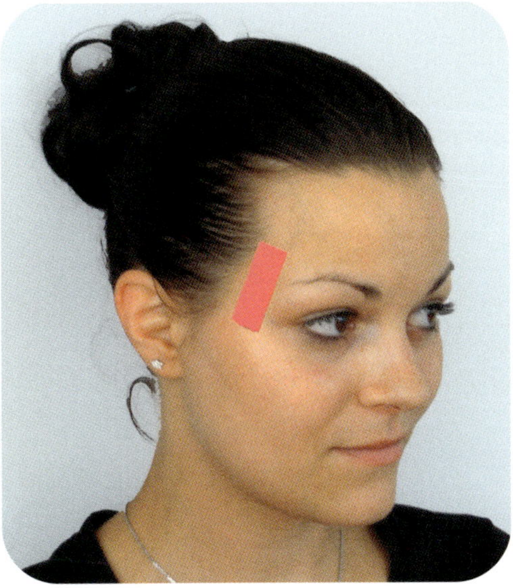

Tapingzonen

Zeichen einer Funktionsstörung im Bereich der Nebennieren, Schilddrüsen und Keimdrüsen
Herzjagen
Neigung zu Depression
Prämenstruelles Syndrom
Schläfenkopfschmerzen
Schmerzen oberhalb der Leiste
Verspannung im Bereich des 11. Brustwirbelsegments bis zum 1. Lendenwirbelsegment und im Bereich des 3. bis 4. Brustwirbelsegments
Verspannungen zwischen den Schulterblättern, die in Achsel, Brust und Brustdrüse ausstrahlen

Affirmation

Ich entlasse die Angst aus meinem Herzen zugunsten der Überzeugung, immer richtig zu entscheiden und zu handeln.

Eierstöcke und Hoden

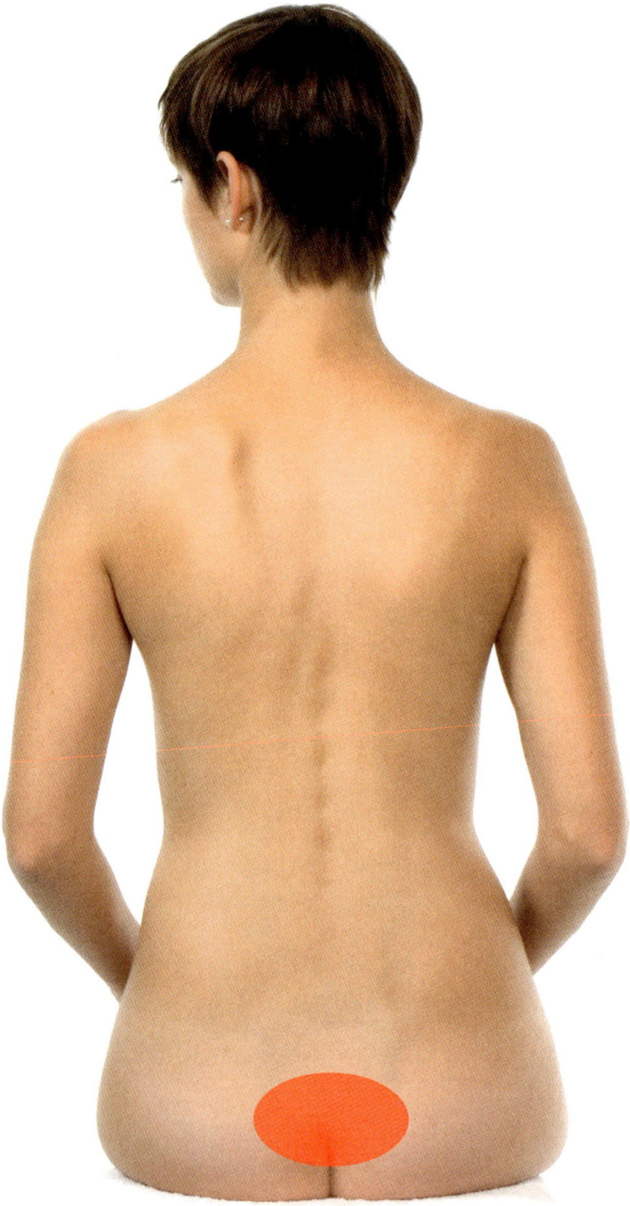

Verspannungszonen

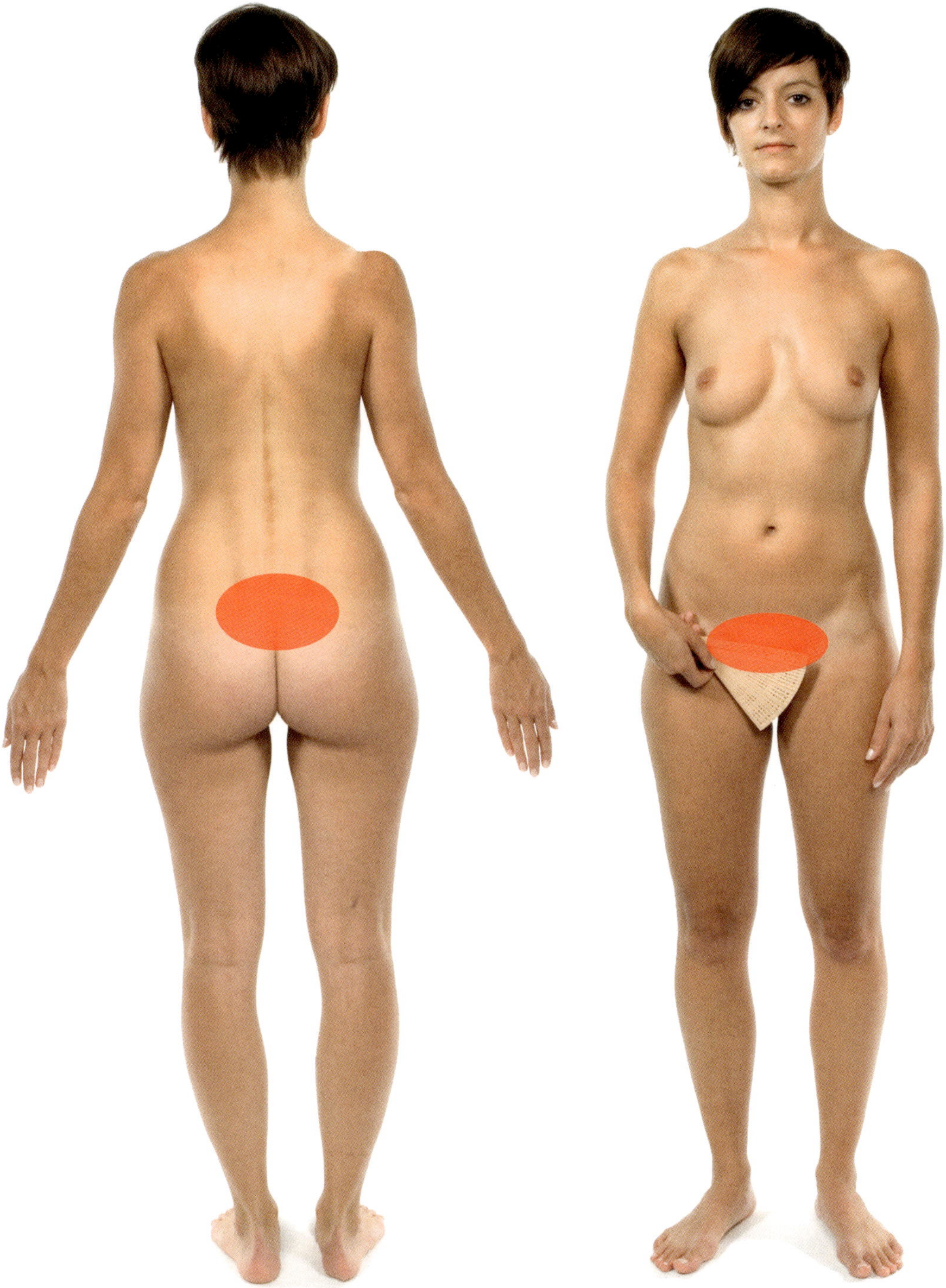

Projektionszonen

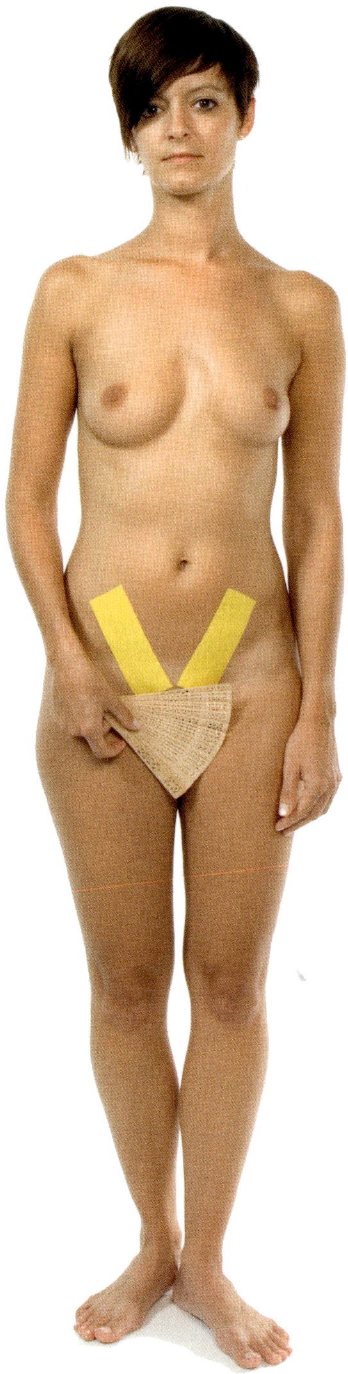

Tapingzonen

Tapingzonen

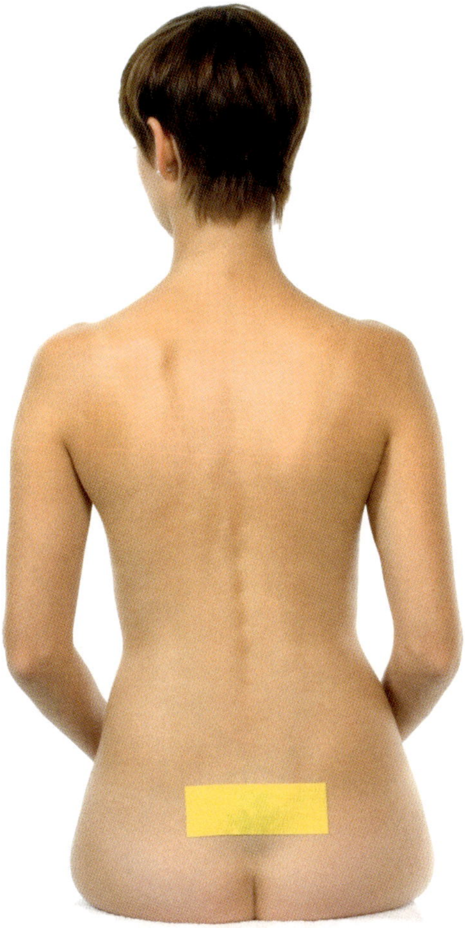

Affirmation

Ich durchflute meinen Unterbauch und meine Organe mit einem Meer aus Wärme und Energie.

Schilddrüse

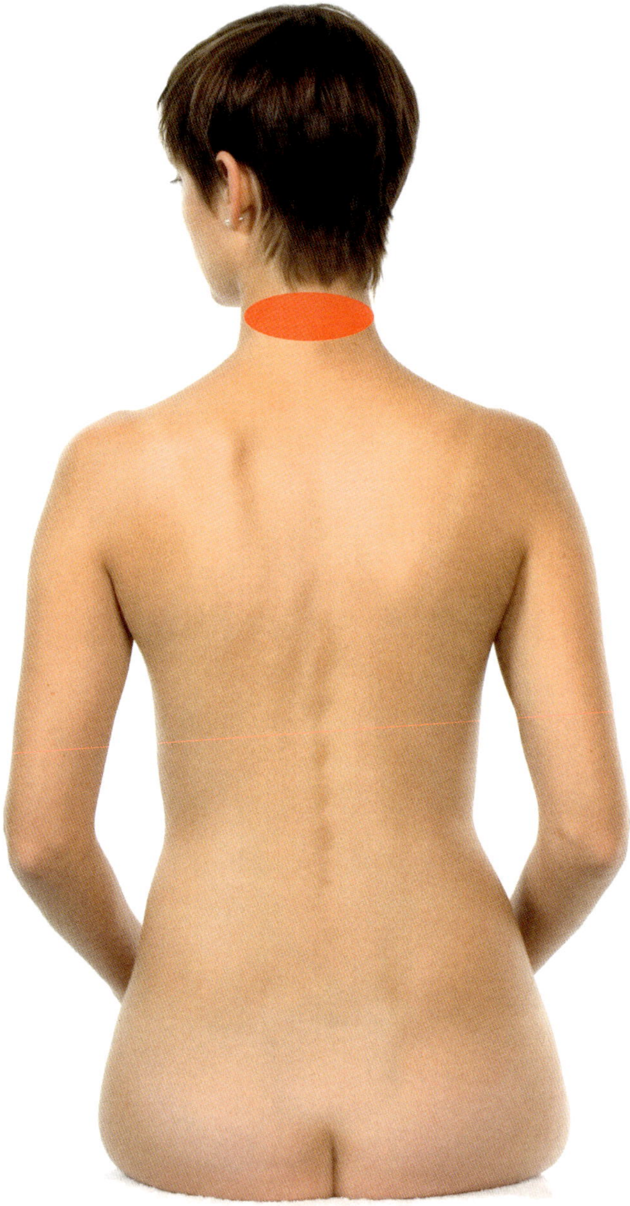

Verspannungszonen

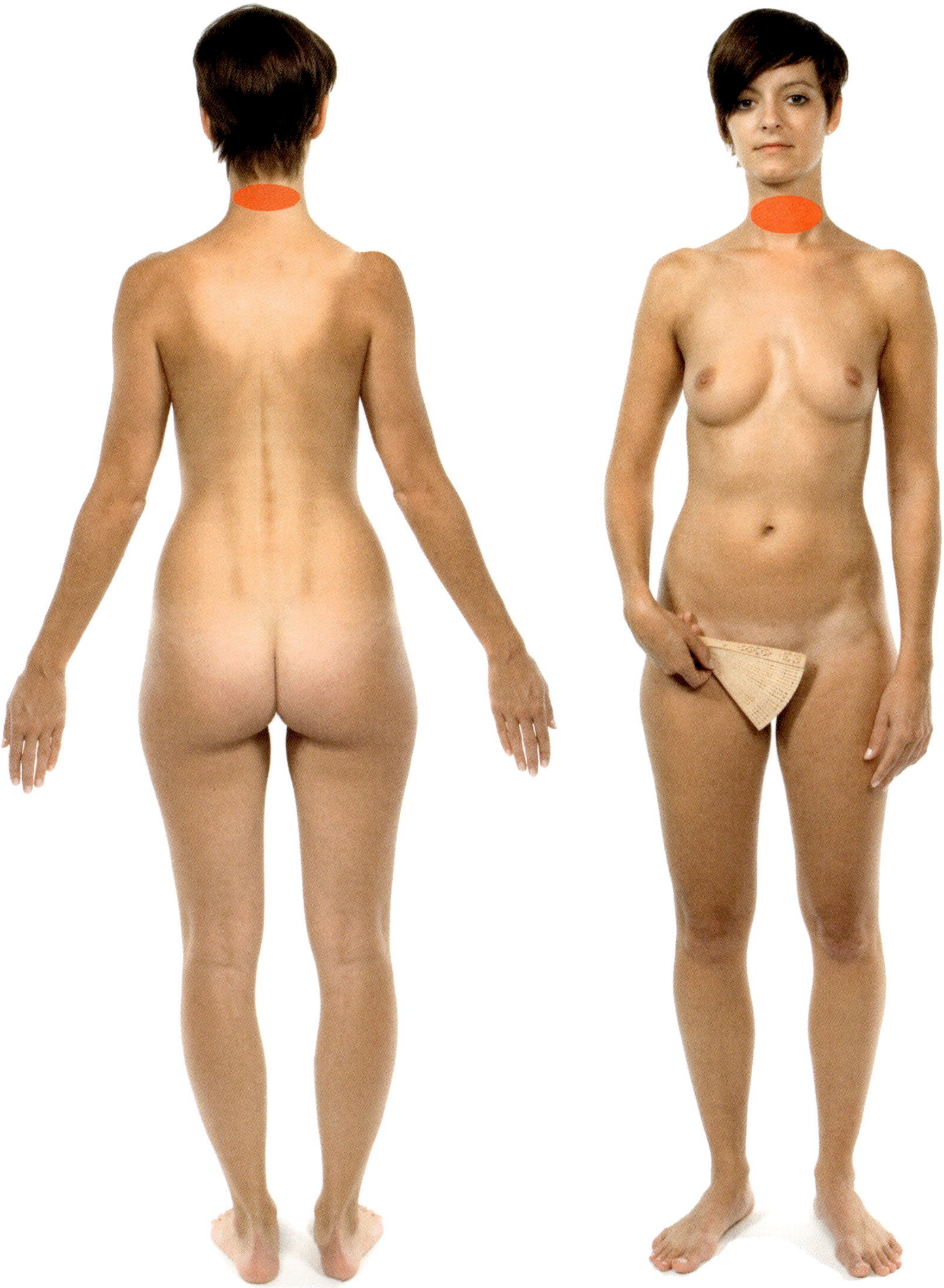

Projektionszonen

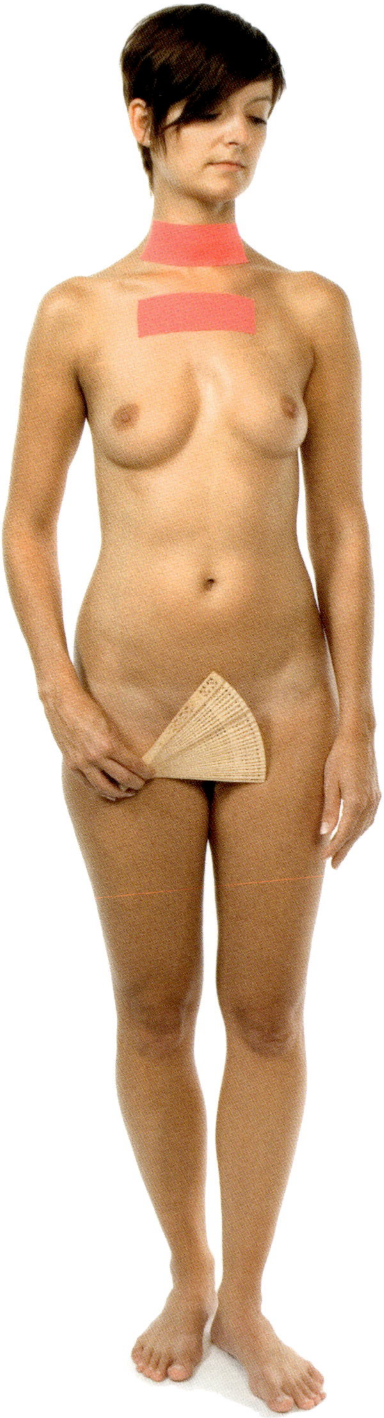

Tapingzonen

Tapingzonen

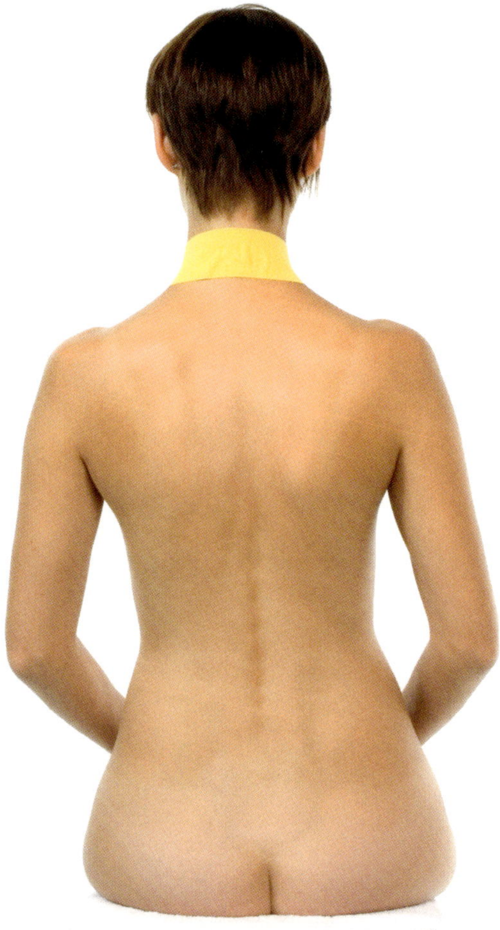

Affirmation

Ich löse den Druck in meinem Hals,
ich atme und schlucke frei.

Zeichen einer beginnenden Schilddrüsenunterfunktion
Blutarmut
Blutdruck niedrig
Cholesterinspiegel erhöht
Darmverstopfung
Gewichtszunahme ohne Änderung der Ernährungsgewohnheiten
Haarausfall
Haare glanzlos und struppig
Haut kühl und trocken
Haut trocken, rau und verdickt
Herzfrequenz verlangsamt
Schilddrüse vergrößert
Starke Abneigung gegen Kälte
Unfähigkeit zu schwitzen
Zyklusstörungen

Zeichen einer beginnenden Schilddrüsenüberfunktion
Aggressivität
Bluthochdruck
Durchfall
Engegefühl in der Herzgegend
Fingernägel und Haare brüchig
Gewichtsverlust trotz starken Hungergefühls
Haarausfall
Haut feuchtwarm und samtartig
Herzrhythmusstörungen
Körpertemperatur erhöht
Muskelkrämpfe und Zittern
Nervöses Schwitzen
Nervosität
Puls erhöht
Schlafstörungen
Stimmungsschwankungen
Überempfindlichkeit gegen Wärme
Zyklusstörungen

Reizdarm

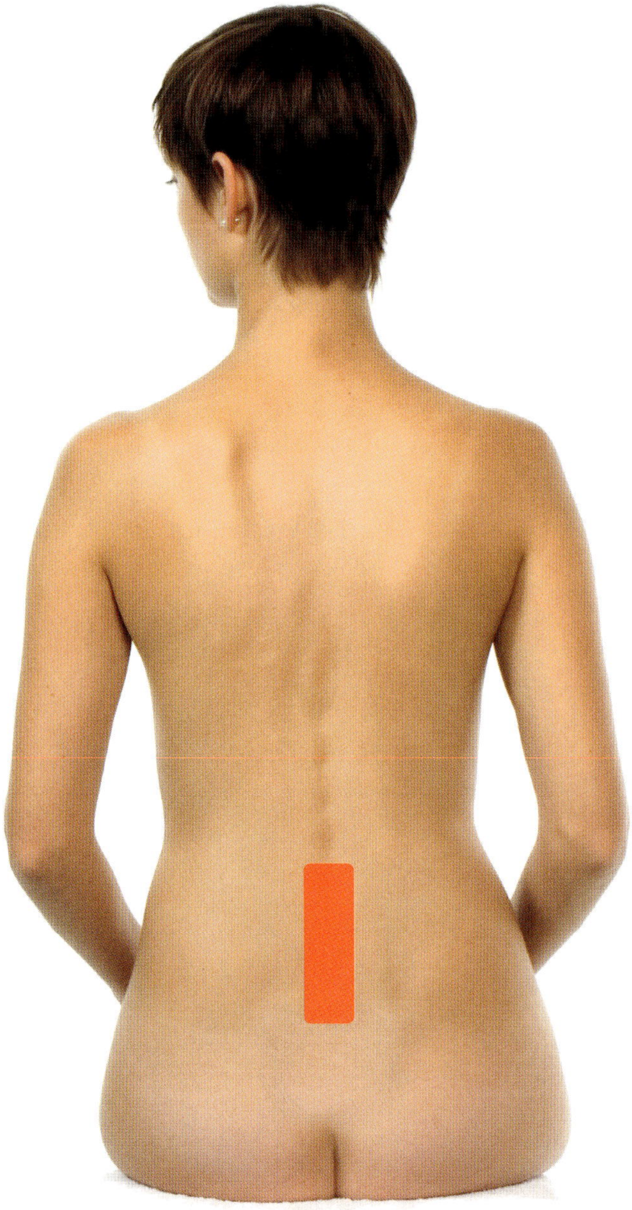

Verspannungszonen

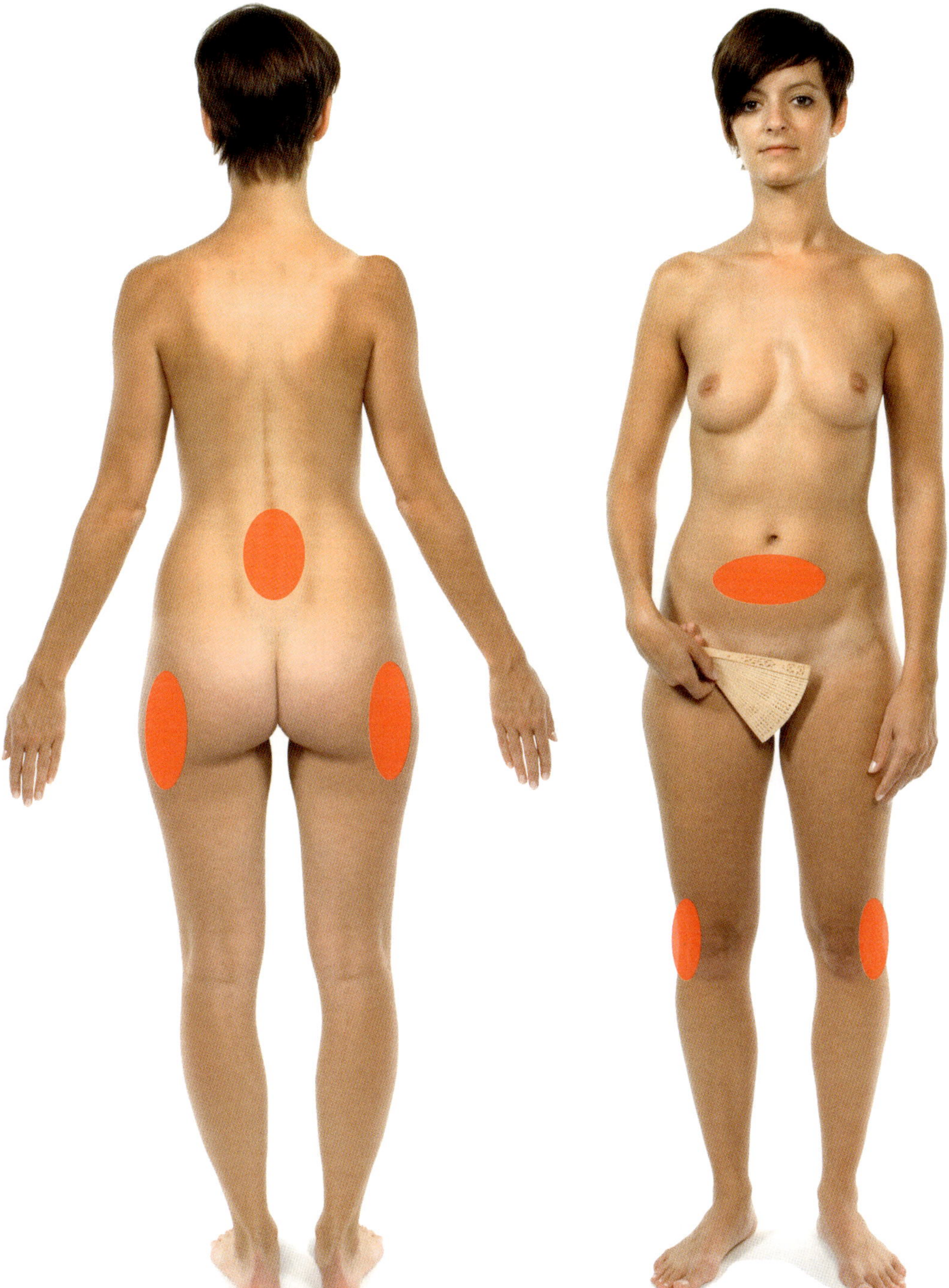

Projektionszonen

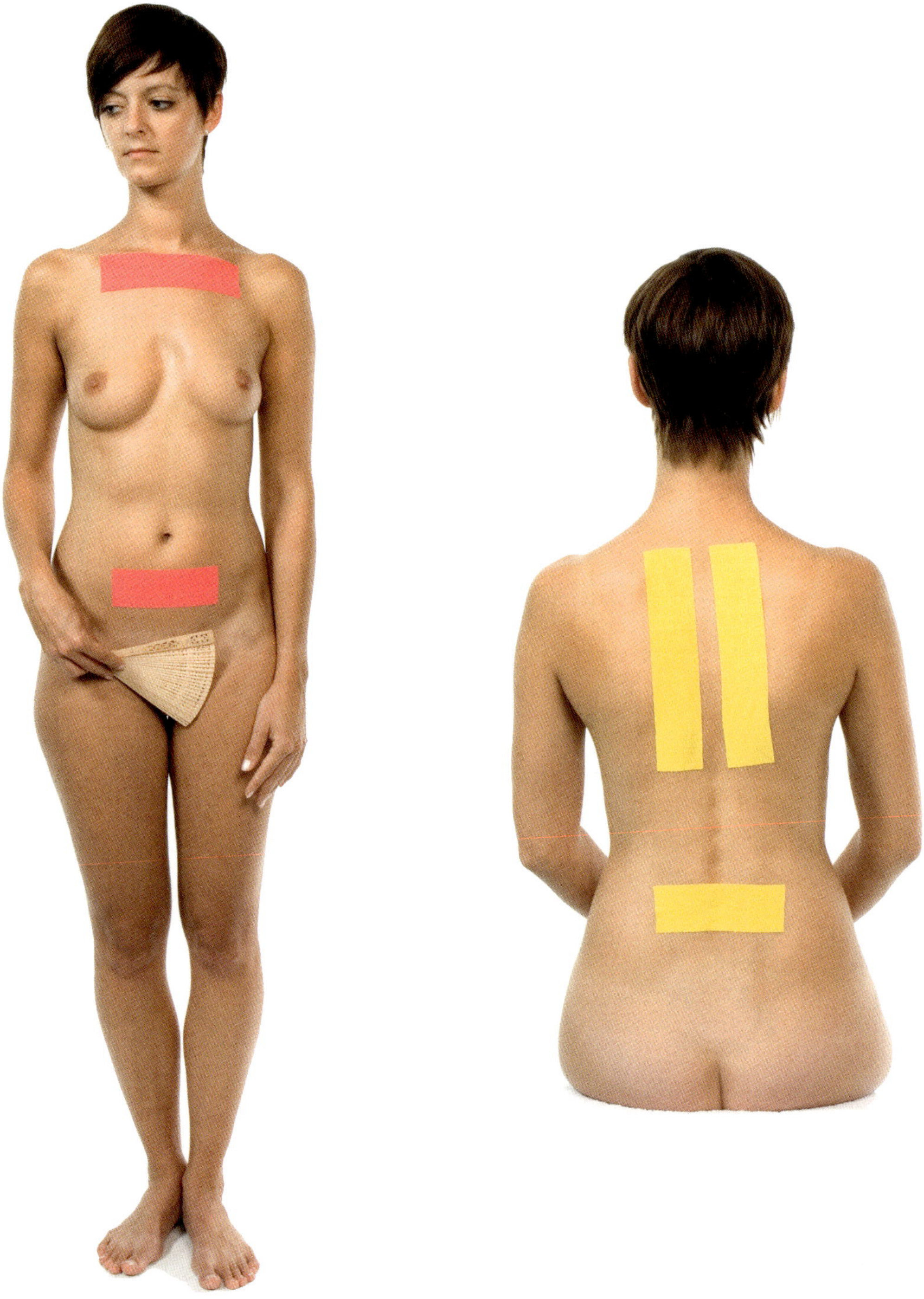

Tapingzonen

Zeichen einer Funktionsstörung im Bereich Darm
Autismus
Blähbauch
Darmkrämpfe
Durchfälle
Hohe Aggressionsrate
Immunschwäche
Kloßgefühl im Hals
Krampfhusten
Neigung zu Allergien
Neigung zu Depressionen und Gedanken an Selbsttötung
Neigung zu Hautausschlägen
Neigung zur Selbstzerstörung
Schizoides Verhalten
Stuhl mit Schleimauflagerungen oder Blut
Trockene, schrundige, dicke, schlecht heilende Haut

Affirmation

Ich lasse die Spannung aus meinem Darm entweichen und an ihrer Stelle entspannende Wärme einfließen.

Reizmagen

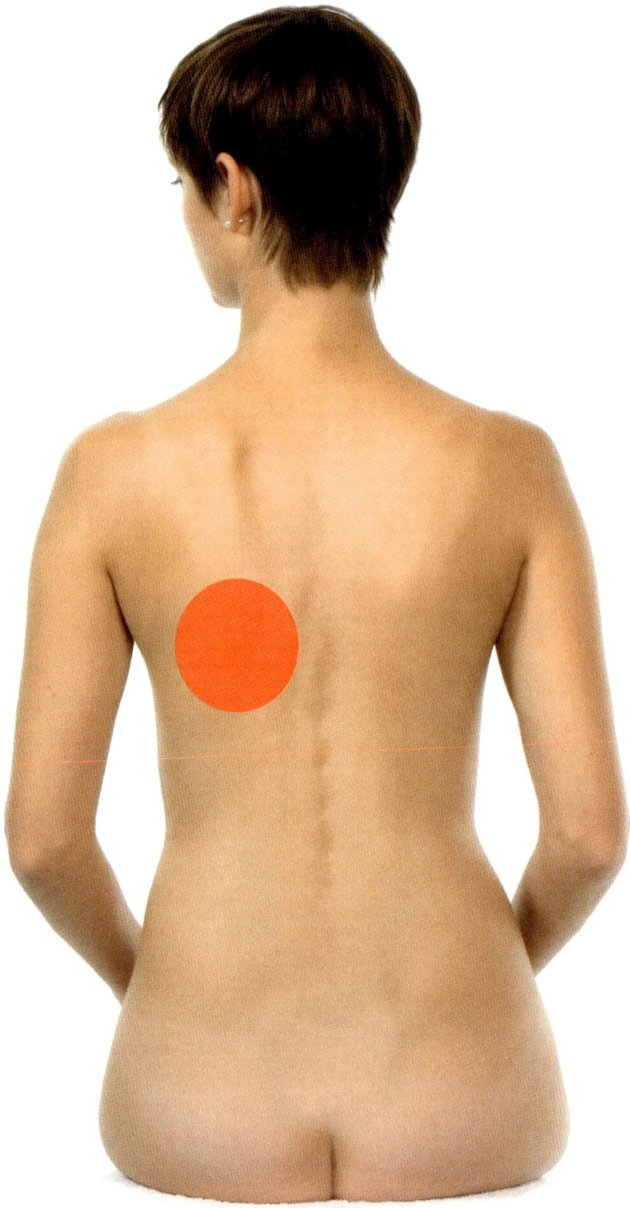

Verspannungszonen

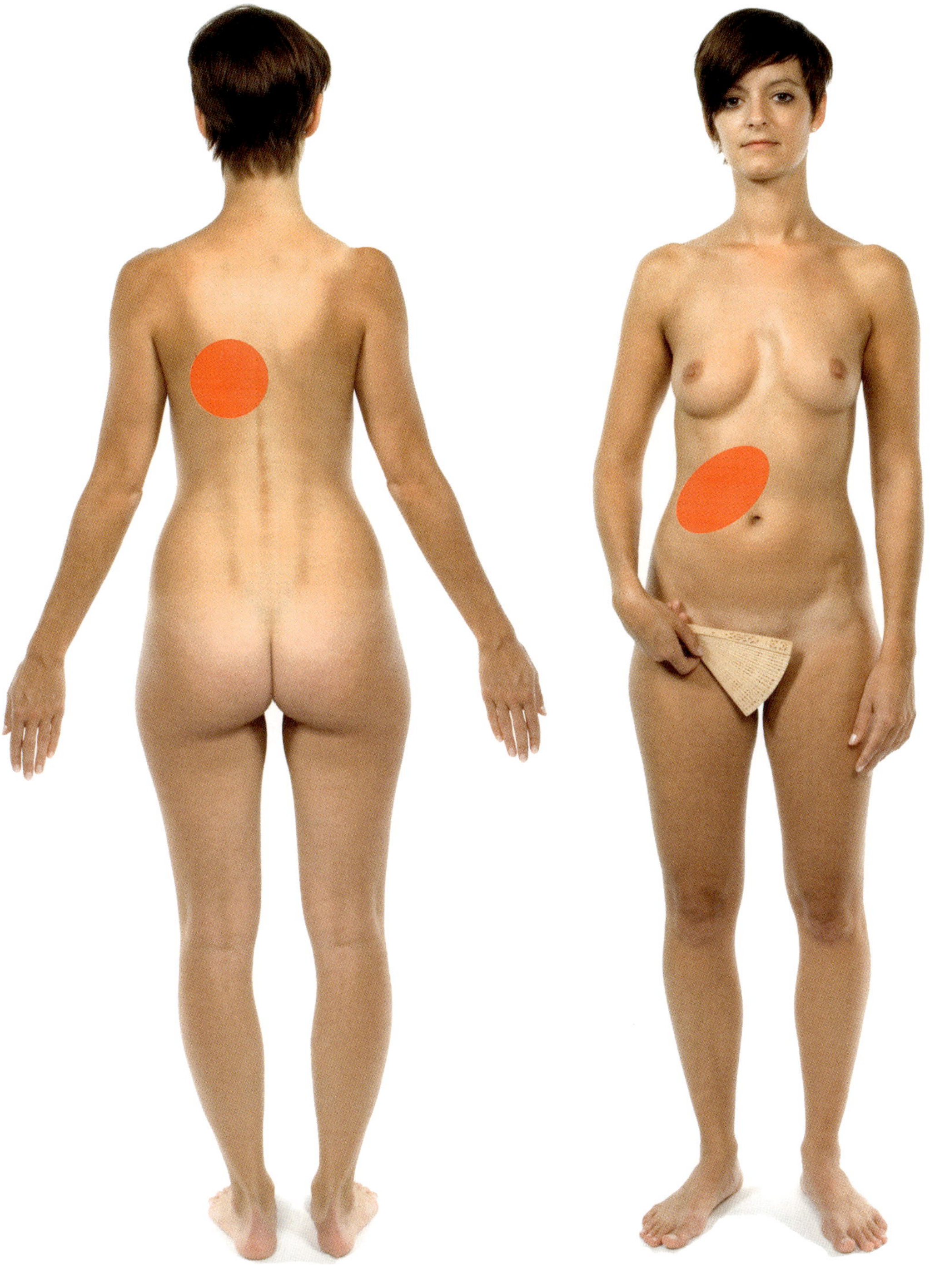

Projektionszonen

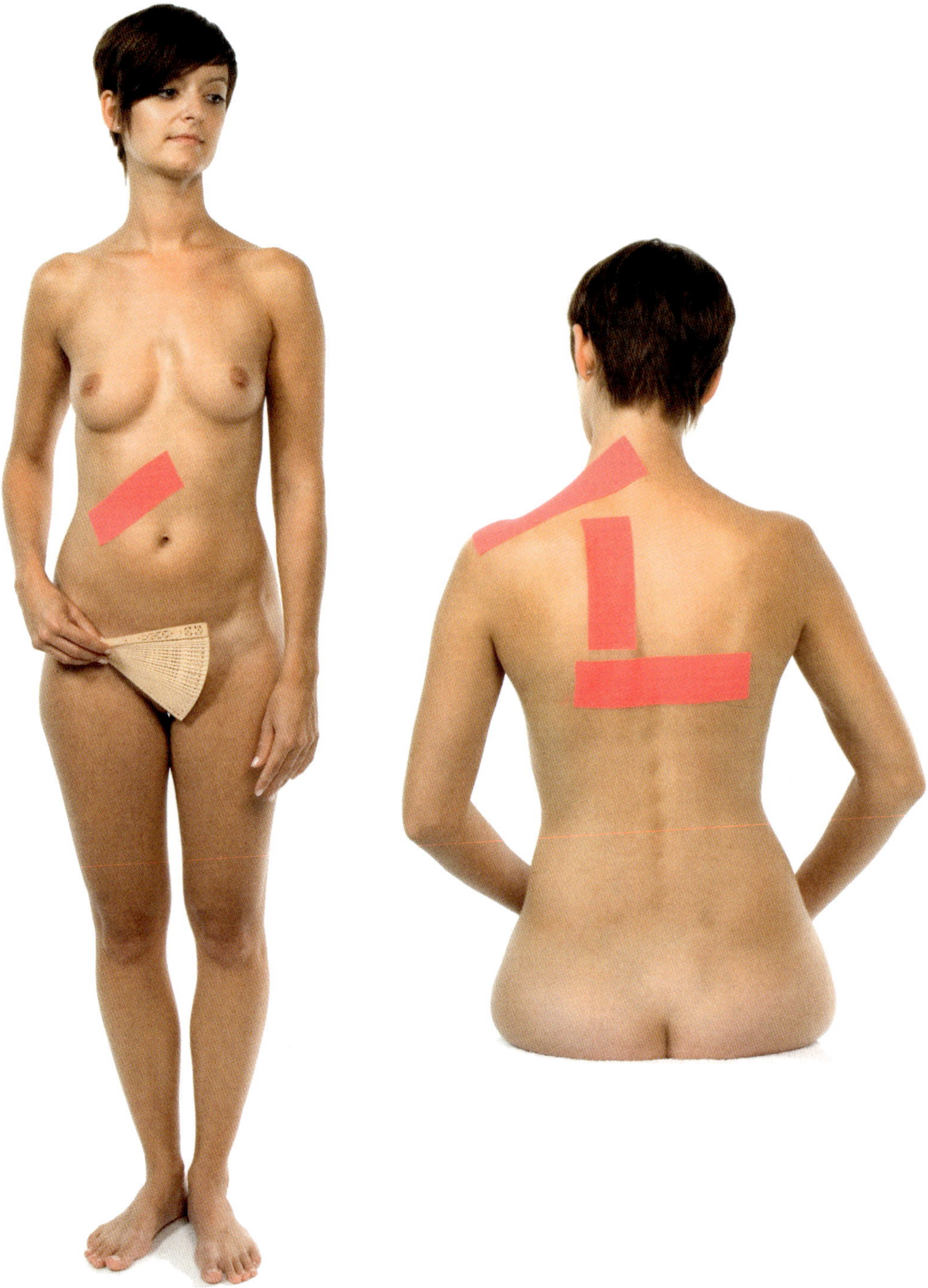

Tapingzonen

Zeichen einer Funktionsstörung im Bereich Magen
Appetitlosigkeit
Depression und Gereiztheit
Energiemangel
Kältegefühl
Kraftlosigkeit
Magendruck
Müdigkeit am Morgen
Mundgeruch
Saures Aufstoßen
Schluckauf
Schulterschmerzen links
Schwäche
Sodbrennen
Spannungsgefühl im Oberbauch
Völlegefühl

Affirmation

Ich lasse das wunde Brennen in meinem Hals und tief im Magen sowie den Druck im Oberbauch entweichen und wohltuende Wärme einströmen.

Reizblase

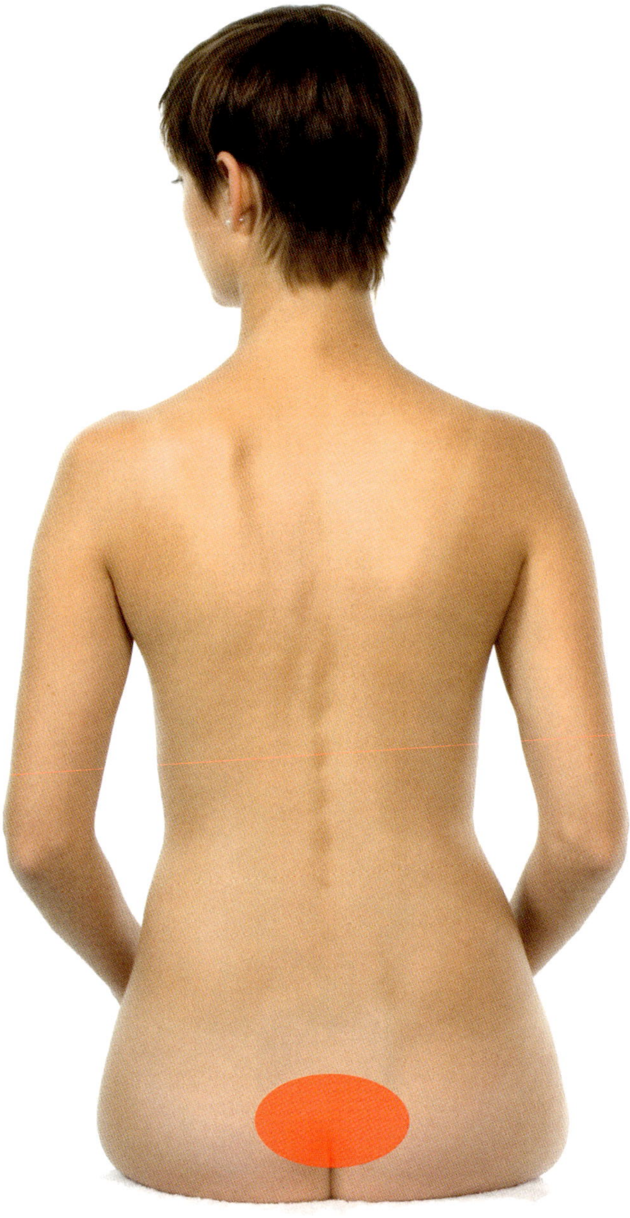

Verspannungszonen

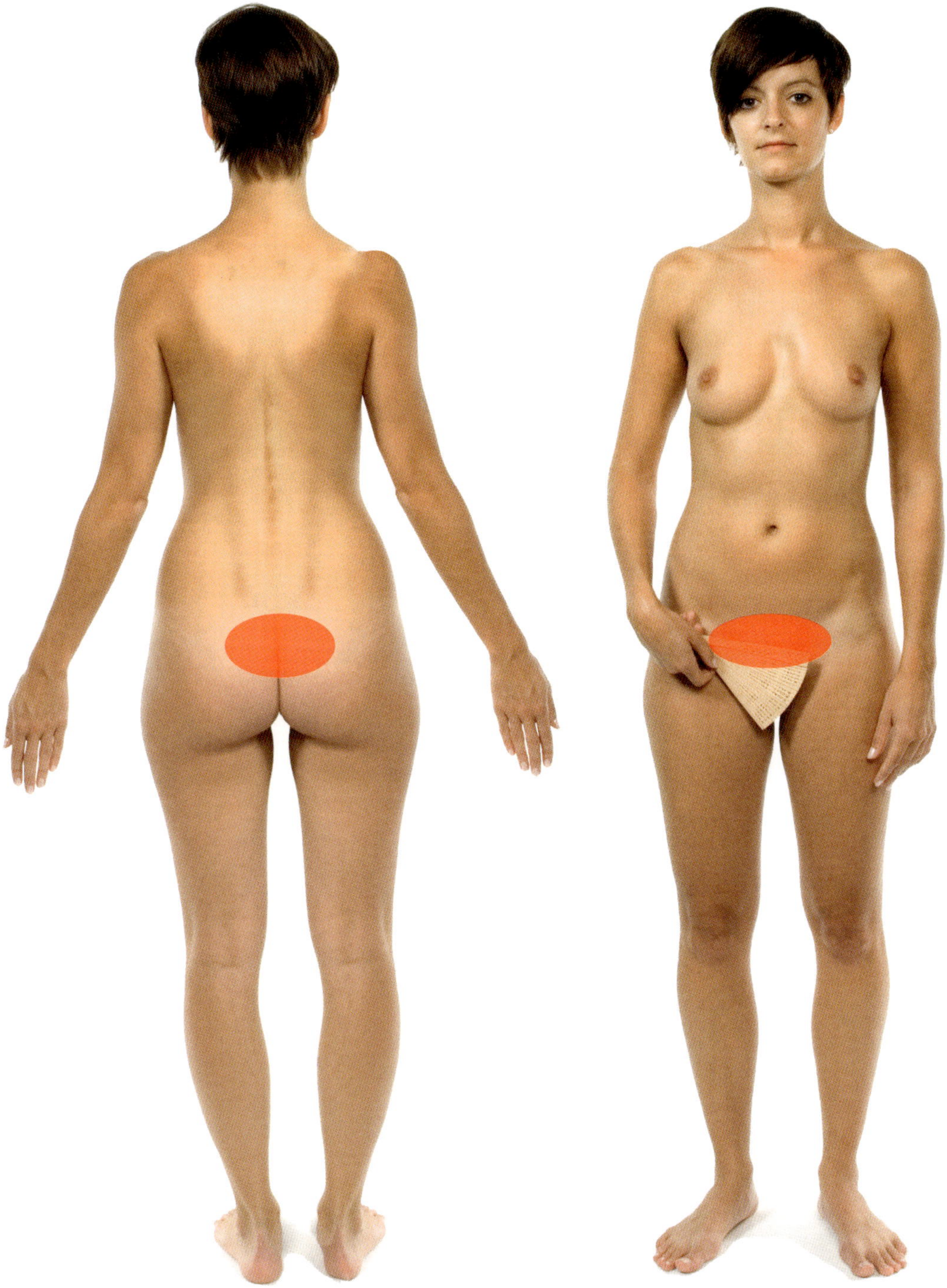

Projektionszonen

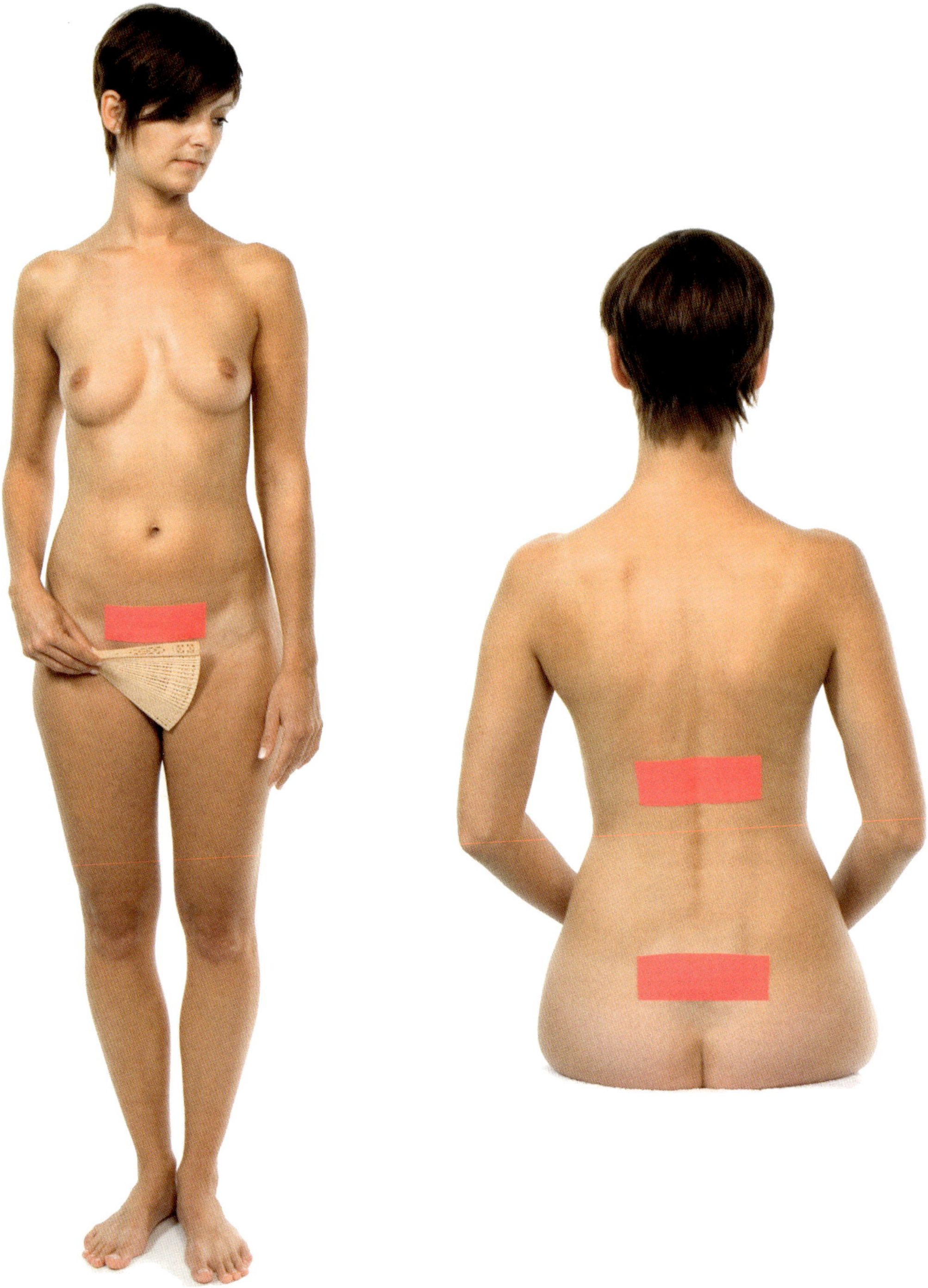

Tapingzonen

Zeichen einer Funktionsstörung im Bereich Blase
Blasendruck
Eisprungschmerzen
Endometriose
Haarausfall
Kalte Füße
Kalte Hände
Kreuzschmerzen (tiefgehend)
Periodenschmerzen
Prostatabeschwerden
Schmerzen beim Geschlechtsverkehr
Spannungsschmerzen im Nacken, die bis in die Stirn hin ausstrahlen
Verspannung zwischen letztem Lendenwirbel und Kreuzbein
Völlegefühl im Unterbauch
Wundes Gefühl in der Scheide, mit Ausfluss

Affirmation

Ich löse den ziehenden Drang in meinem Unterbauch mit einer Wolke wohltuender Wärme auf.

„Reizleber"

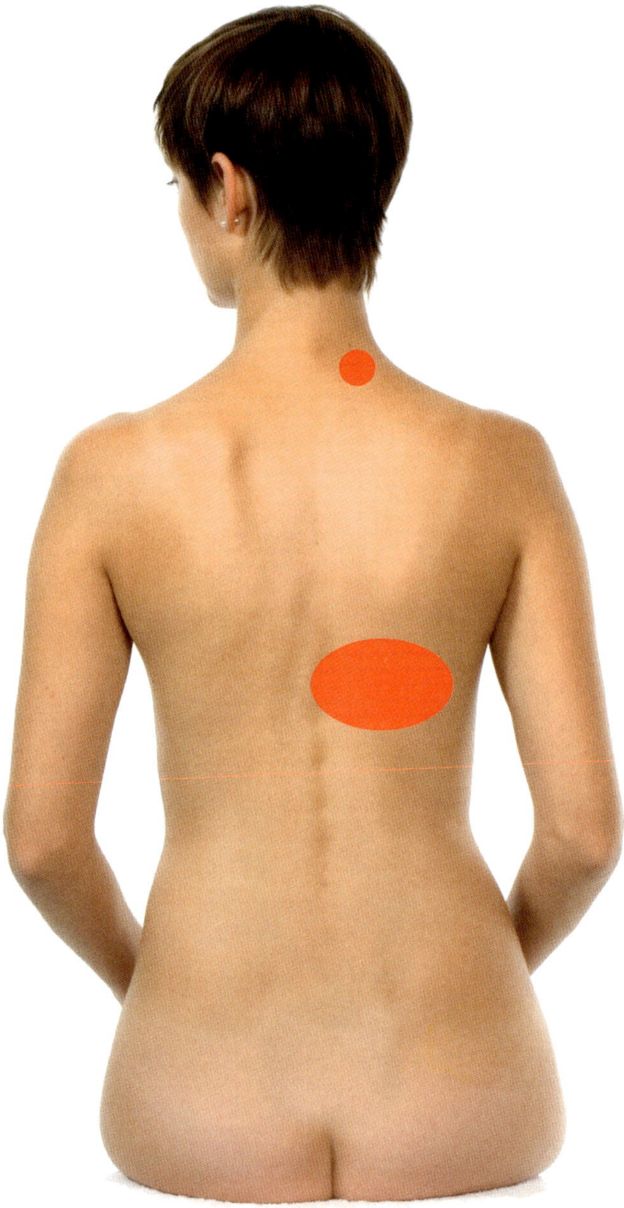

Verspannungszonen

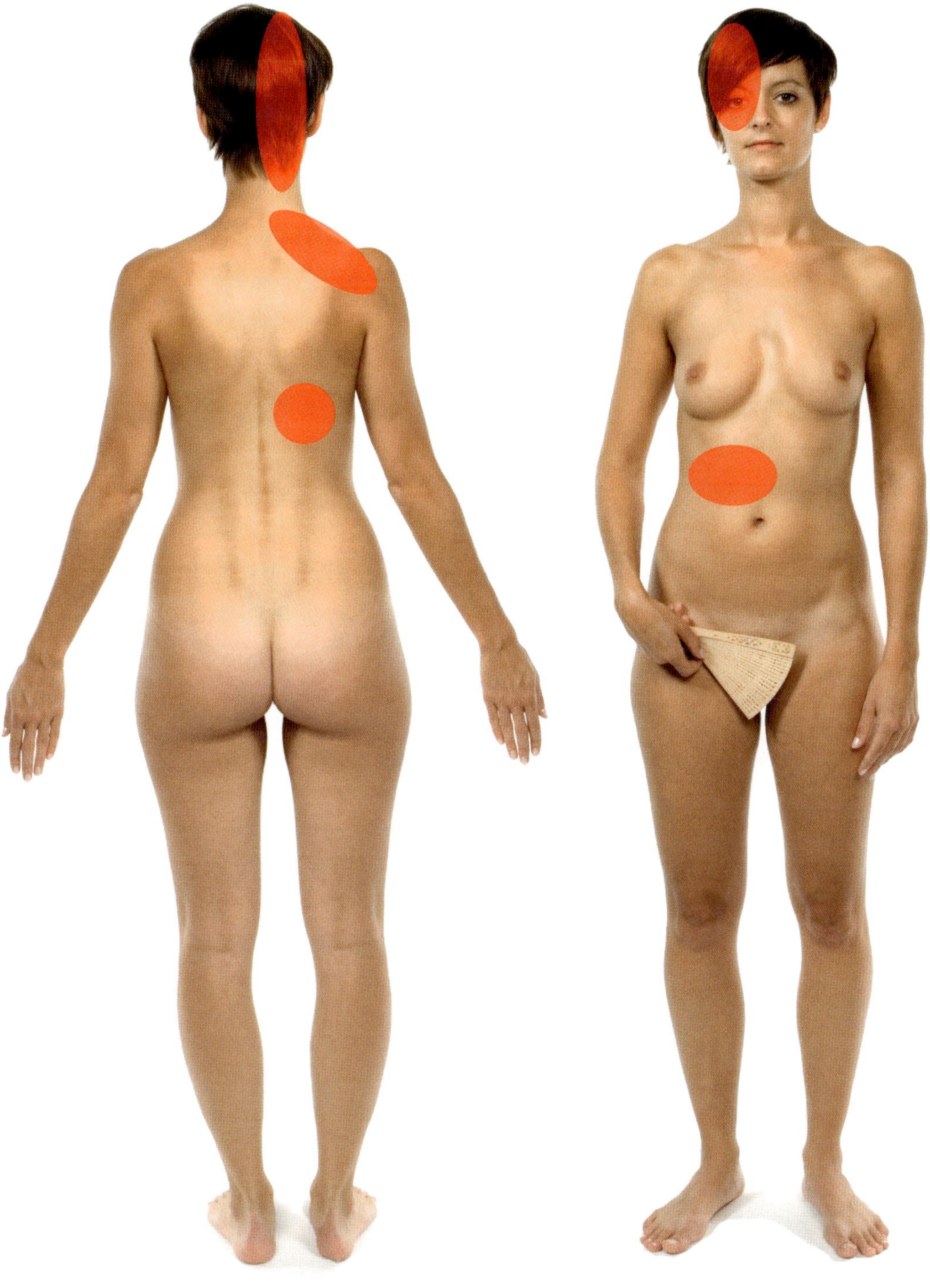

Projektionszonen

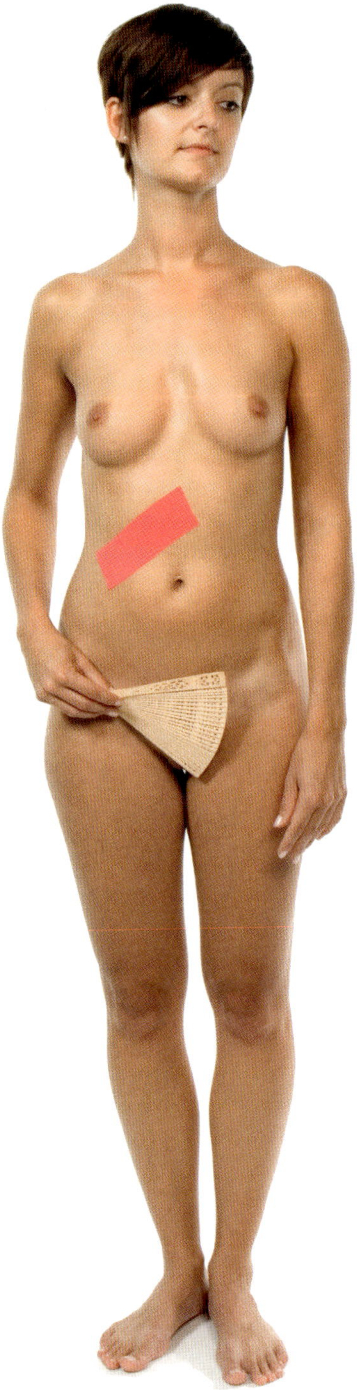

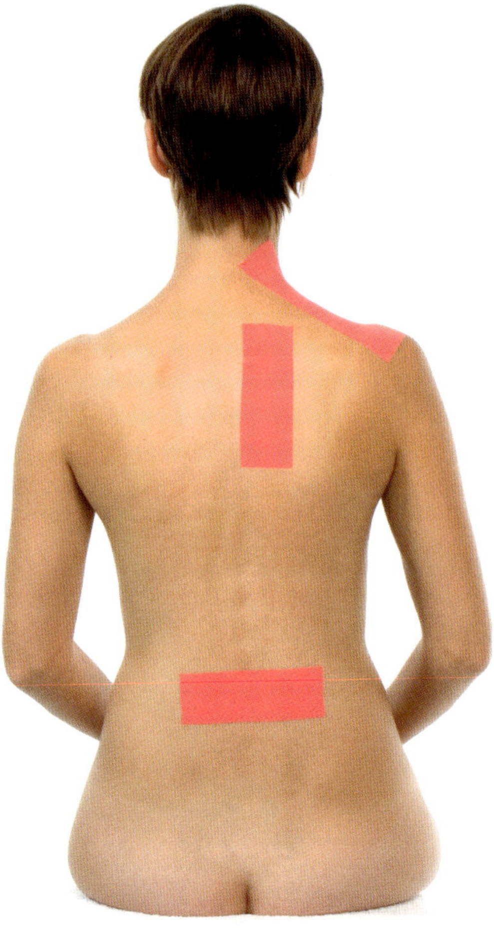

Tapingzonen

Zeichen einer Funktionsstörung im Bereich Leber
Augenlider geschwollen
Blähungen
Durchschlafstörungen (Aufwachen zwischen 3 und 5 Uhr nachts)
Durst in der Nacht
Hämorrhoiden
Hüftgelenk- und Knieschmerzen
Juckreiz (beginnend im Bereich von Schambehaarung und Anus)
Karpaltunnelsyndrom
Scheitelkopfschmerzen, die oft bis hinter ein Auge ziehen
Schulterschmerzen rechts, Bewegung eingeschränkt
Tinnitus
Trapezmuskelansatz am Hinterkopf schmerzhaft
Trapezmuskelrand schmerzhaft
Trockener Mund
Unterlippe geschwollen (seitliche Anteile)
Völlegefühl im Oberbauch

Affirmation

Ich spüre, wie die Spannung im Nacken sich auflöst,
wie ich ohne Beschwerden nach hinten blicken
und wieder kristallklar denken kann.

8. Kopfschmerzen und Co.

Es gibt nicht „die" Kopfschmerztherapie mit Taping. Hier muss differenziert werden. Die meisten immer wiederkehrenden Kopfschmerzen treten um die gleiche Uhrzeit an der gleichen Stelle auf und werden häufig von immer gleichen Beschwerdemustern begleitet.

Kurzübersicht: Affirmationen bei Kopfschmerzen

Nackenkopfschmerz

Affirmation: Der Druck im Nacken löst sich auf, die Probleme des Tages lösen sich auf, mein Kopf bewegt sich frei, ich entspanne mich.

Halbseitenkopfschmerz rechts

Affirmation: Die Spannung im Nacken löst sich auf, der Druck hinter den Augen verschwindet, mein Kopf wird frei.

Halbseitenkopfschmerz links

Affirmation: Die Spannung im Nacken löst sich auf, die Übelkeit und der saure Geschmack verschwinden, mein Kopf wird frei.

Stirnkopfschmerzen

Affirmation: Ein anstrengender Tag geht zu Ende und mit ihm gehen die Probleme, die er gebracht hat. Ich gebe die Probleme frei und lasse Entspannung einkehren.

Nackenkopfschmerz

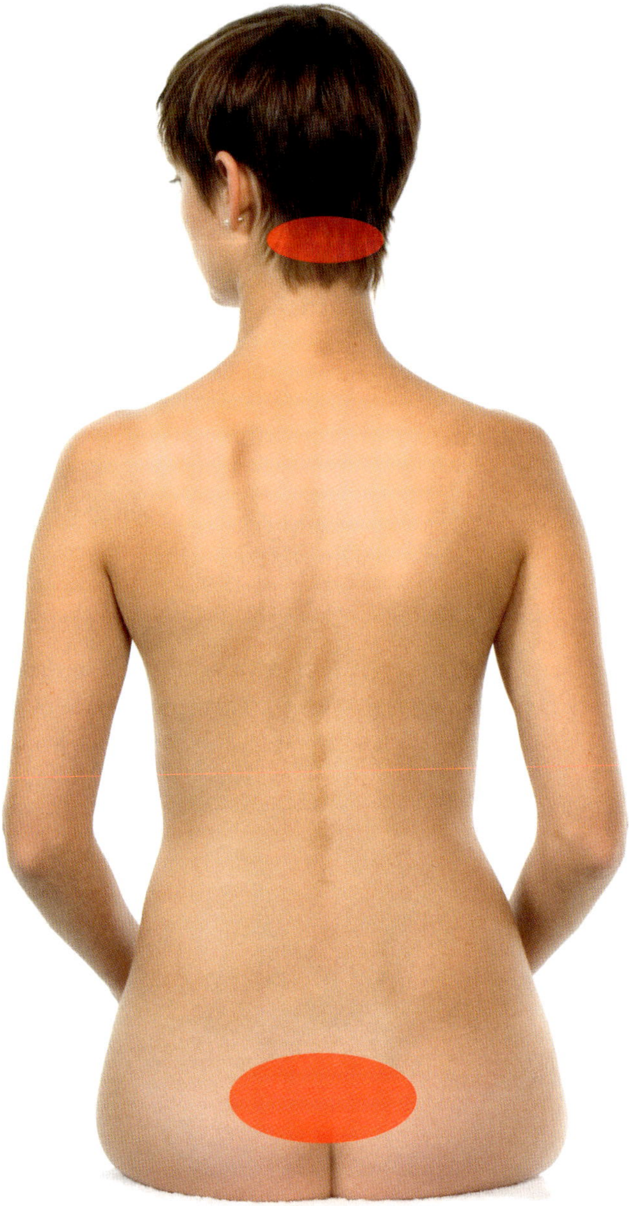

Verspannungszonen

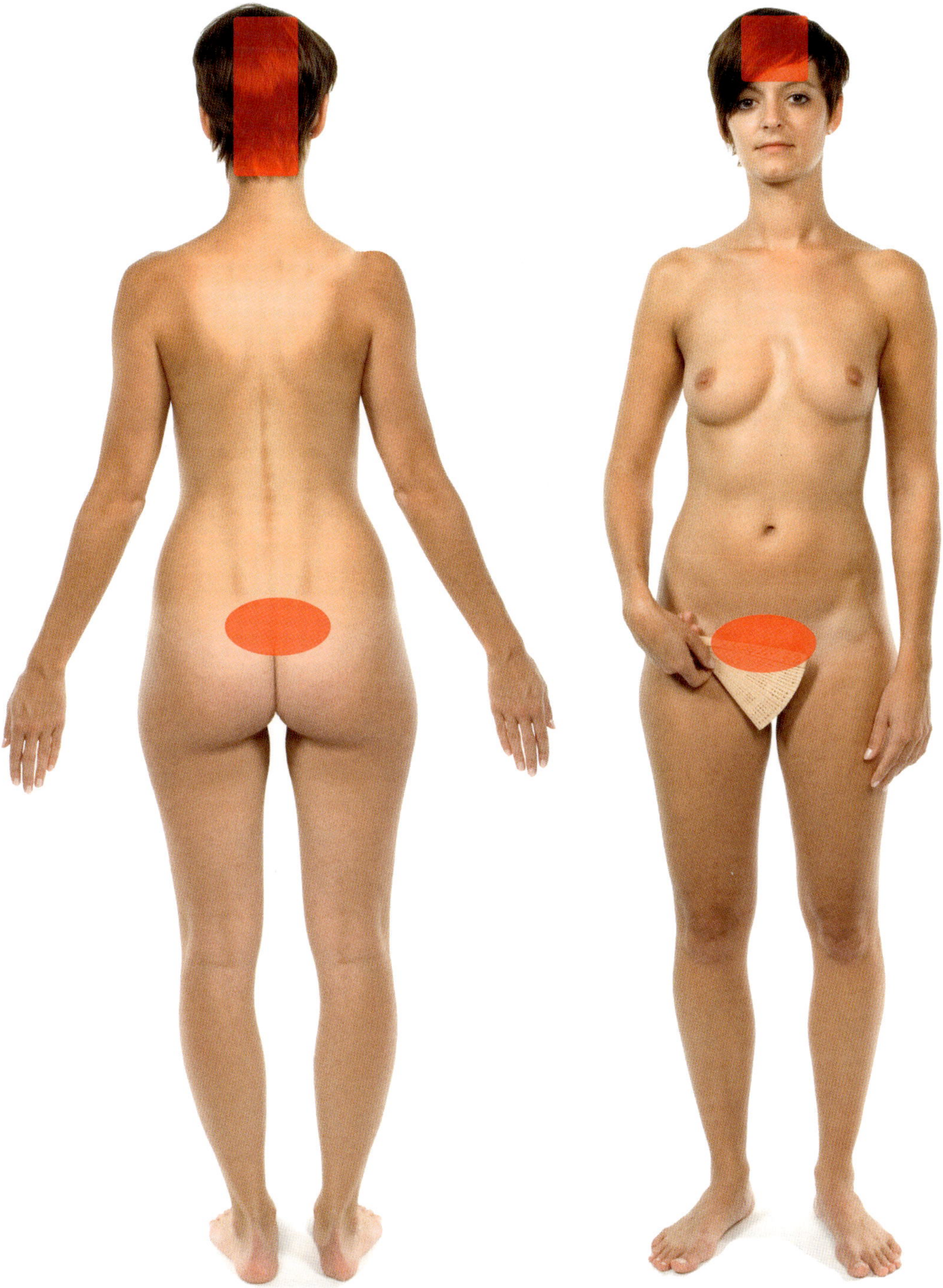

Projektionszonen

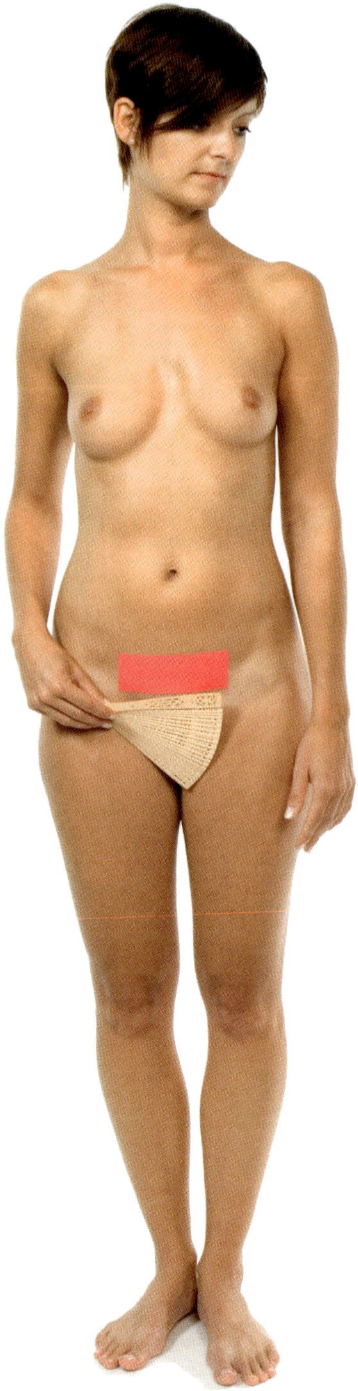

Tapingzonen

Tapingzonen

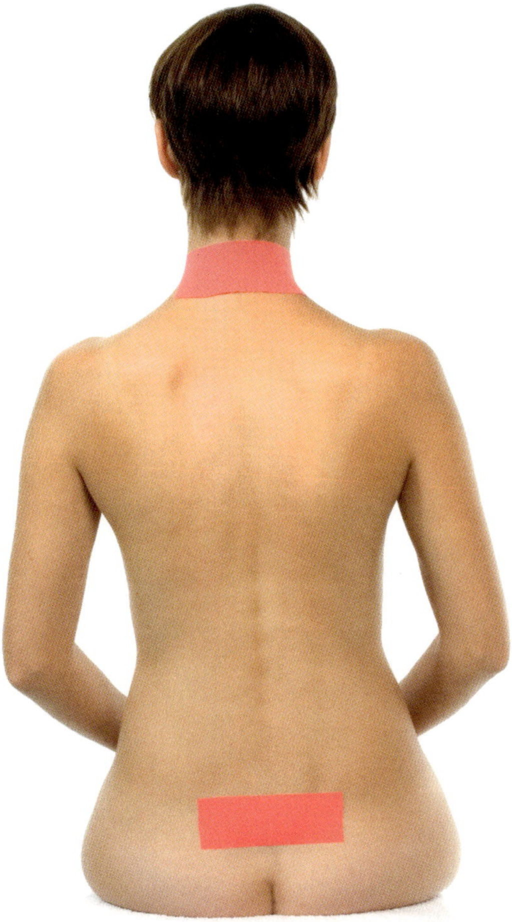

Affirmation

Der Druck im Nacken löst sich auf – die Probleme des Tages lösen sich auf – mein Kopf bewegt sich frei – ich entspanne mich.

Halbseitenkopfschmerz rechts

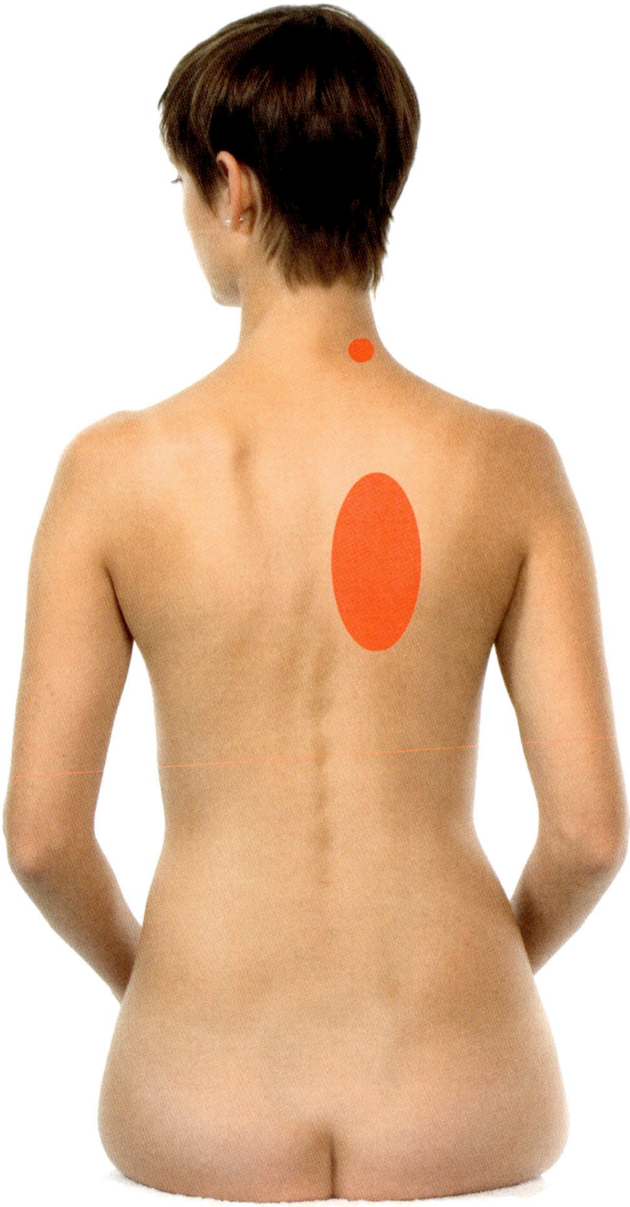

Verspannungszonen

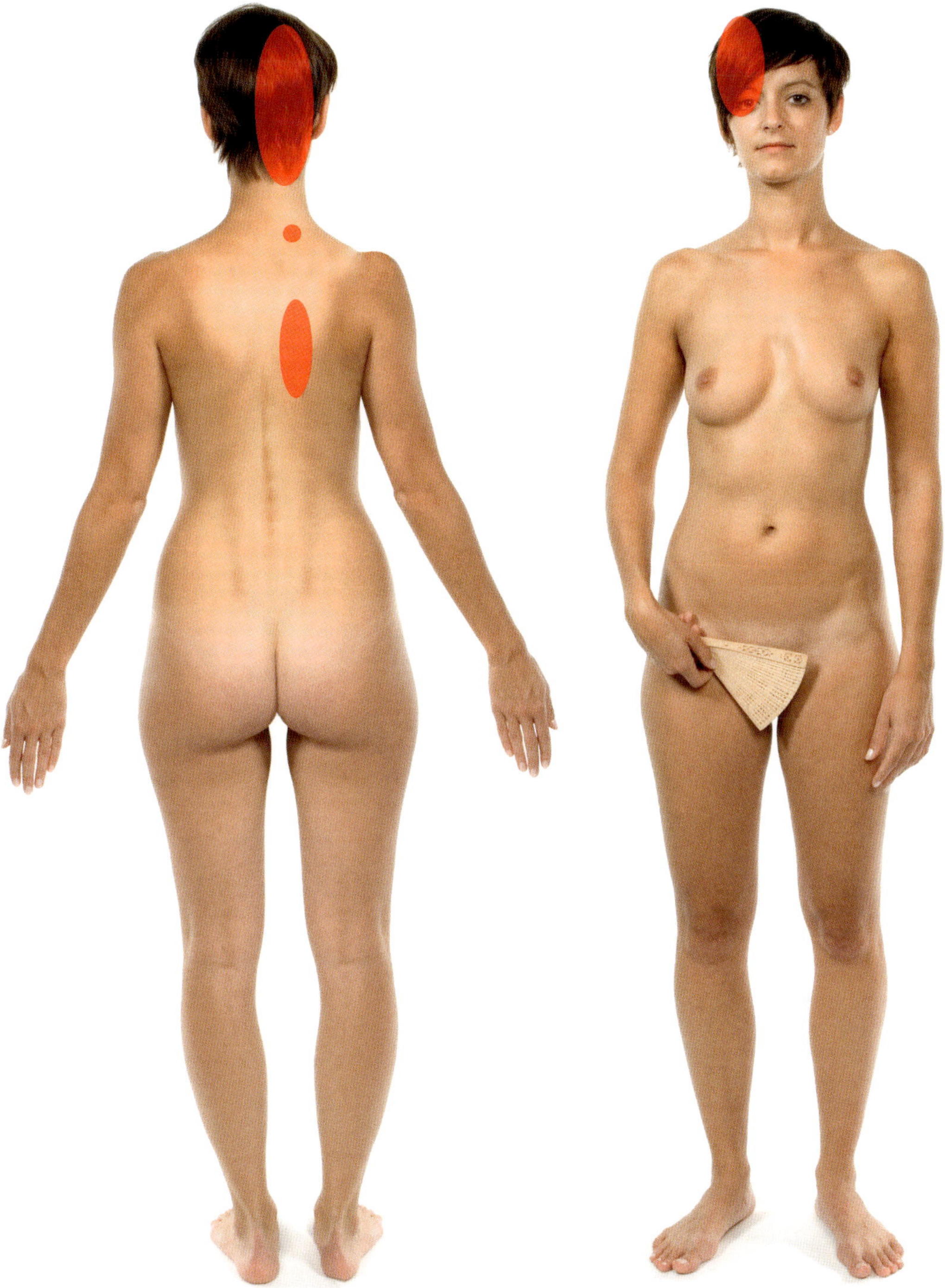

Projektionszonen

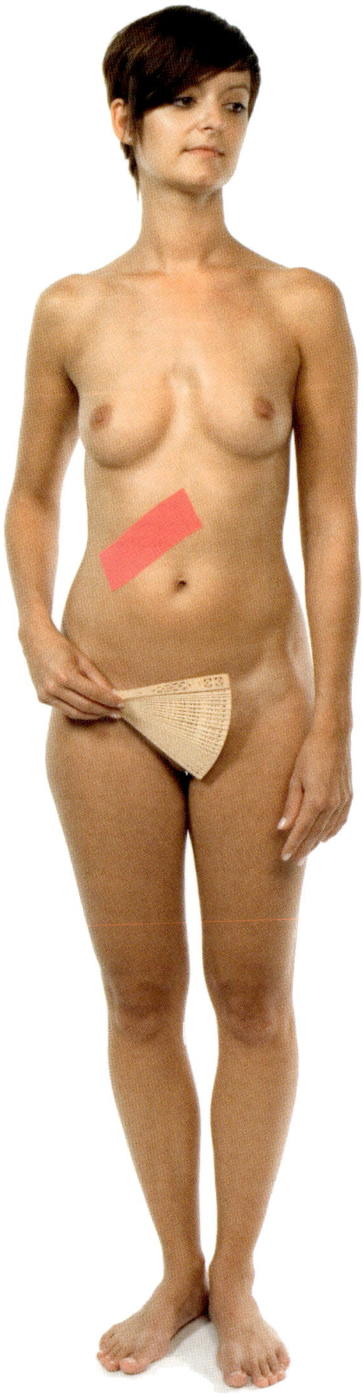

Tapingzonen

Tapingzonen

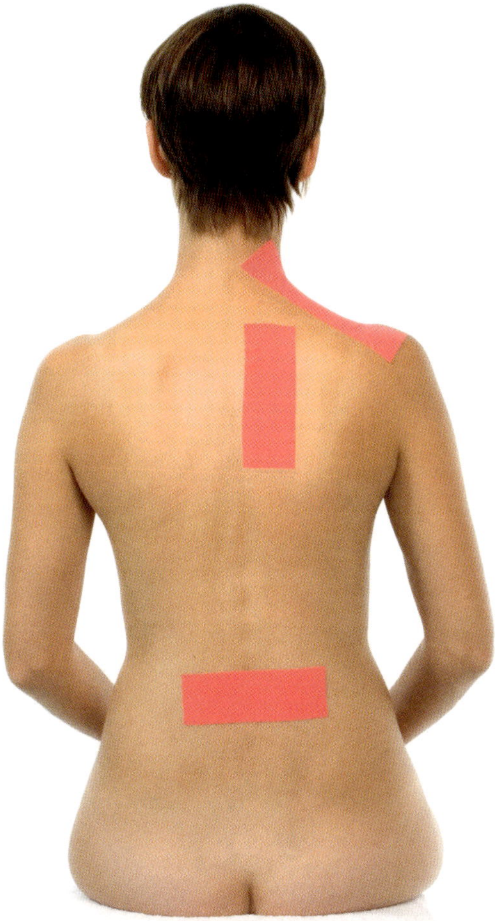

Affirmation

Die Spannung im Nacken löst sich auf – der Druck hinter den Augen verschwindet – mein Kopf wird frei. Ich verzichte auf den Genuss von Kaffee.

Halbseitenkopfschmerz links

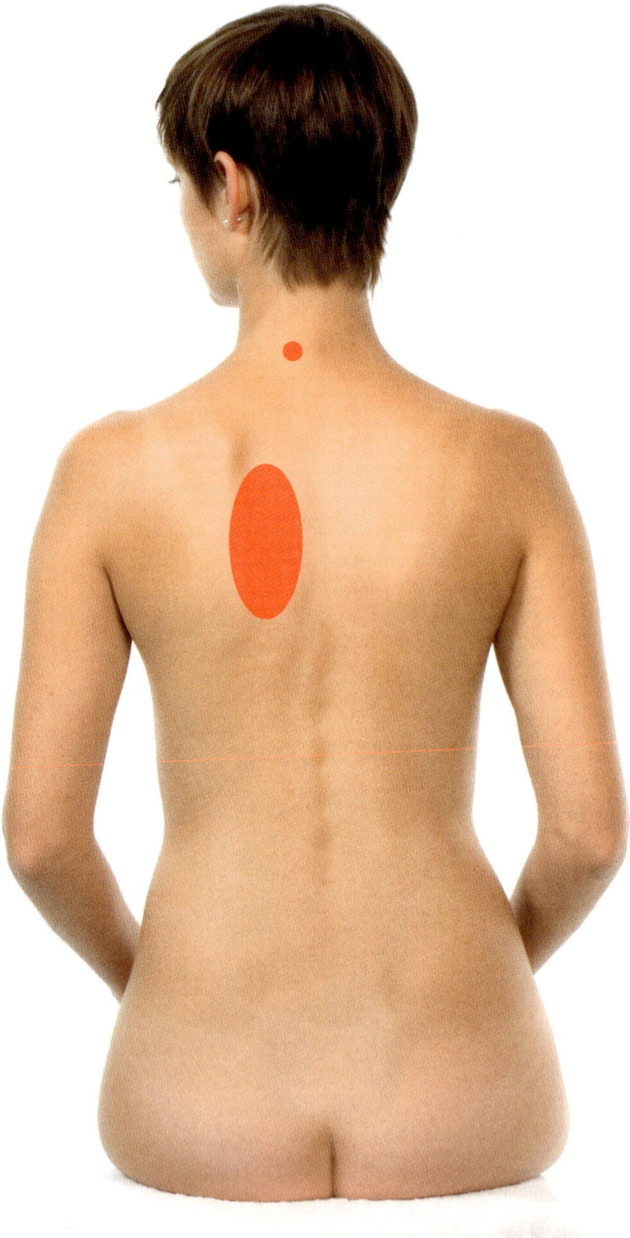

Verspannungszonen

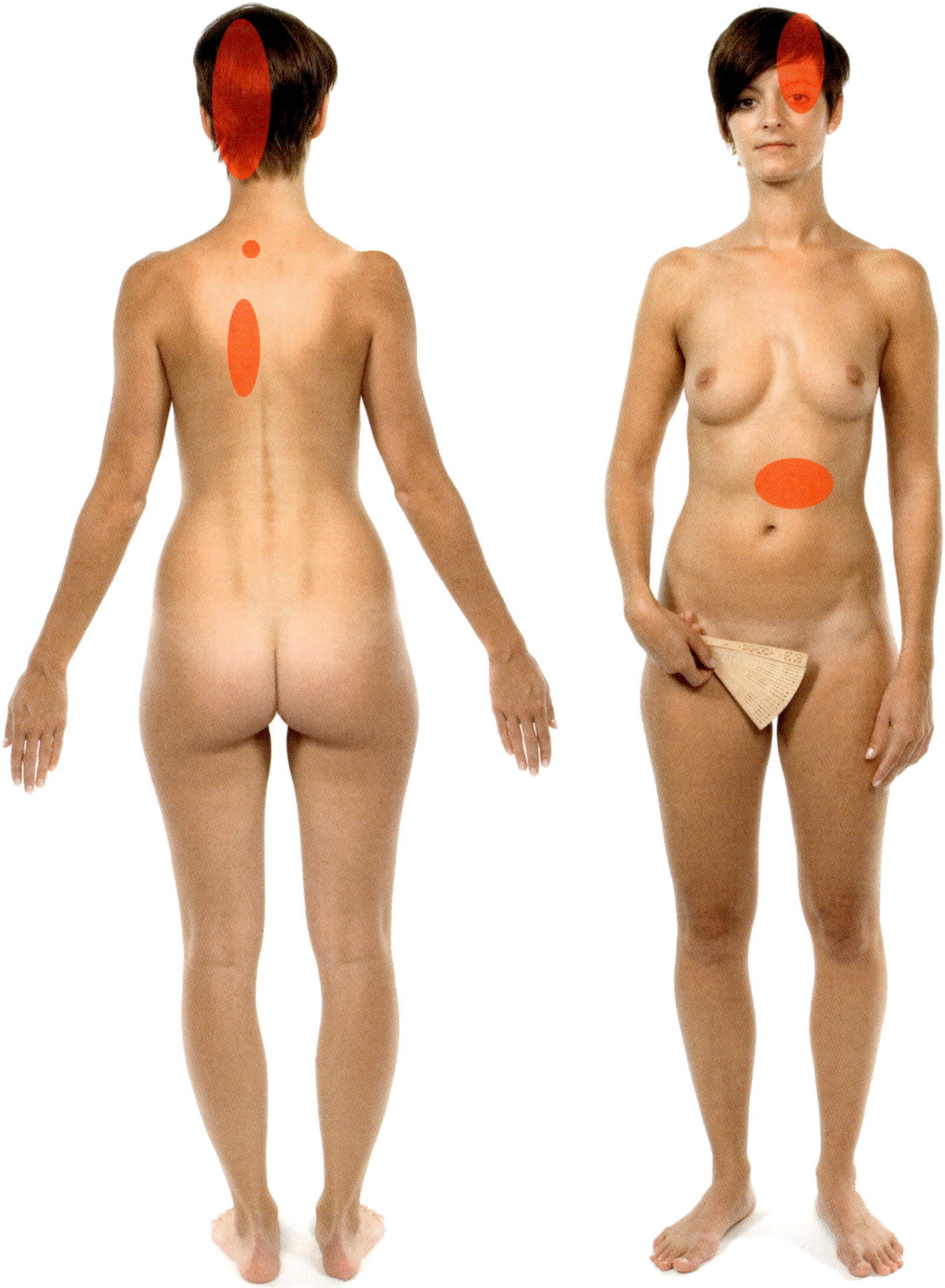

Projektionszonen

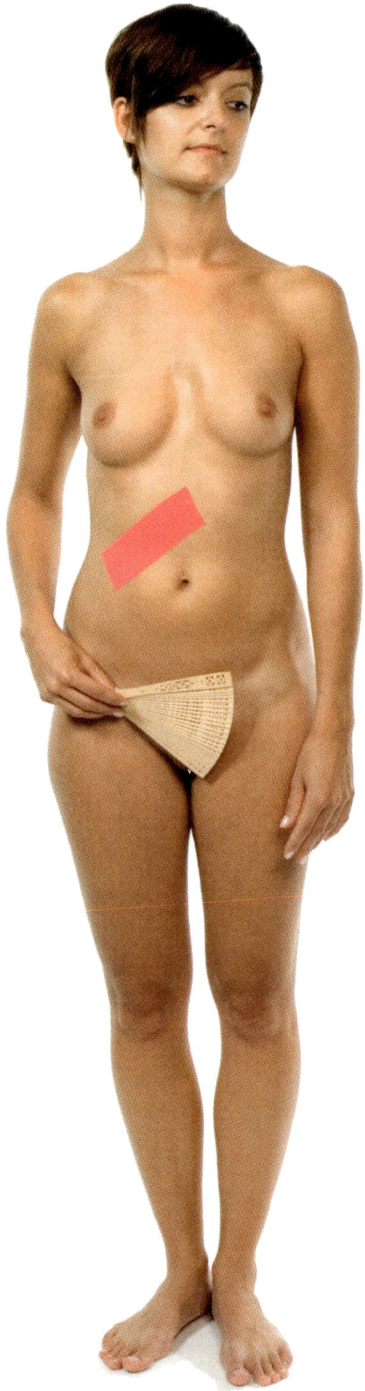

Tapingzonen

Tapingzonen

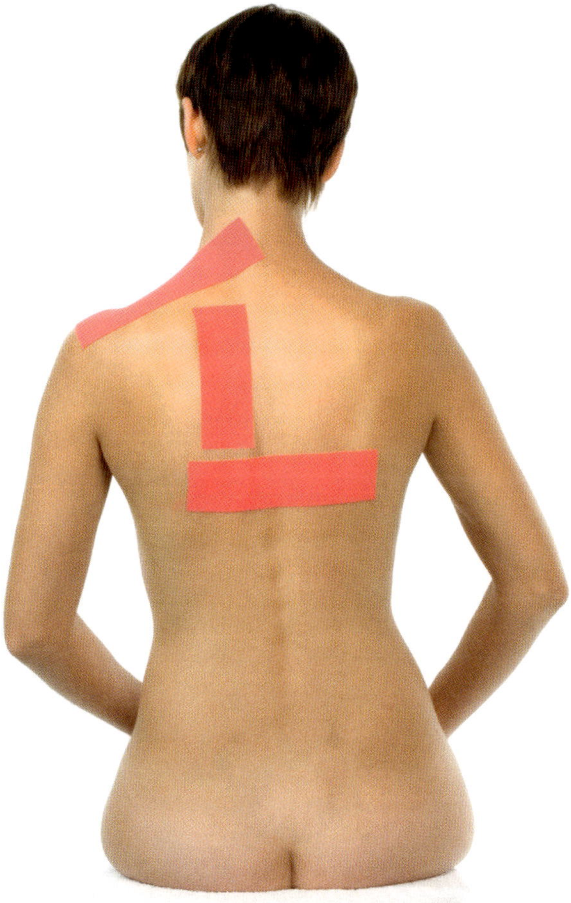

Affirmation

Die Spannung im Nacken löst sich auf – die Übelkeit und der saure Geschmack verschwinden – mein Kopf wird frei.

Stirnkopfschmerzen

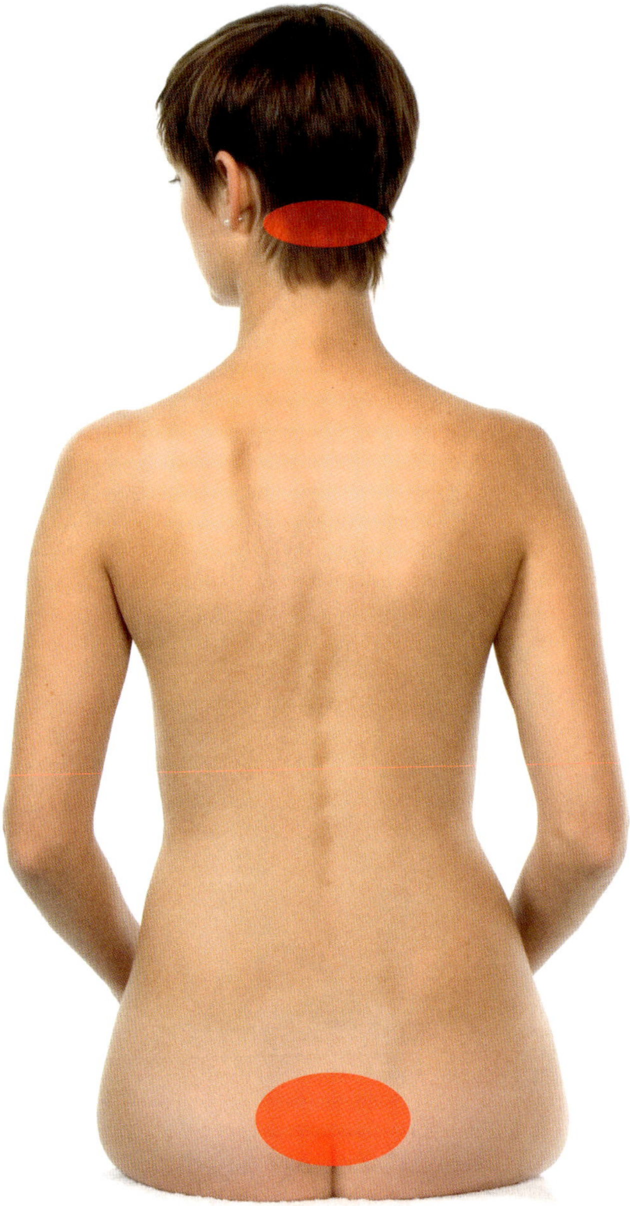

Verspannungszonen

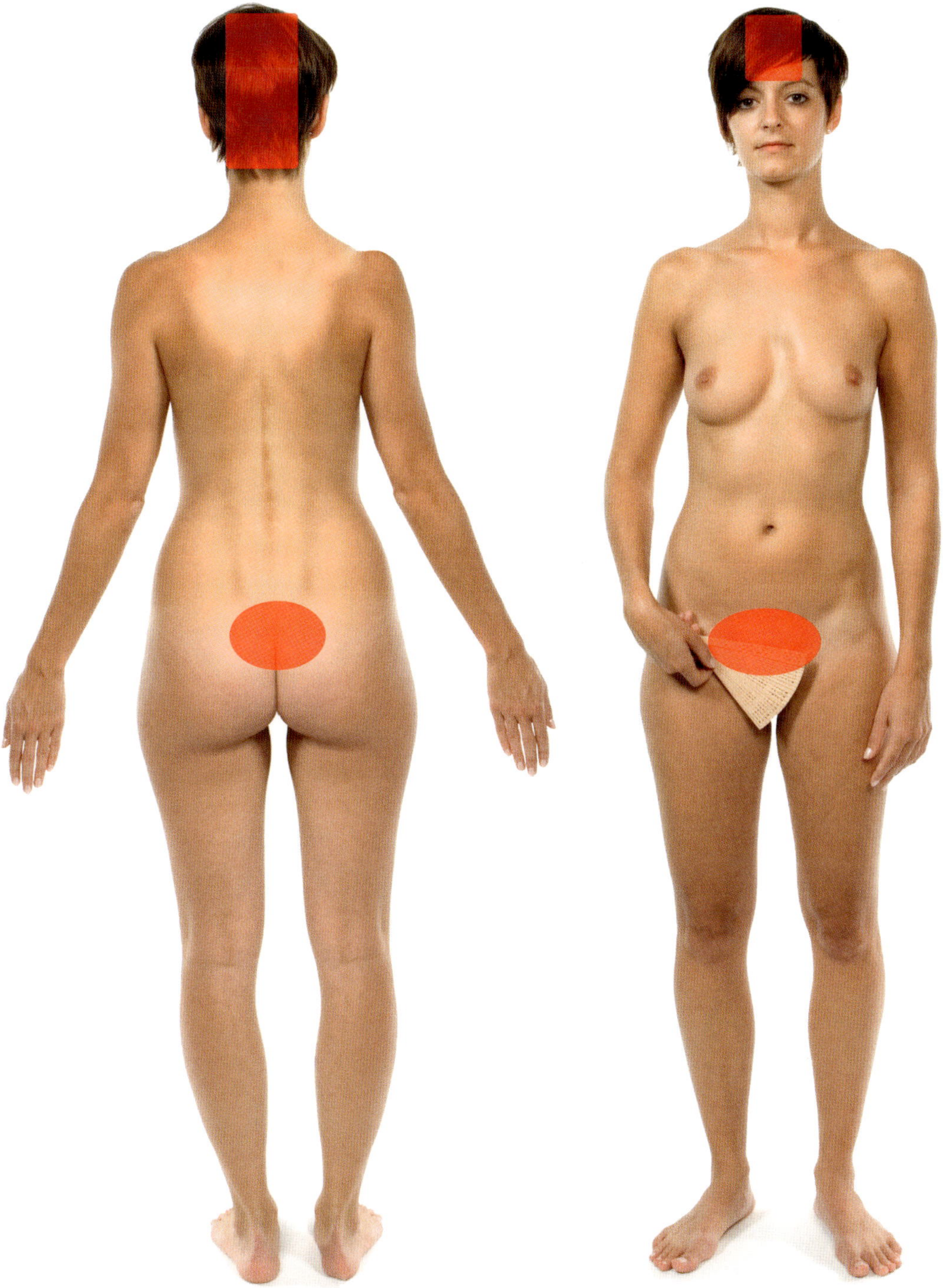

Projektionszonen

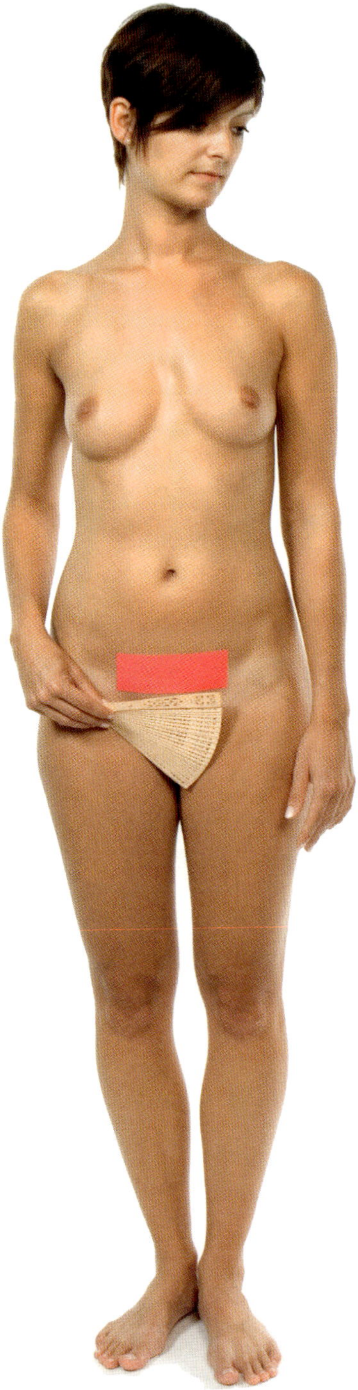

Tapingzonen

Tapingzonen

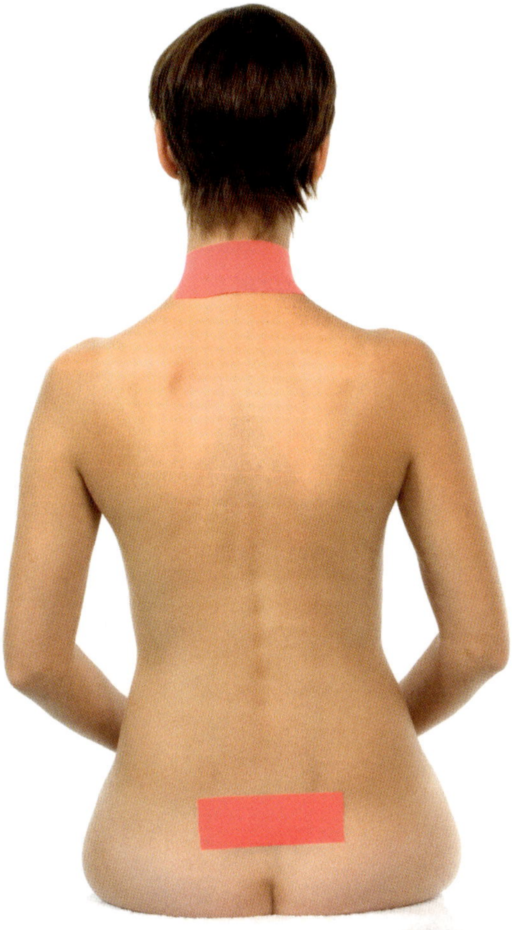

Affirmation

Ein anstrengender Tag geht zu Ende und mit ihm gehen die Probleme, die er gebracht hat – ich gebe die Probleme frei und lasse Entspannung einkehren.

9. Probleme von Kindern

Wie wir oben bereits gesehen haben, kommen schon Babys mit fixierten, durch vorgeburtlichen Stress bedingten Verspannungsmustern zur Welt. Was liegt näher, als mit einer besonderen Tapingtechnik kleinen und auch größeren Kindern etwas Erleichterung zu verschaffen.

Asthma – Krupp

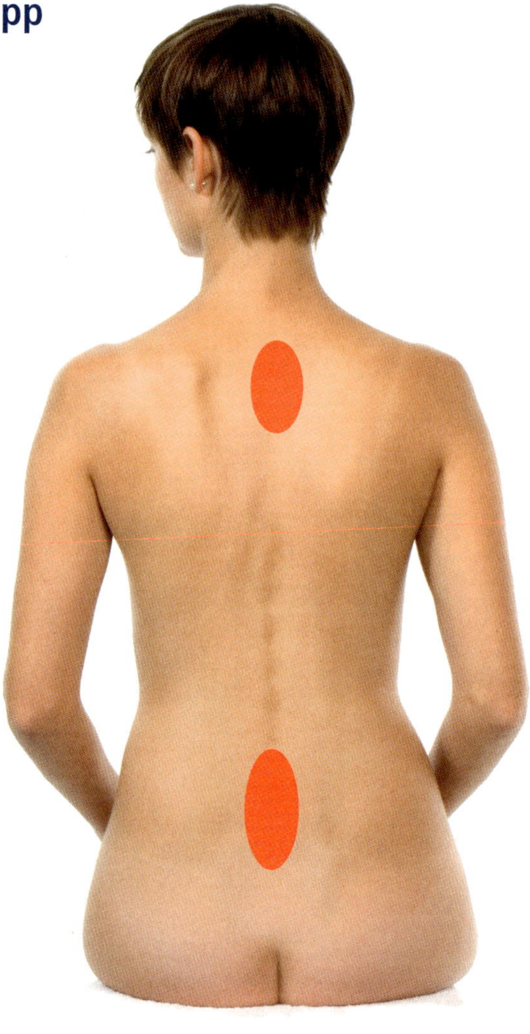

Verspannungszonen

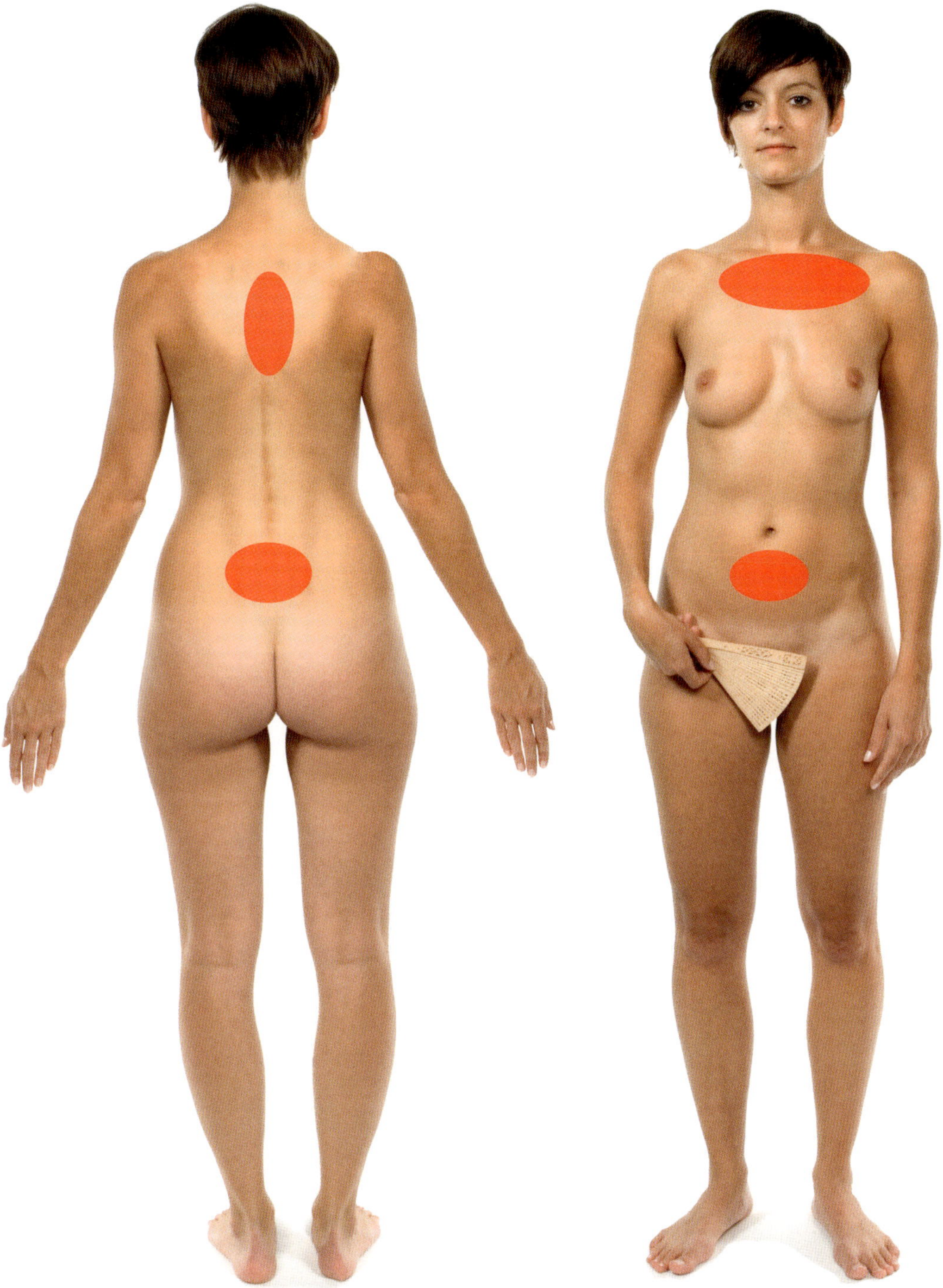

Projektionszonen

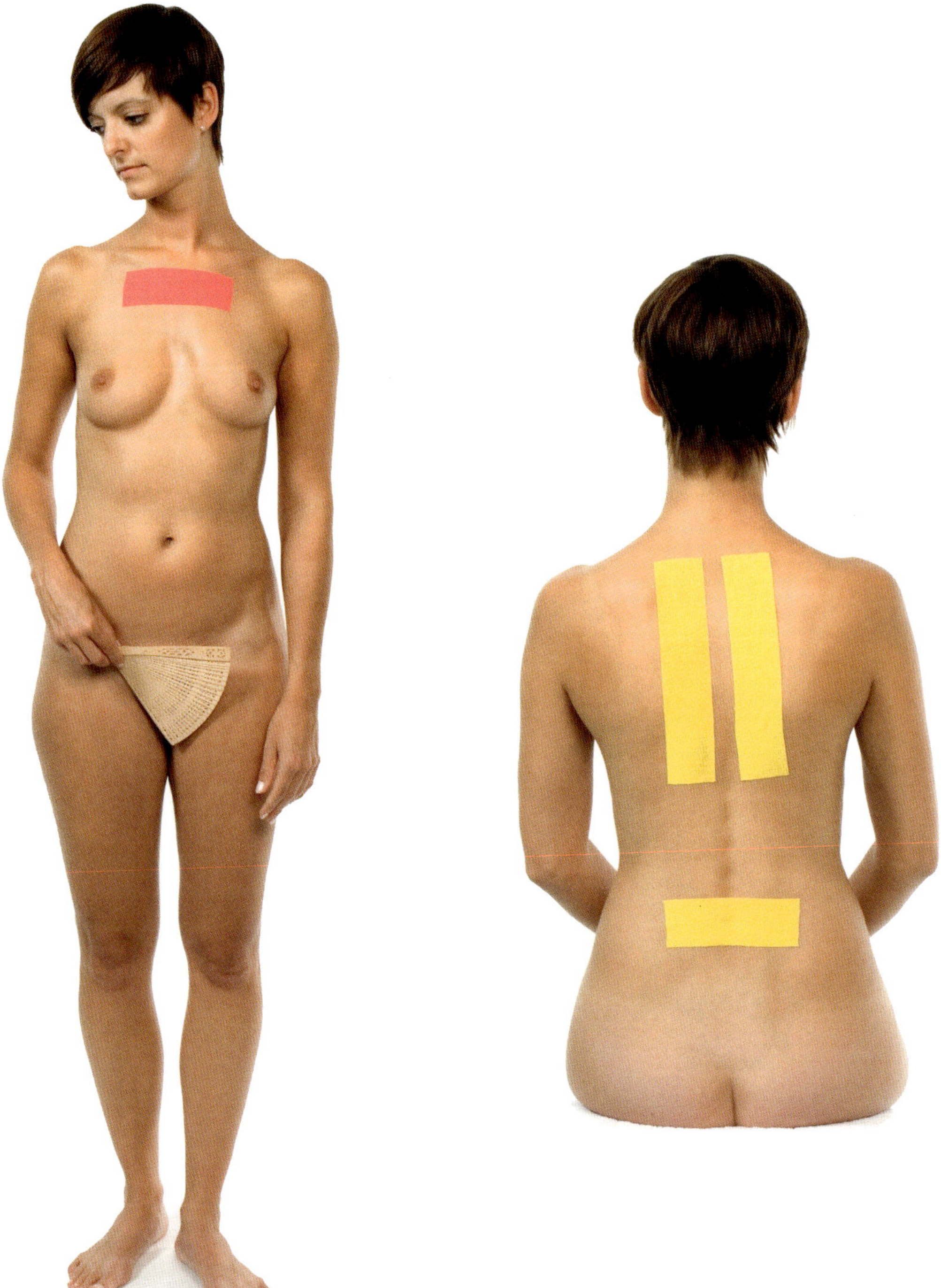

Tapingzonen

Asthma – eine Störung nach dem Motto: „Lass mich im Mittelpunkt stehen oder ich ersticke!"

Warum entsteht Asthma? Dazu gibt es eine Reihe von Theorien; die folgende konnte ich anhand meiner Erfahrungen mit Patienten häufig gut nachvollziehen:

In der (frühen) Kindheit stehen diese Kinder im Mittelpunkt. Vor allem für die Mutter sind sie die schönsten, besten und größten ... Werden sie dieser Mittelpunktstellung beraubt – zum Beispiel dadurch, dass ein neues Geschwisterchen zur Welt kommt, die Mutter einen neuen Mann kennenlernt oder die Kinder erwachsen werden und aus dem Haus müssen –, dann treten oft vom Unterbewusstsein gesteuerte asthmatische Anfälle auf.

Diese Anfälle sollen den Kindern mehr Beachtung einbringen. Hat der oder die Betroffene das Ziel erreicht (Zuwendung und Mitleid), dann werden die Anfälle zum festen Bestandteil seines „Repertoires". Je weniger sie zum gewünschten Erfolg führen, umso stärker können sie ausfallen.

Neurodermitis

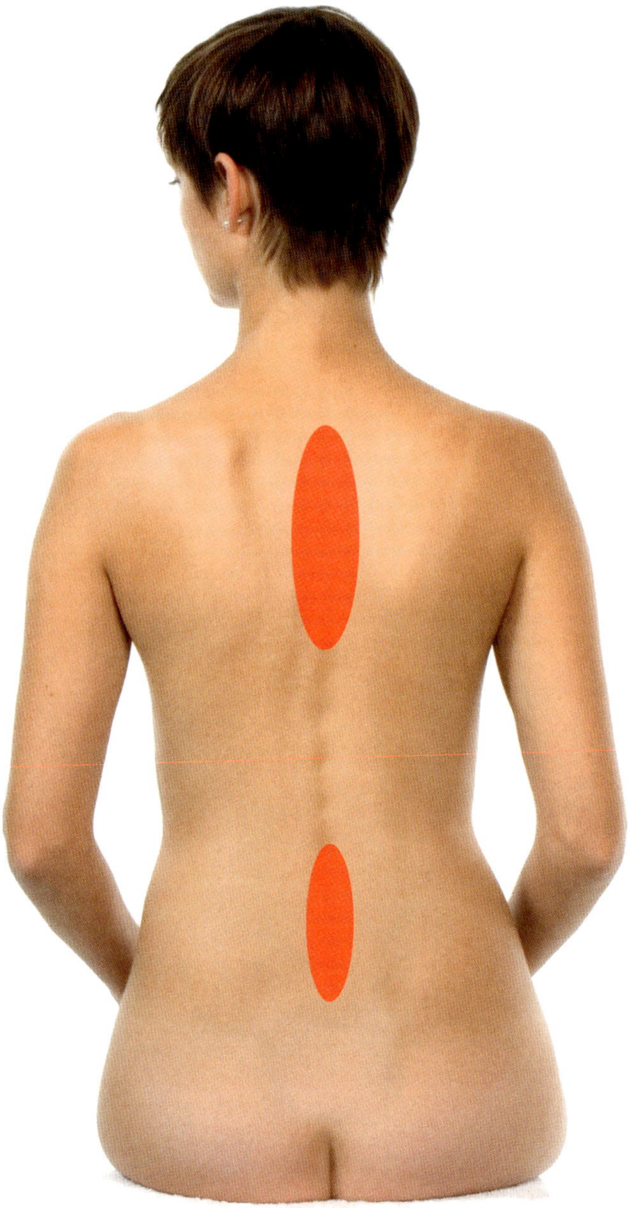

Verspannungszonen

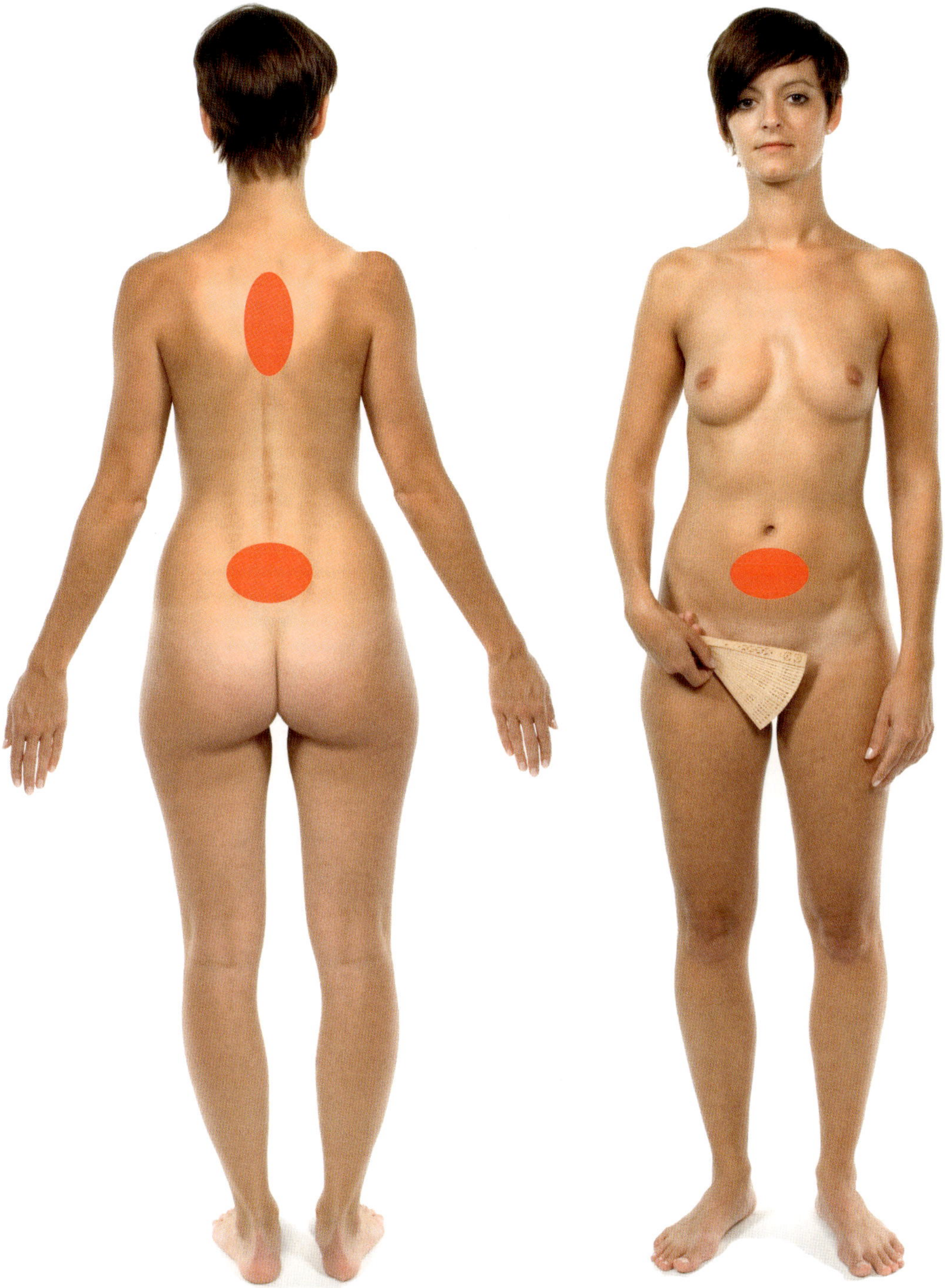

Projektionszonen

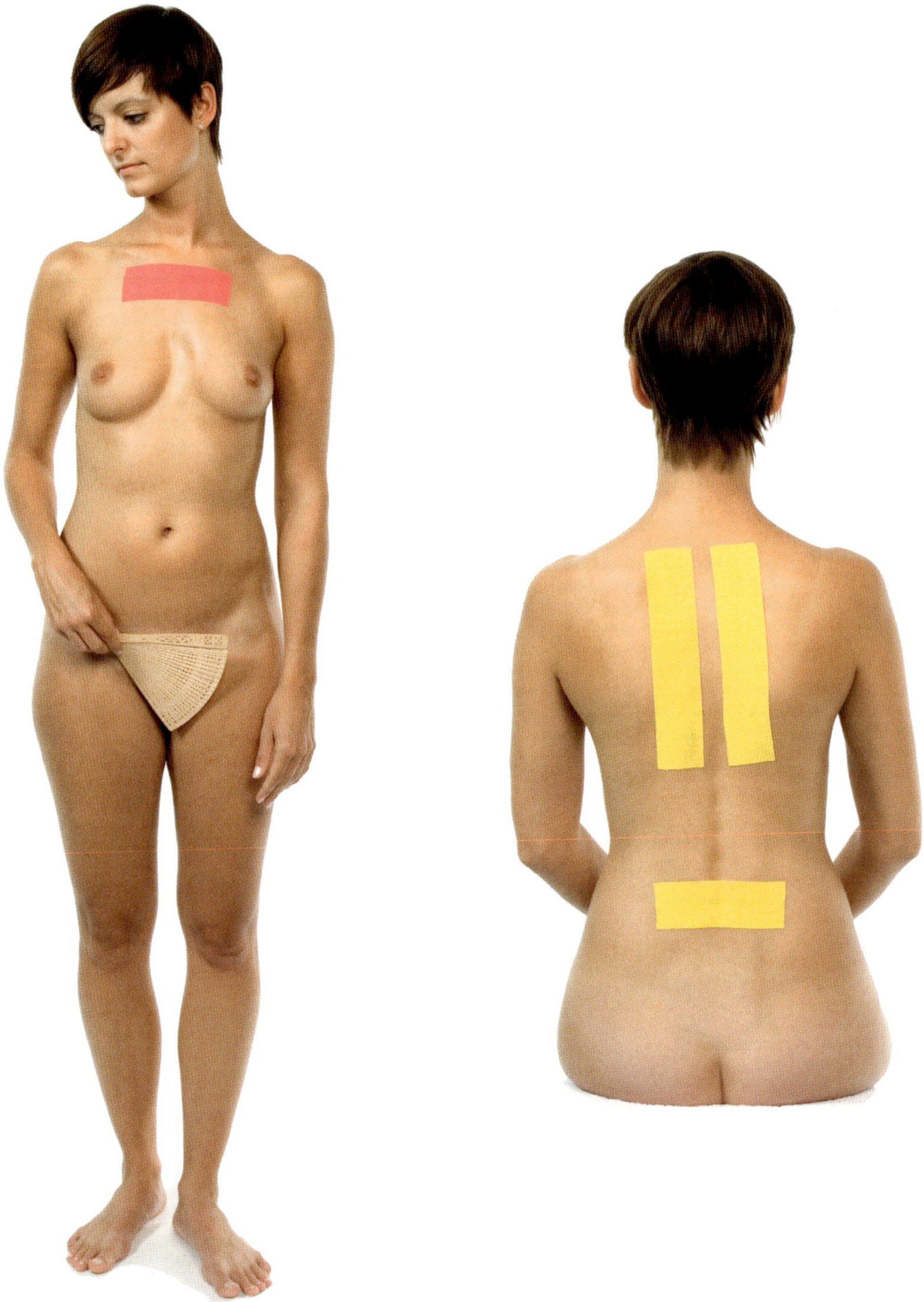

Tapingzonen

Neurodermitis: „Lieb' mich oder ich kratz' mich!"

In der Regel sind beide Eltern von Kindern mit Neurodermitis sehr ehrgeizig. Während der Schwangerschaft dominiert für sie die Aufgabe des optimalen Verlaufs der Schwangerschaft. Das Kind wird dabei zum Objekt reduziert. Ist das Kind dann auf der Welt, so tritt – vielleicht aus unbewussten Schuldgefühlen der Mutter dem Kind gegenüber – eine Überbehütung auf. Manchmal sind diese Mütter selbst an Neurodermitis erkrankt und geben die Erziehung, die sie selbst „genossen" haben, an das Kind weiter.

Es entsteht eine sehr hohe Bindung zwischen Mutter und Kind, die dem Kind die Möglichkeit zur Bildung einer eigenen Identität nimmt. Es nimmt die Identität der Mutter an.

Diese Ursachen erklären, dass schon in frühester Kindheit Milchschorf oder Neurodermitis auftreten. Auch hier gilt, ähnlich wie bei den Hustenanfällen der Asthmatiker: Zuwendungsentzug der Mutter wird umgehend mit einem Kratzanfall des Kindes beantwortet.

Das Kind wächst heran und wird in solchen Familien gerne zur „Eigenverantwortung" erzogen, da die Eltern sich lieber mit ihrer Selbstverwirklichung beschäftigen und wenig Zeit für die Familie aufbringen. Eigene Verantwortung heißt jedoch nicht eigene Entscheidung, da das Kind immer (noch) aus der Identität oder Rolle der Mutter heraus entscheidet. Läuft etwas schief, wird das Kind zum Buhmann, zum Prügelknaben gemacht – und reagiert sofort mit einer Verschlimmerung der Ausschläge.

Auch wenn das Kind aus dem Haus ist, wird die starke Bindung an die Mutter weiterhin aufrechterhalten. Wesentliche Fragen (wie etwa: Welchen Beruf soll ich wählen? Welches ist der richtige Partner für mich?) werden von der Mutter entschieden und nicht durch Tochter oder Sohn. Weicht der Wille des Betreffenden von dem der Mutter ab, folgen erfahrungsgemäß sofort massive Schübe von Neurodermitis.

Hyperaktivität

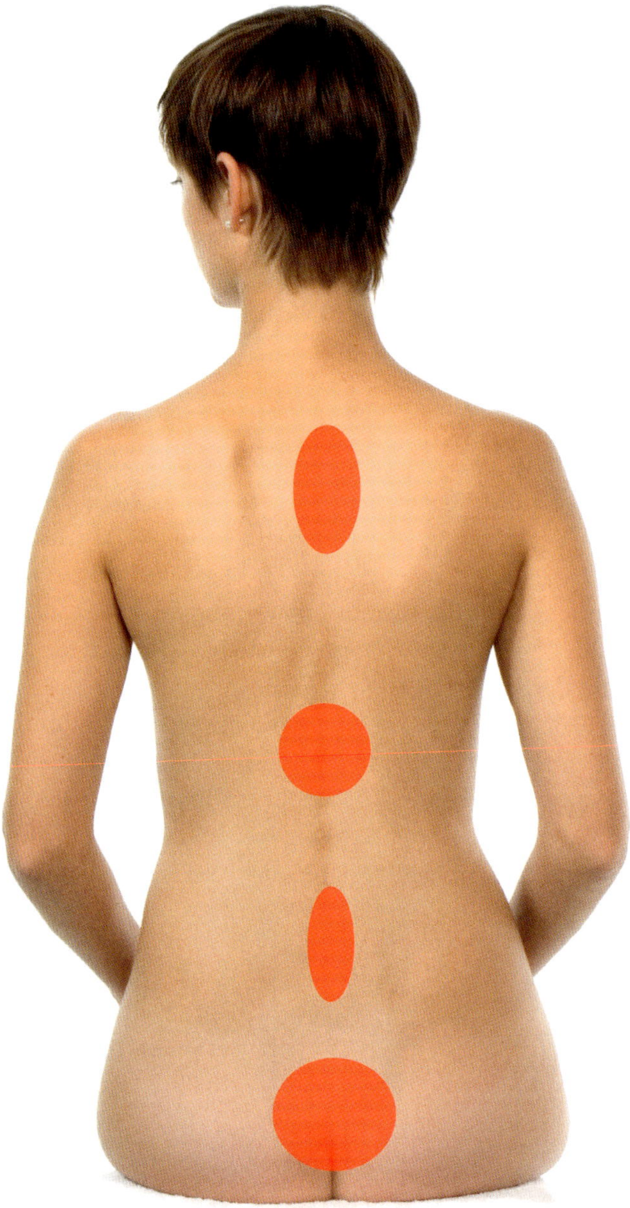

Verspannungszonen

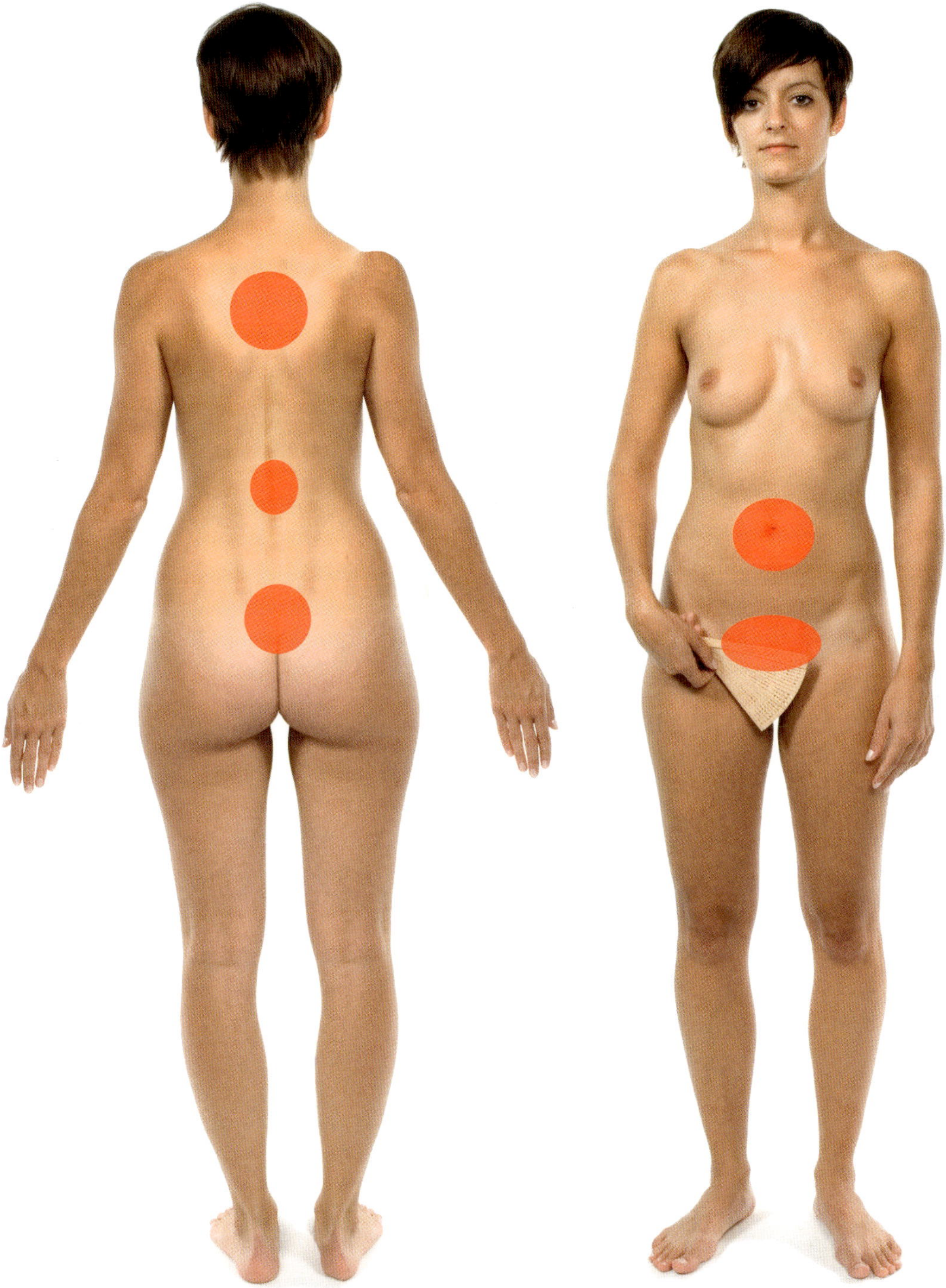

Projektionszonen

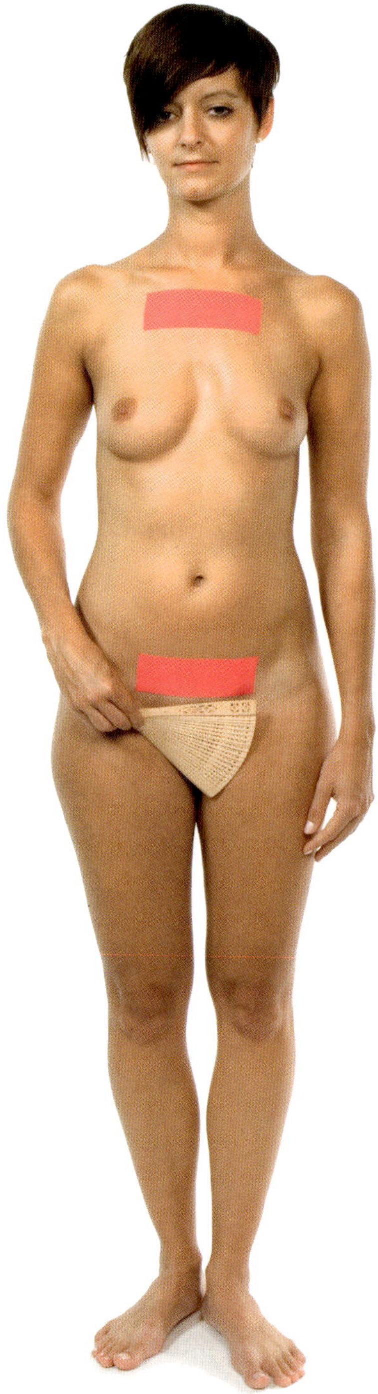

Tapingzonen

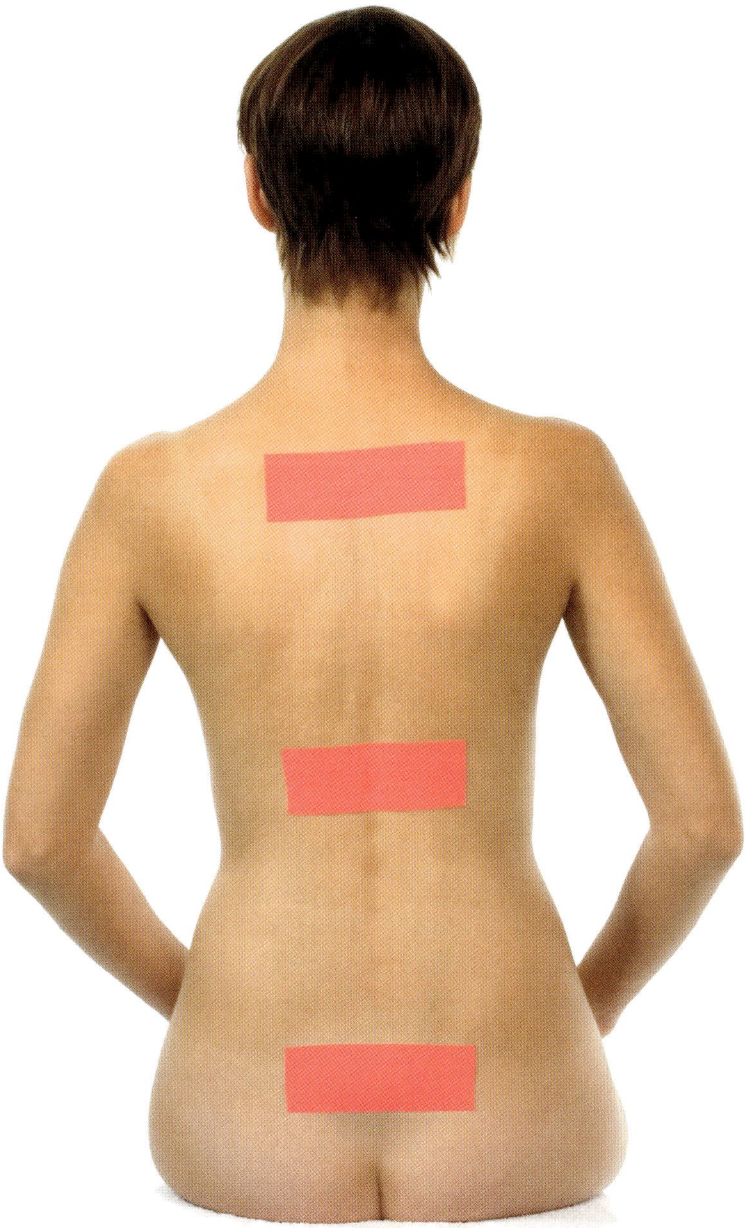

Tapingzonen

10. Ängste

Woher kommt Angst? Im indischen Kulturkreis glauben die Menschen, dass das Leben nicht mit der Zeugung beginne und nicht mit dem Tod ende: Vor der Zeugung sind wir demnach eins mit dem Universum. Wir befinden uns in einer kosmischen Existenz, die weder Zeit noch Raum kennt und dadurch auch keine Ängste in Bezug auf Zeit und Raum entwickeln kann.

Der Eintritt in Raum und Zeit geschieht zum Zeitpunkt der Zeugung. Wir nehmen Gestalt an und entwickeln – wenngleich wir in der Gebärmutter gut versorgt werden – Bedürfnisse. Bedürfnisse entstehen in dem Augenblick, in dem der „Bedarf" nicht mehr gedeckt ist.

Wie wir in diesem Buch weiter vorne gesehen haben, kann ein „Bedarfsentzug" in der ersten Phase der Schwangerschaft (das ist die Zeit um die Zeugung bis zum 3. Lebensmonat) allein schon durch den Wunsch der Umfeldes nach Abtreibung auftreten. Es sei nochmals betont, dass es hierbei nicht immer nur um die Mutter geht, sondern auch die Ablehnung des Kindes durch den Vater, die Eltern oder die Schwiegereltern der Frau hat hier ihren Einfluss. Das Kind antwortet auf diese gestörte Akzeptanz mit Ängsten um seine Identität und sein Ego. In der zweiten Phase der Schwangerschaft (zwischen dem 4. und dem 9. Monat) können mangelnde Zuwendung und mangelndes Beschäftigen mit dem Kind, Ignorieren oder Beschimpfen des Kindes im Mutterleib zu gestörtem Kommunikationsverhalten und damit später zu Kommunikationsängsten und Ängsten um die eigene Persönlichkeit führen.

Zustände der Mutter wie Ängste, Unruhe, Nervosität und Verzweiflung werden auf das Ungeborene übertragen und lösen Verunsicherung aus. Diese Stresszustände führen auf Dauer zu einer Verkümmerung des Mutterkuchens. Die das Kind versorgenden Gefäße verengen sich und das Kind hungert. In dieser Phase (der Perinatalperiode, das ist der Zeitraum um die Geburt) besteht die Gefahr, dass durch einen verzögerten Geburtsvorgang oder durch Sauerstoffmangel unter der Geburt eine Störung des Körperbewusstseins und des späteren Leistungsverhaltens mit den dazugehörigen Ängsten (Existenzängsten, Entscheidungsängsten, Überforderungsängsten usw.) auftritt.

Mit der Geburt verlieren wir endgültig die Geborgenheit. Wir sind nicht mehr eins mit der Mutter, die Nabelschnur wird gekappt. Wenn das Leben (in der Gebärmutter) bis dahin unbeschwert war, so treten nun Ängste auf: Angst zu verhungern, Angst vor Verlust der Geborgenheit, Angst vor Verlust der Zuwendung. Wir sind gezwungen, um Versorgung zu buhlen. Es treten erneut Kommunikations- und Persönlichkeitsängste auf. Diese Ängste entstehen durch Noch-nicht-Können, Noch-nicht-Wissen und Noch-nicht-wissen-Können. Wir sind in diesem Stadium zum Handeln gezwungen und mit diesem Han-

deln ohne das nötige Grundwissen machen wir unvermeidlich negative Erfahrungen.
In der Trotzphase erkennen wir plötzlich, wie vor einem Spiegel, unsere eigene Identität. Inzwischen haben wir begriffen, dass wir einen eigenen Körper haben, um den wir uns kümmern müssen, eine Persönlichkeit, die wir brauchen, um uns mit dem Umfeld auseinanderzusetzen, und jetzt begreifen wir unser eigenes Ego, unsere Identität, die zwingend nach außen verteidigt werden muss. In dieser Phase werden Identitätsängste geboren.
Viele begründete und unbegründete Ängste bestimmen also unser Leben. Meistens gehen unseren Ängsten schlechte Erfahrungen voraus. Oft sind es auch Urängste oder instinktive Ängste, die augenscheinlich aus dem Nichts heraus in uns entstehen und aufsteigen.

Kurzübersicht: Affirmationen bei Ängsten

Bindungsängste, Erwartungsängste, Körperängste, Existenzängste, Entscheidungsängste

Affirmation: Ich habe unendliches Vertrauen, dass sich alles zum Guten wendet.

Beziehungsängste, Minderwertigkeitsängste, Persönlichkeitsängste, Kommunikationsängste

Affirmation: Ich entfalte meine eigene, positive Persönlichkeit voll und ganz.

Abgrenzungsängste, Verfolgungsängste, Identitätsängste, Berührungsängste

Affirmation: Ich erfahre die Einzigartigkeit des Lebens neu, statt mich aufzugeben.

Kompetenzängste, Zukunftsängste, Versagensängste

Affirmation: Ich verdiene es, wegen meines Charakters geliebt zu werden, und lasse mein Erkaufen von Liebe durch Leistung los.

Beziehungsängste, Minderwertigkeitsängste, Persönlichkeitsängste, Kommunikationsängste, Angst vor Machtverlust im Umgang mit Gleichgestellten

Affirmation: Ich gehe offen und kontaktfreudig auf meine Mitmenschen zu.

Angst vor Zuwendungsverlust oder Verhungern

Affirmation: Ich fühle mich von meinem Umfeld und der Gesellschaft akzeptiert.

Misstrauen

Affirmation: Ich gliedere mich positiv in der Gesellschaft ein und lasse mich von ihr tragen.

Bindungsängste, Erwartungsängste, Körperängste, Existenzängste, Entscheidungsängste

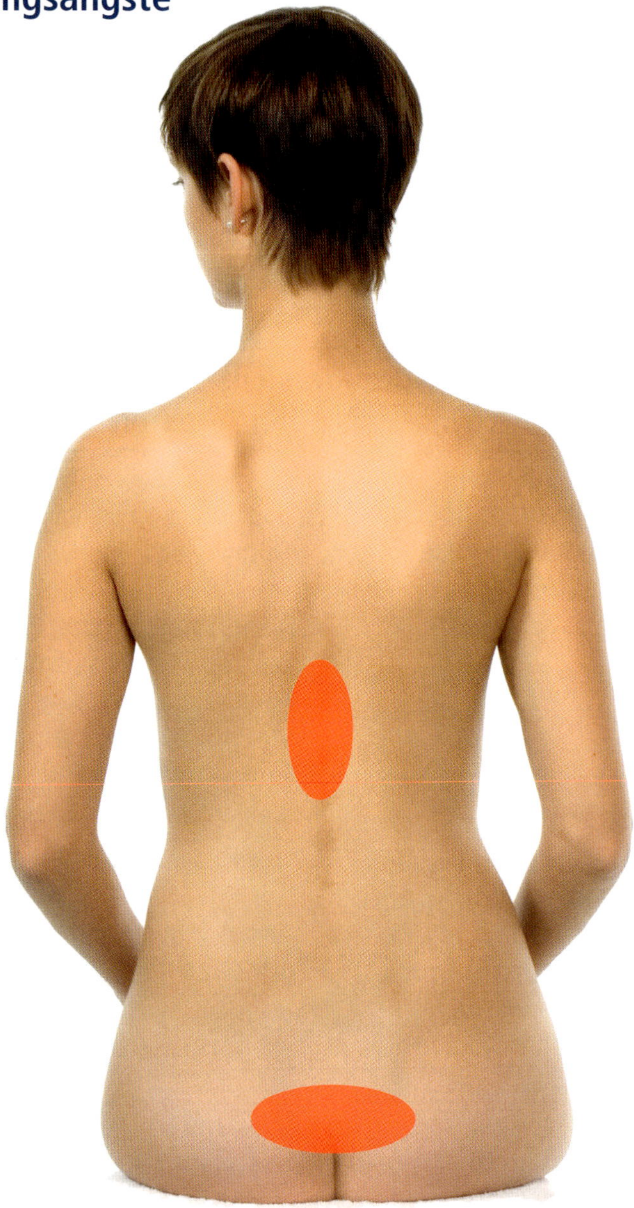

Verspannungszonen

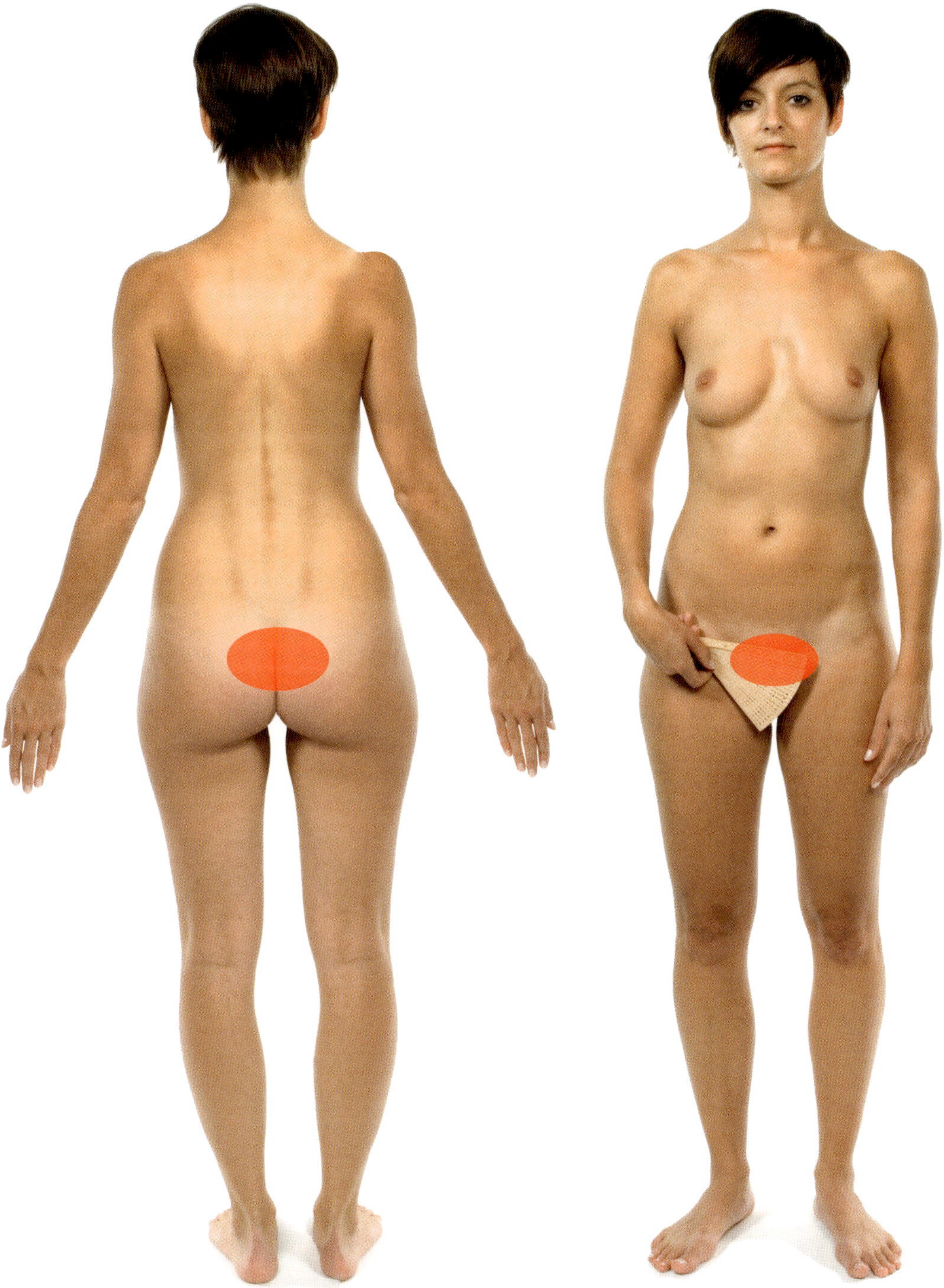

Projektionszonen

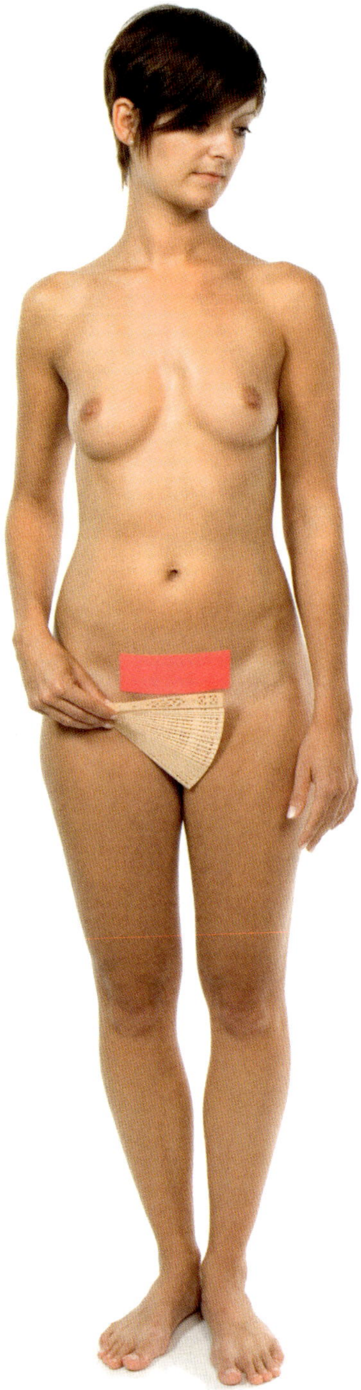

Tapingzonen

Tapingzonen

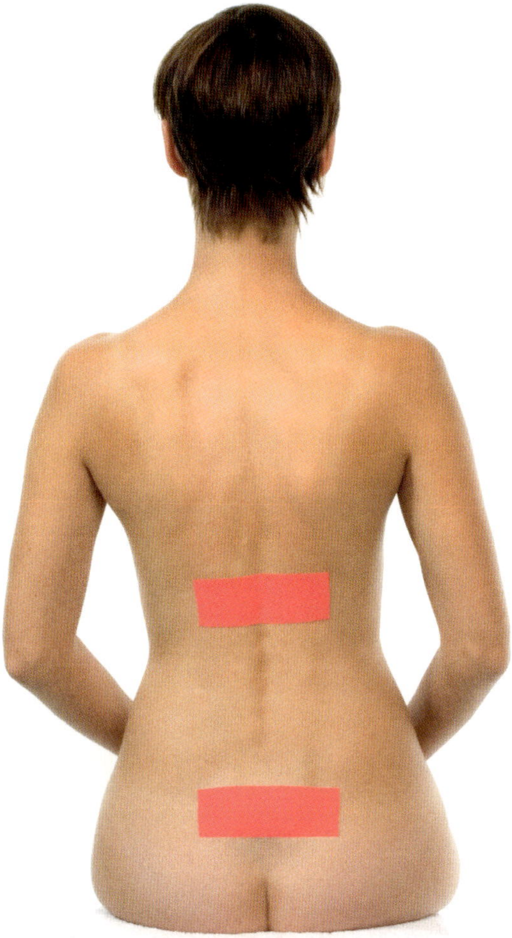

Affirmation

Ich habe unendliches Vertrauen,
dass sich alles zum Guten wendet.

Beziehungsängste, Minderwertigkeitsängste, Persönlichkeitsängste, Kommunikationsängste

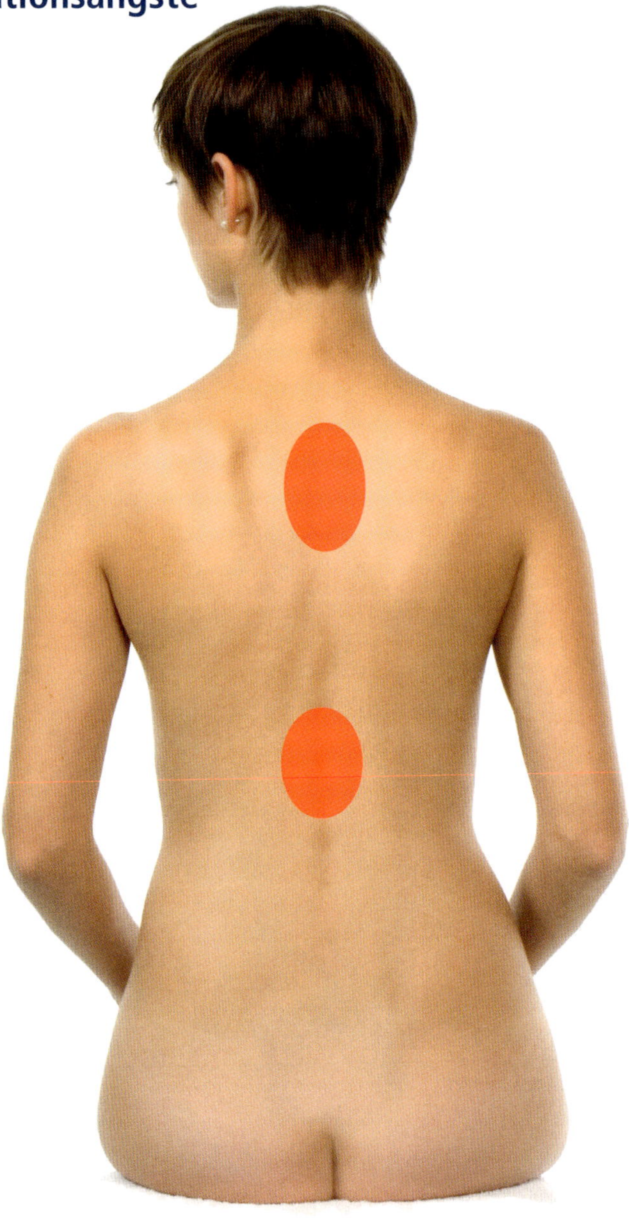

Verspannungszonen

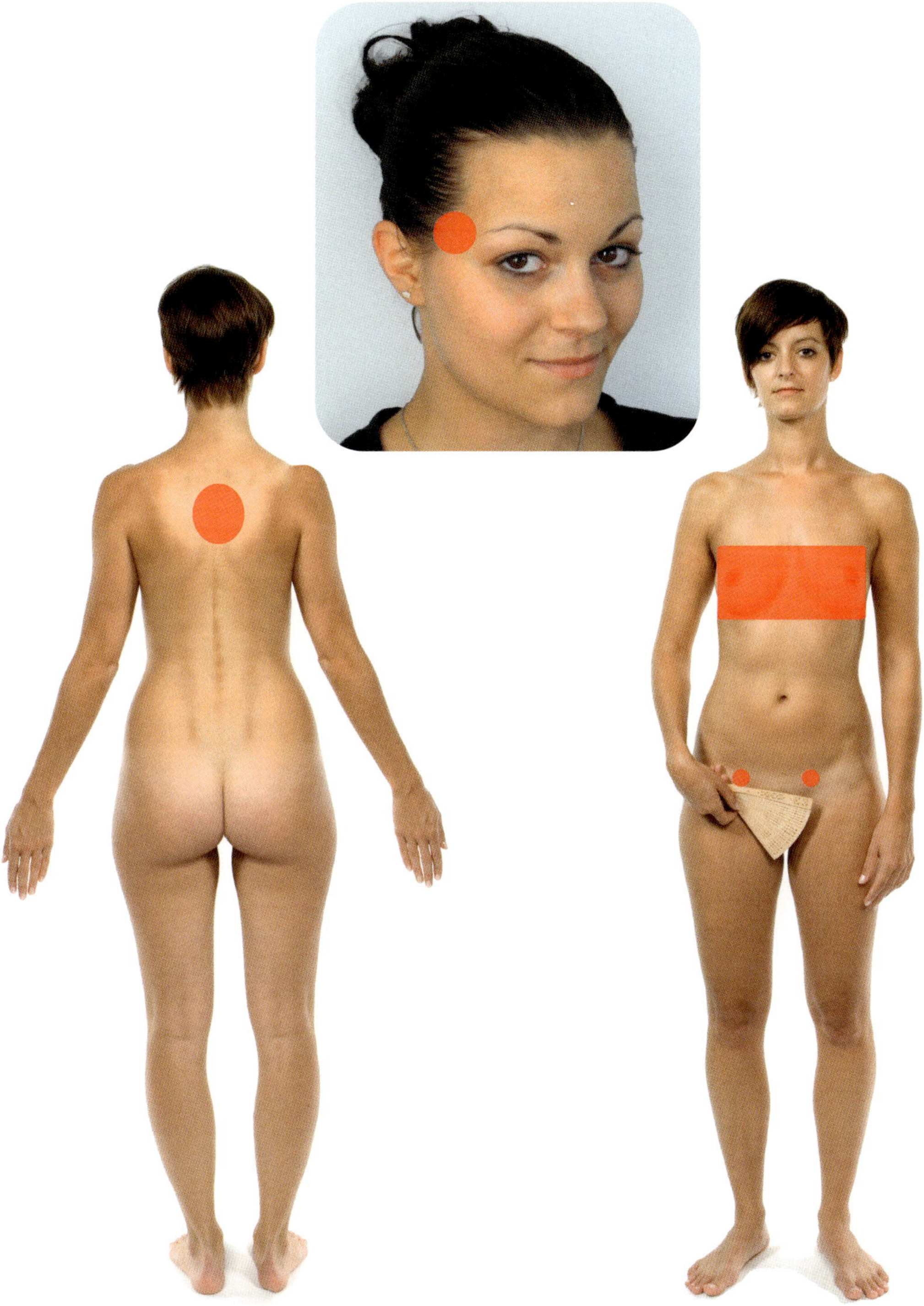

Projektionszonen

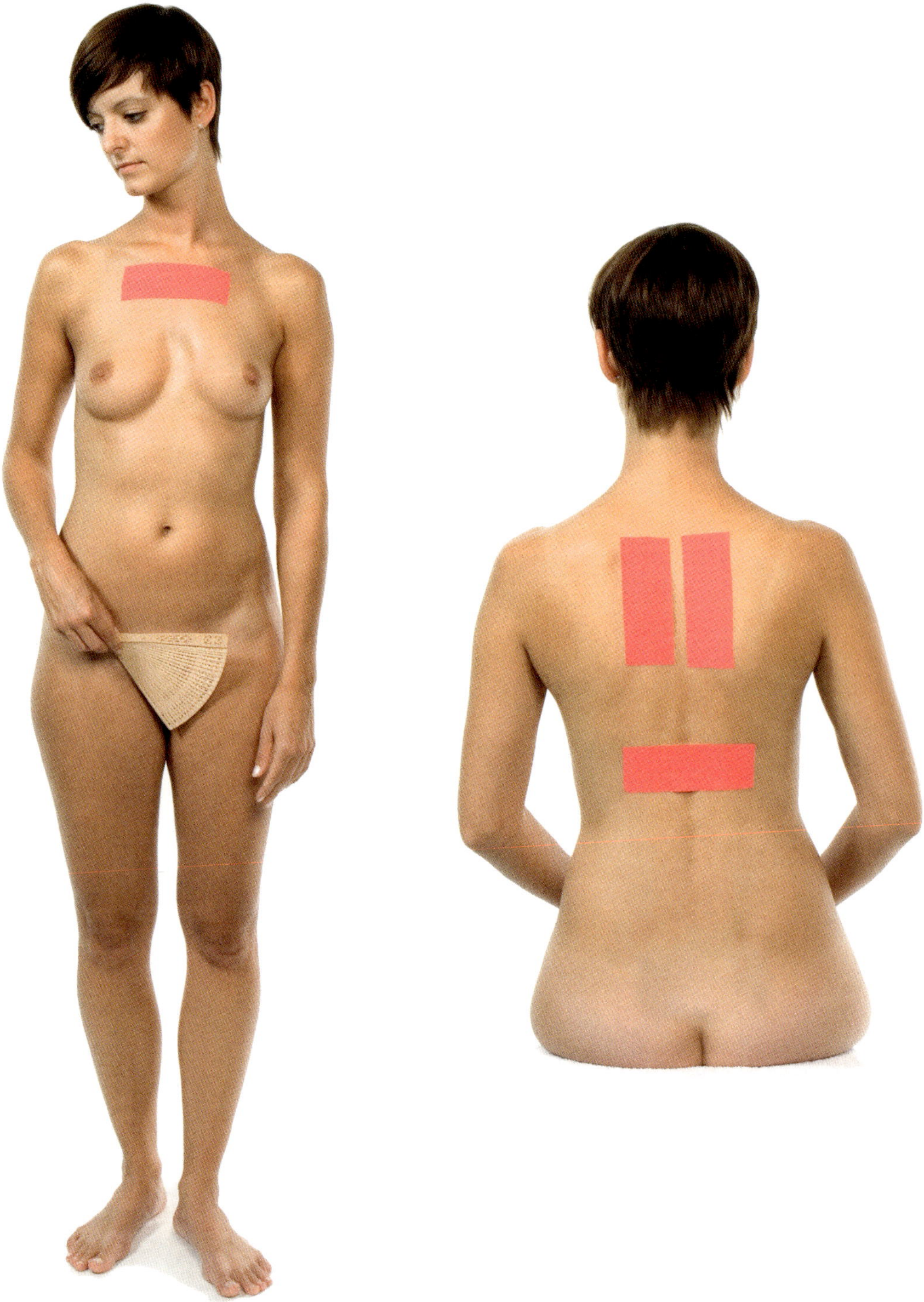

Tapingzonen

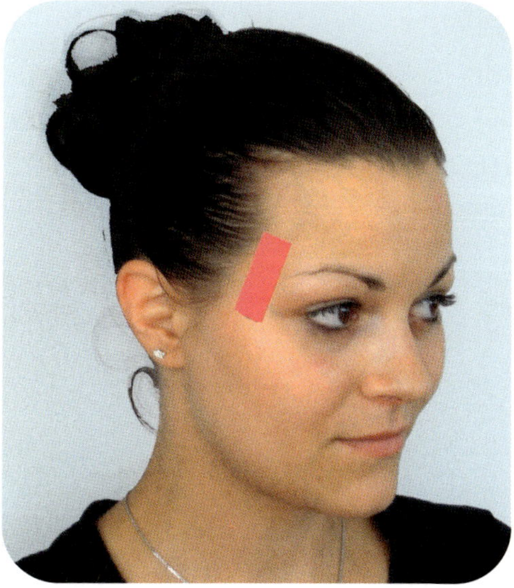

Tapingzonen

Affirmation

Ich entfalte meine eigene, positive Persönlichkeit voll und ganz.

Abgrenzungsängste, Verfolgungsängste, Identitätsängste, Berührungsängste

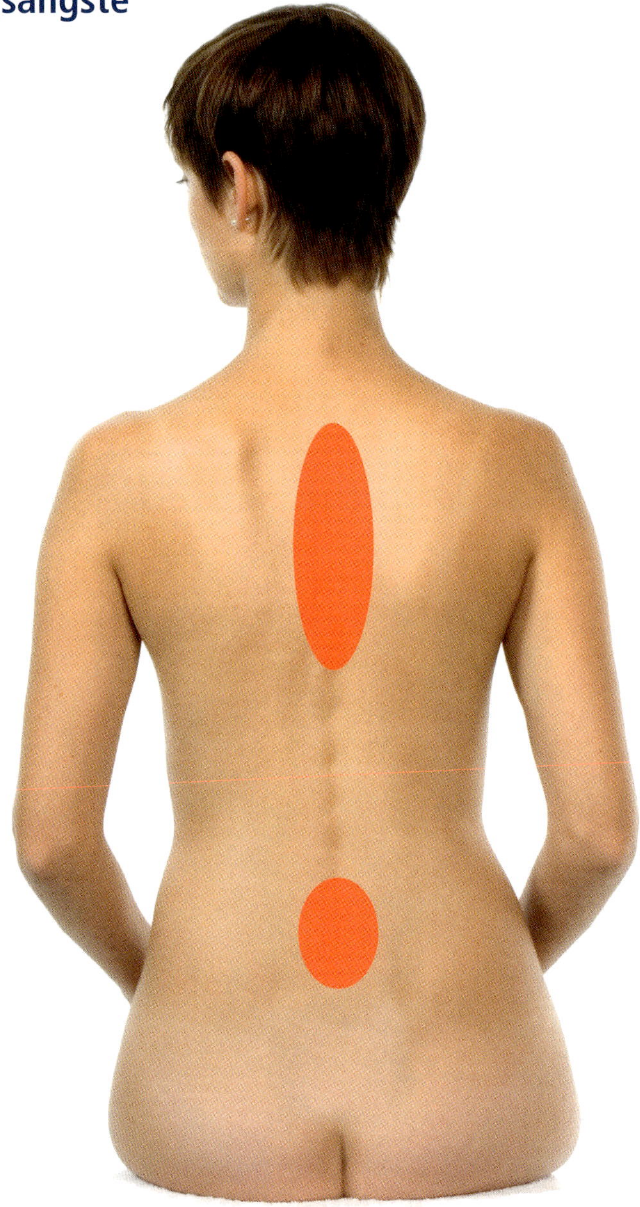

Verspannungszonen

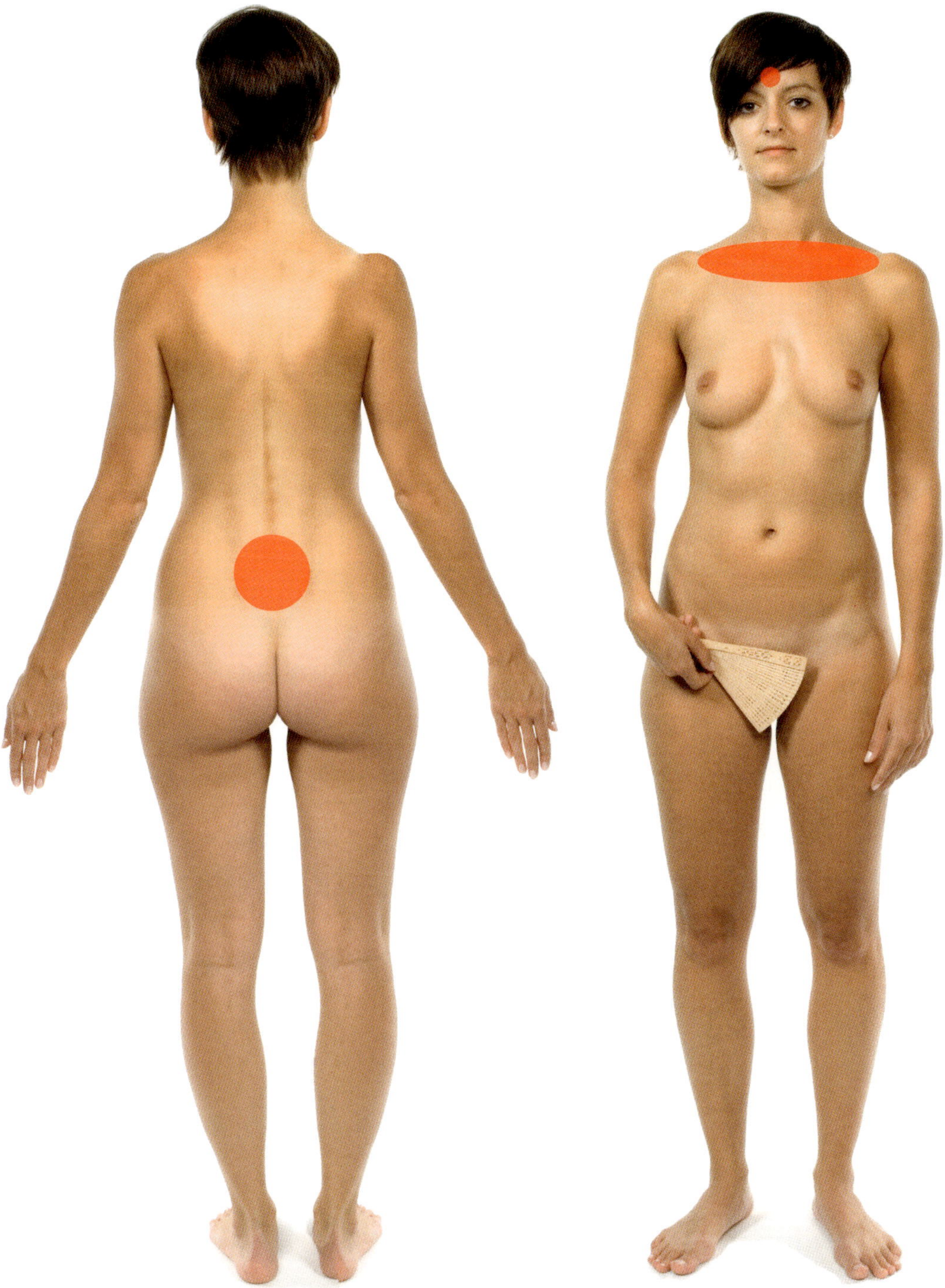

Projektionszonen

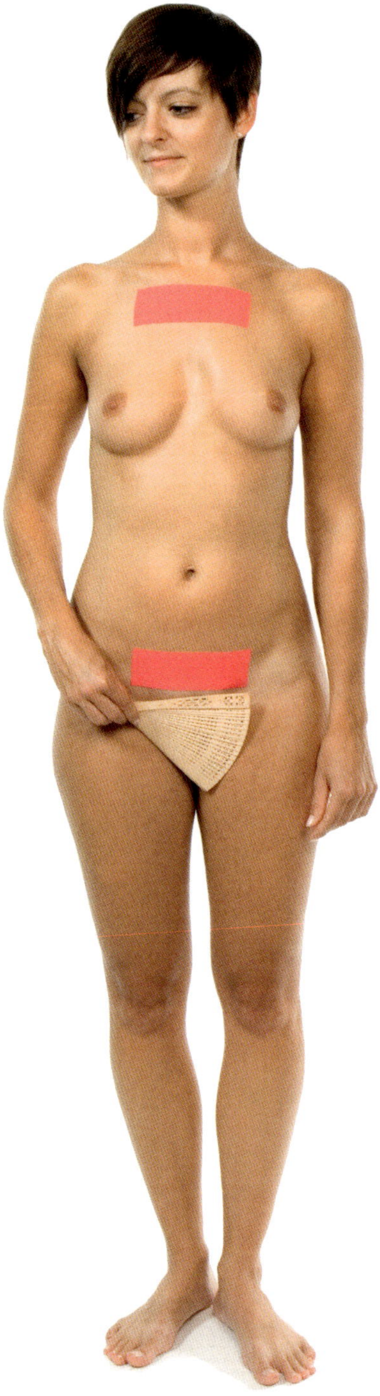

Tapingzonen

Tapingzonen

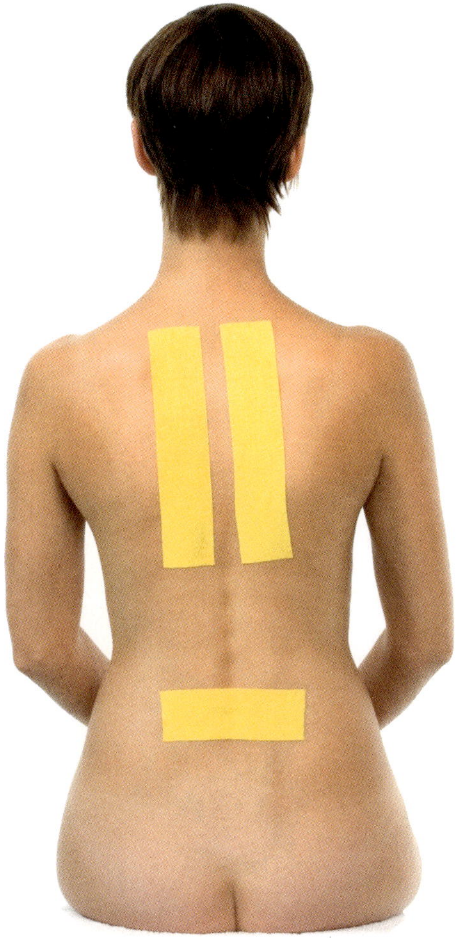

Affirmation

Ich erfahre die Einzigartigkeit des Lebens neu,
statt mich aufzugeben.

Kompetenzängste, Zukunftsängste, Versagensängste

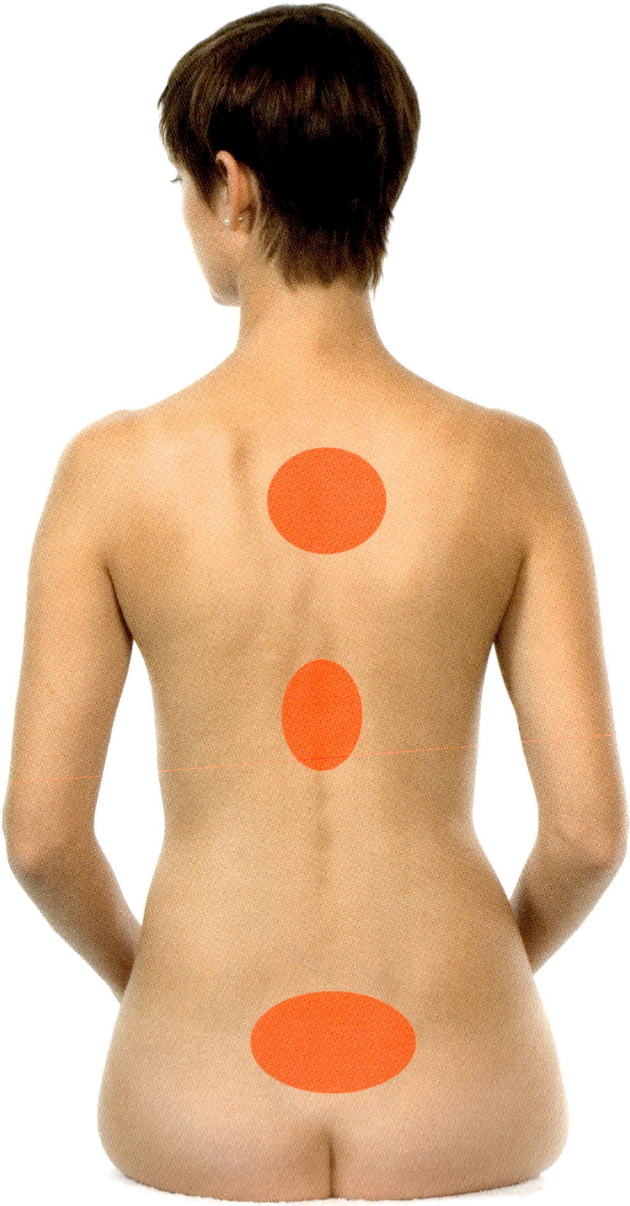

Verspannungszonen

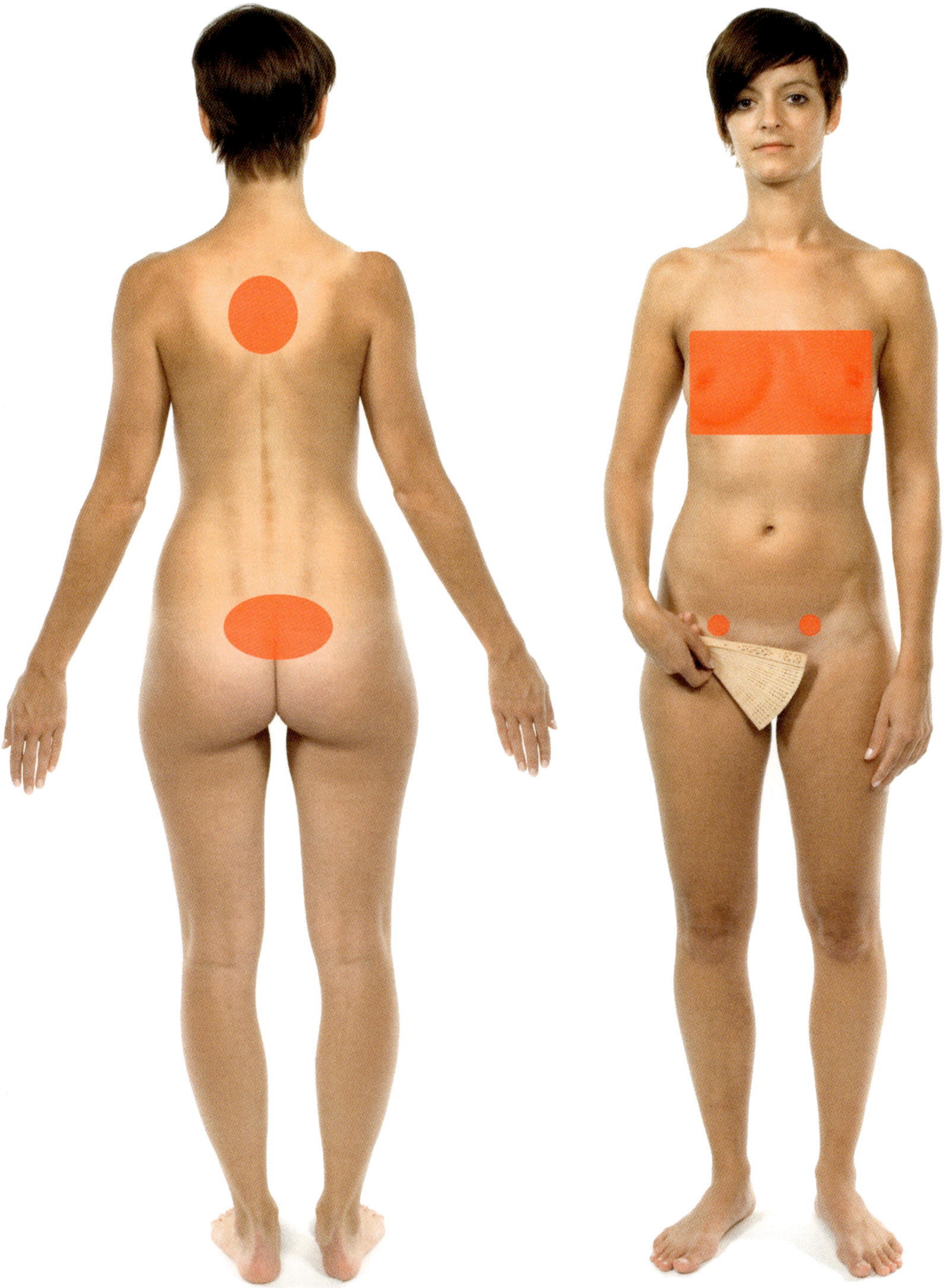

Projektionszonen

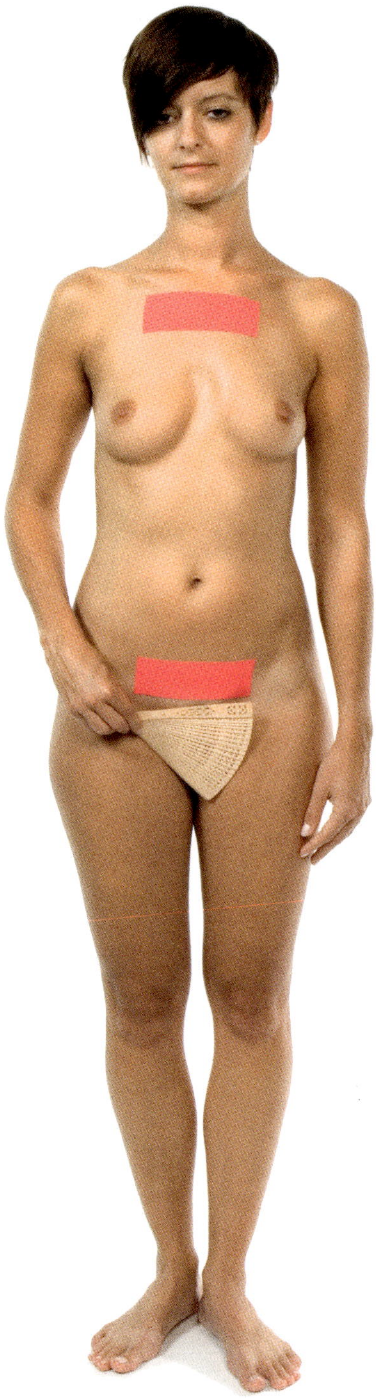

Tapingzonen

Tapingzonen

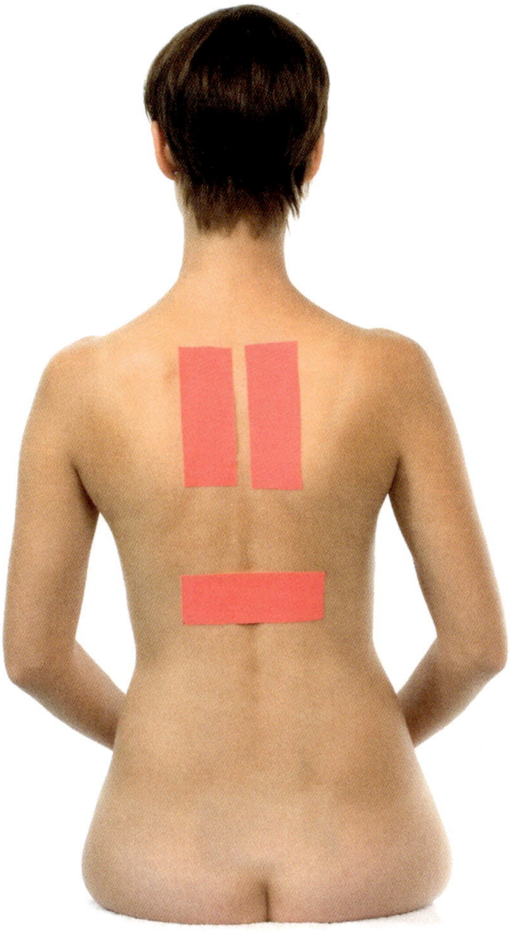

Affirmation

Ich verdiene es, wegen meines Charakters geliebt zu werden, und lasse mein Erkaufen von Liebe durch Leistung los.

Beziehungsängste, Minderwertigkeitsängste, Persönlichkeitsängste, Kommunikationsängste, Angst vor Machtverlust im Umgang mit Gleichgestellten

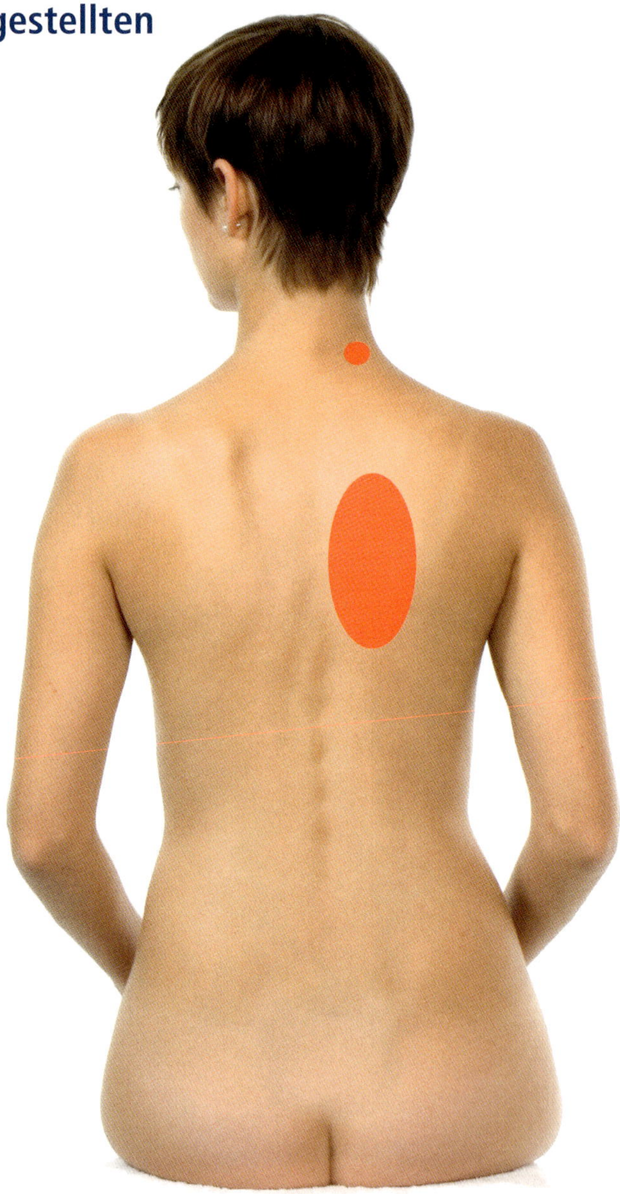

Verspannungszonen

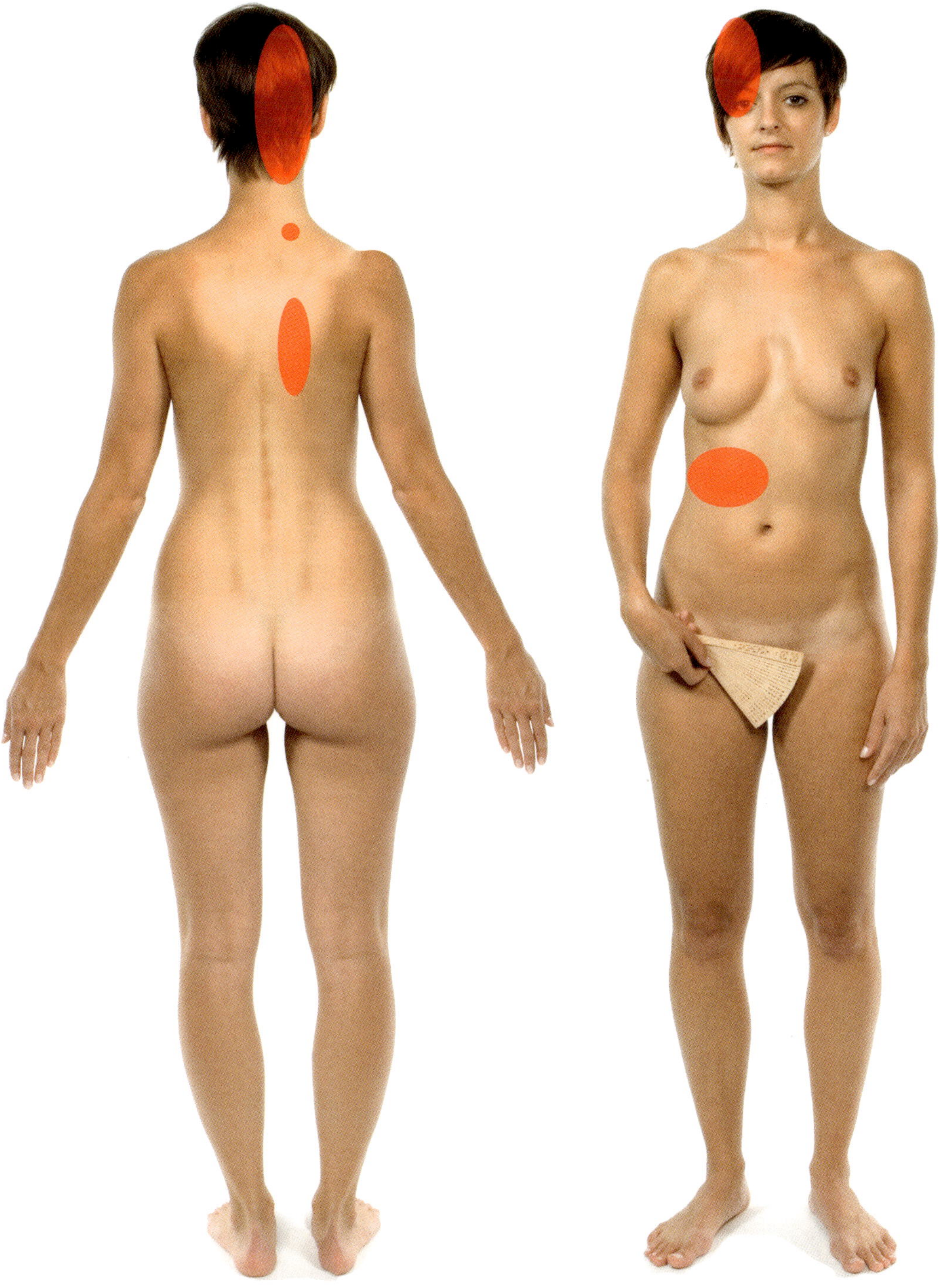

Projektionszonen

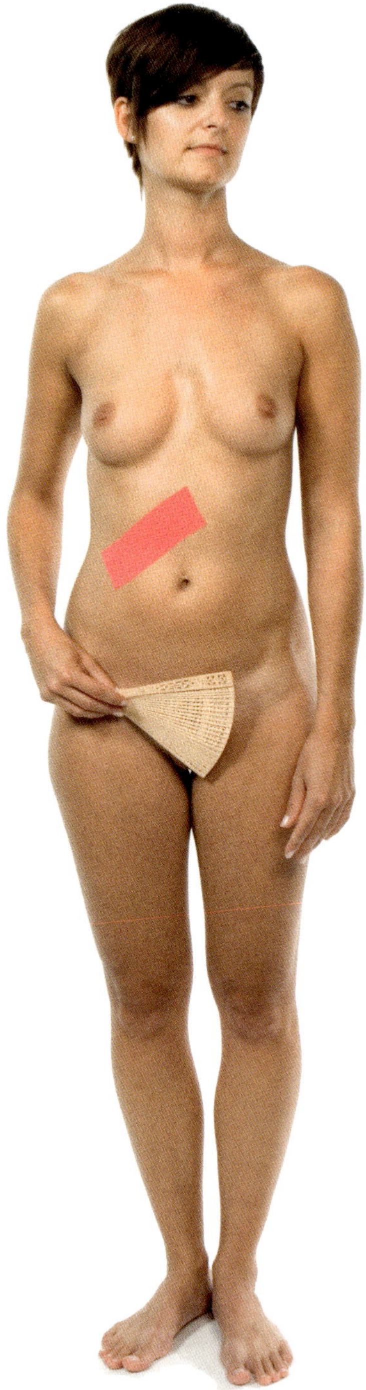

Tapingzonen

Tapingzonen

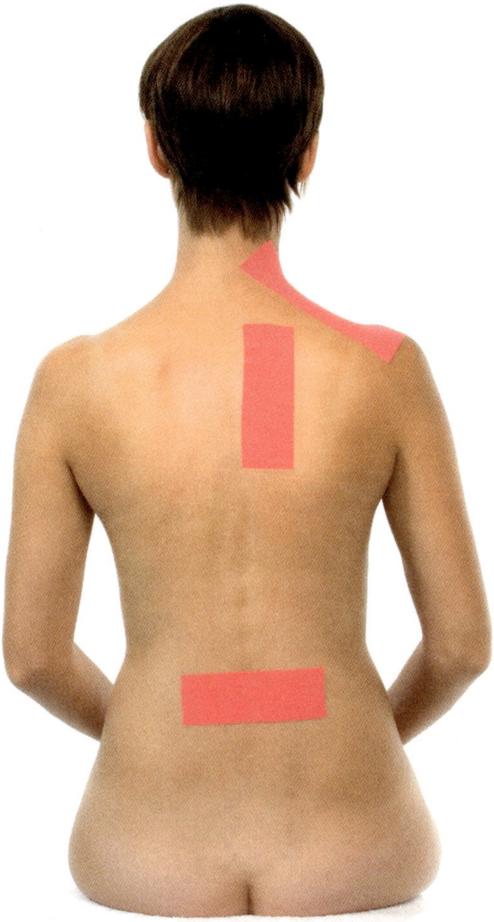

Affirmation

Ich gehe offen und kontaktfreudig
auf meine Mitmenschen zu.

Angst vor Zuwendungsverlust und Verhungern

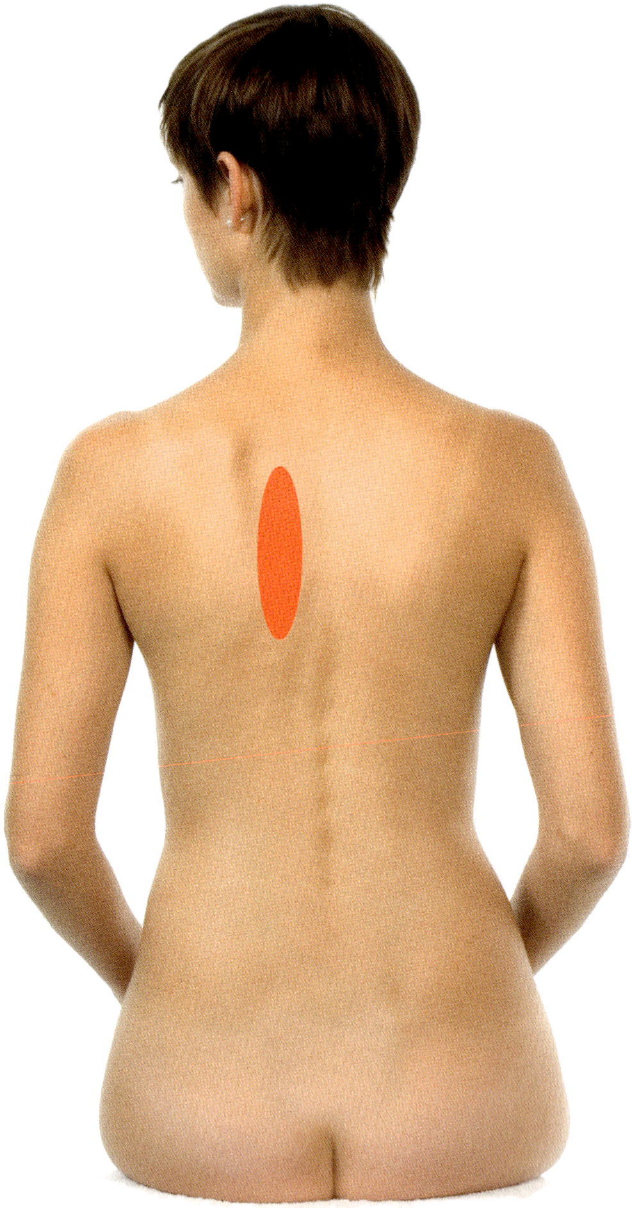

Verspannungszonen

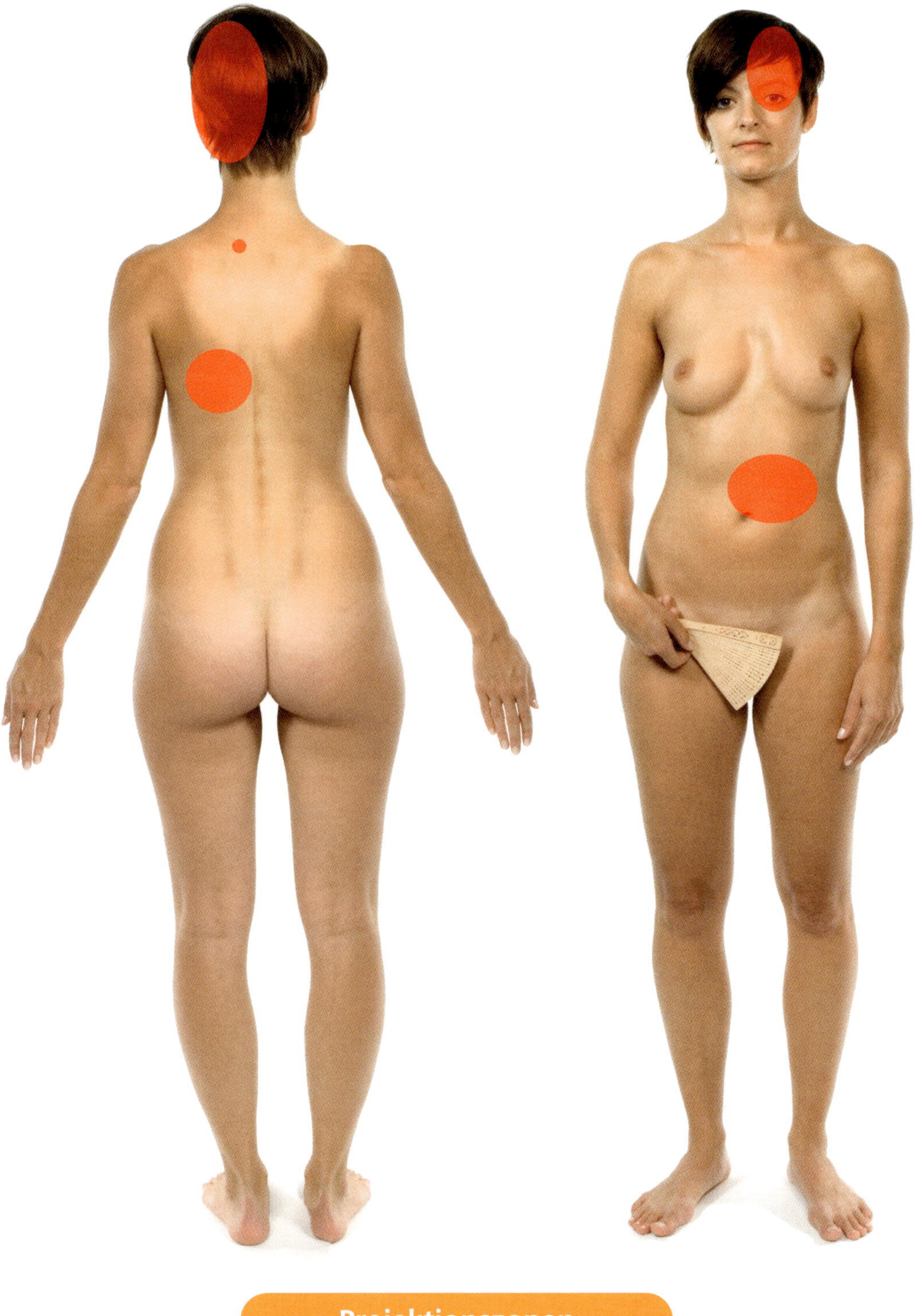

Projektionszonen

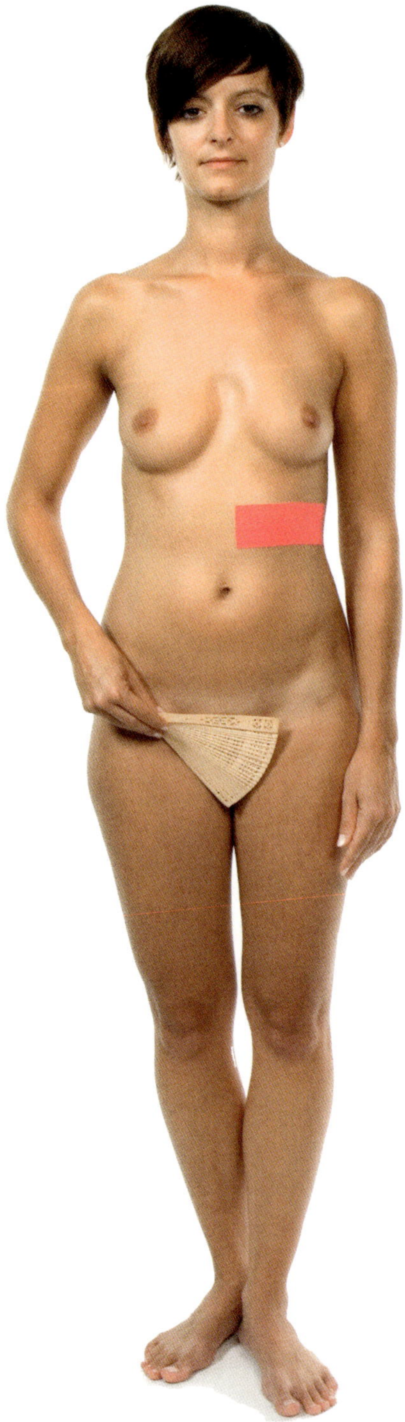

Tapingzonen

Tapingzonen

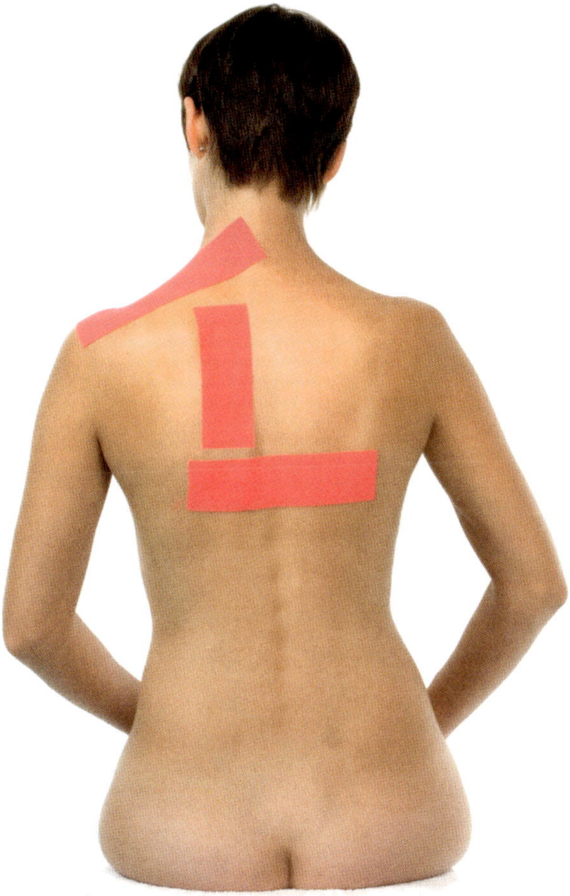

Affirmation

Ich fühle mich von meinem Umfeld
und der Gesellschaft akzeptiert.

Misstrauen

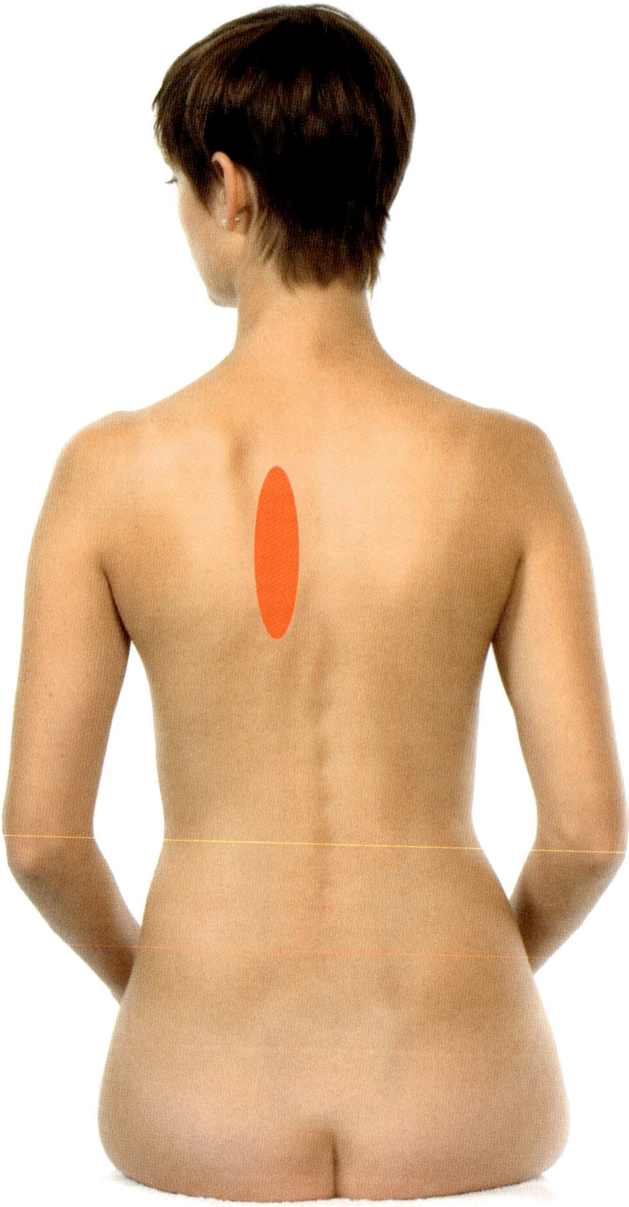

Verspannungszonen

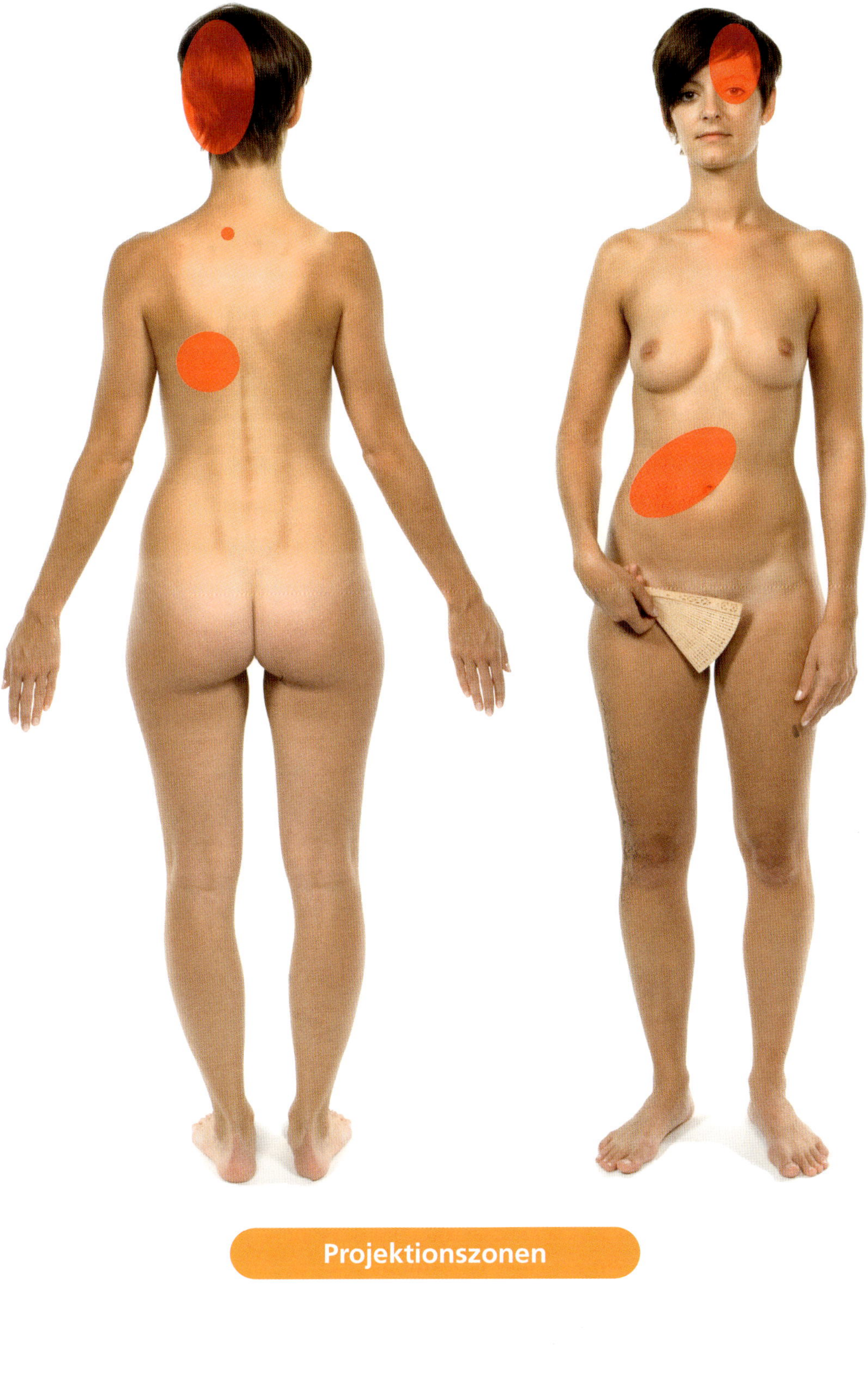

Projektionszonen

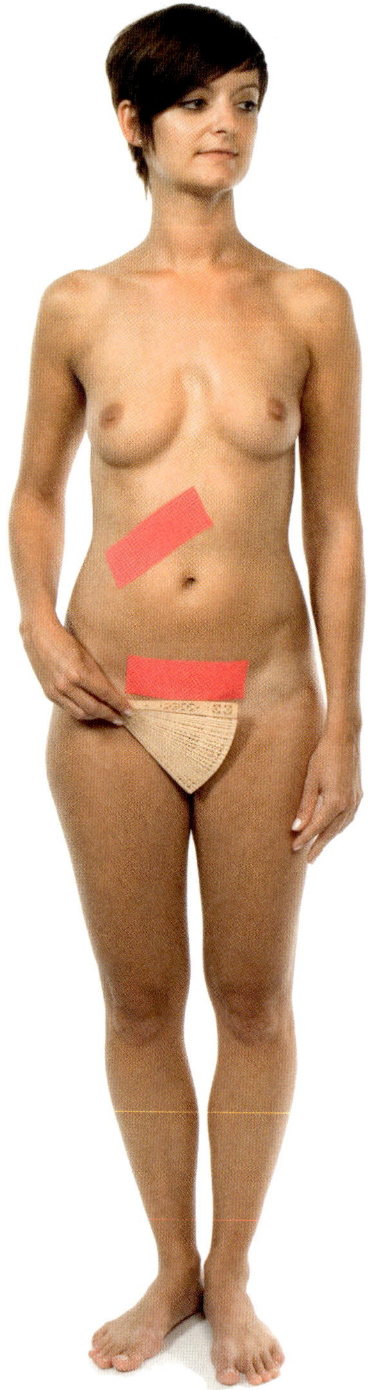

Tapingzonen

Tapingzonen

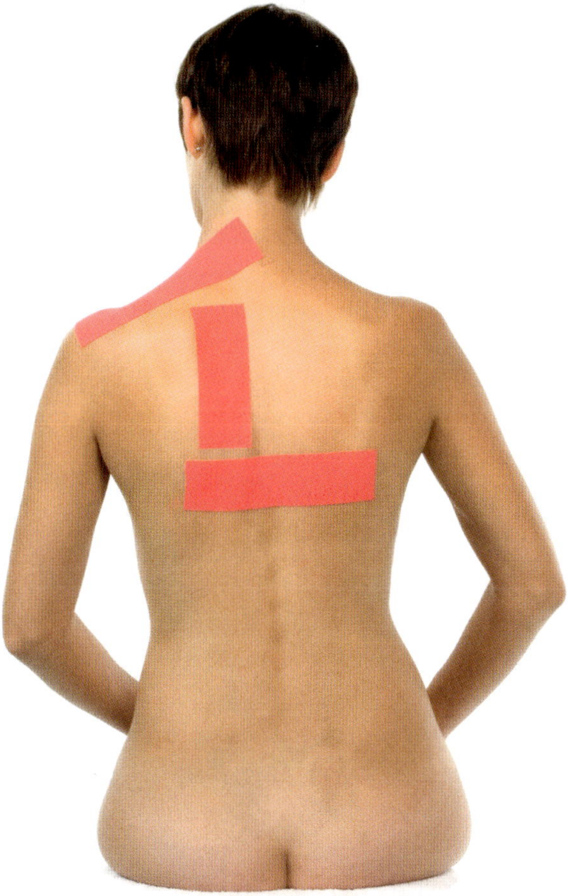

Affirmation

Ich gliedere mich positiv in die Gesellschaft ein
und lasse mich von ihr tragen.

Schlagwortverzeichnis der Symptome

Bei welchen körperlichen Beschwerden sollte welches Tapingmuster gewählt werden?

Bei dem Hinweis (Arzt!) in diesem Verzeichnis: bitte dringend einen Arzt zur Abklärung der Beschwerden aufsuchen!

Bei *mehreren* Vorschlägen für Tapingmuster bitte durch Nachlesen differenzieren und herausfinden, welches am besten passt.

In diesem Verzeichnis bedeutet die Anmerkung (kein Kaffee!), dass Betroffene mit der jeweiligen Symptomatik ab Beginn der Tapingtherapie für mindestens 6 Wochen den Genuss von Kaffee absolut vermeiden sollten (wegen des den Gallefluss hemmenden Ochratoxingehaltes von Kaffee).

Ängste:
Abgrenzungsängste 272, 273
Angst vor Harmonieverlust 268, 269
Angst vor Machtverlust im Umgang mit Gleichgestellten 280, 281 (kein Kaffee!)
Ängste vor Verletzung 264, 265
Angst vor Zuwendungsverlust 284, 285
Angst zu verhungern 50, 51
Bindungsängste 264, 265
Entscheidungsängste 264, 265
Erwartungsängste 264, 265
Existenzängste 264, 265
Kommunikationsängste 280, 281 (kein Kaffee!), 268, 269
Kompetenzängste 276, 277
Minderwertigkeitsängste 280, 281 (kein Kaffee!)
Misstrauen 288, 289
Persönlichkeitsängste 280, 281 (kein Kaffee!)
Verfolgungsängste 272, 273
Verlustängste 264, 265
Versagensängste 276, 277
Zukunftsängste 264, 265

Augen:
geschwollene Augen 64, 65 (kein Kaffee!)
kurzsichtige 64, 65 (kein Kaffee!)
müde 64, 65 (kein Kaffee!)
trockene 64, 65 (kein Kaffee!)

Bauch:
Blähbauch 46, 47
Krämpfe (Arzt!) 46, 47
Spannungsgefühl im Oberbauch Mitte 54, 55
Spannungsgefühl im Oberbauch links 50, 51
Spannungsgefühl im Oberbauch rechts 54, 55 / 64, 65 (kein Kaffee!)
Völlegefühl 54, 55

Brustspannung, PMS 60, 61

Darm:
Reizdarm 214, 215

Durst, nächtlicher 64, 65 (kein Kaffee!)

Endometriose 36, 37

Füße, kalte 36, 37
Gemüt:
Gereiztheit 54, 55 / 64, 65 (kein Kaffee!)
hohe Aggressionsrate 46, 47
Hyperaktivität 258, 259
Muskelschmerzen 50, 51
Neigung zu Depressionen 54, 55 / 60, 61
Gewichtsabnahme (Arzt!)
Haarausfall, periodenweise 36, 37
Hals (Kloßgefühl) 46, 47
Hämorrhoiden 64, 65 (kein Kaffee!)
Hände:
ausstrahlende Schmerzen
in Kleinfinger links (Arzt!) 40, 41
kalte Hände 36, 37
Harnblase:
Blasendruck 36, 37
Harndrang 36, 37
Reizblase 224
Haut:
Akne 36, 37
allergische Reaktion 46, 47
Ekzeme 46, 47
fette Haut 36, 37
Neurodermitis 254
unreine Hau 36, 37
schrundige, dicke Haut 46, 47
Heißhunger 50, 51
Herz:
Druckschmerzen
vor dem Herzen (Arzt!) 40, 41
Engegefühl im Brustkorb (Arzt!) 40, 41
Herzjagen 40, 41 / 60, 61
Herzstolpern 40, 41 / 60, 61
Immunschwäche 46, 47
Juckreiz:
Hodensack 64, 65 (kein Kaffee!)
Po 64, 65 (kein Kaffee!)
Scheide 64, 65 (kein Kaffee!)
Kaltschweißigkeit 50, 51
Karpaltunnelsyndrom:
rechts 64, 65 (kein Kaffee!)
links 50, 51 / 54, 55
Kiefer:
ausstrahlende Schmerzen
in Kieferwinkel rechts (Arzt!) 40, 41
Konzentrationsstörungen 36, 37
Kopfschmerzen:
Kopfschmerzen hinter dem Auge 64, 65 (kein Kaffee!)
Nackenkopfschmerzen 234, 235
Schläfenkopfschmerzen 60, 61
Scheitelkopfschmerzen links 240, 241
Scheitelkopfschmerzen rechts 236, 237 (kein Kaffee!)
Stirnkopfschmerzen Mitte 246, 247
Stirnkopfschmerzen seitlich 46, 47
Kraftlosigkeit (Arzt!)
Langzeitgedächtnis,
eingeschränktes 40, 41
Leber (Reizleber) 228 (kein Kaffee!)
Lunge:
Asthma 250
Luftnot (Arzt!) 46, 47
Krampfhusten 46, 47
Reizhusten 46, 47
Lustlosigkeit, sexuell 188, 189
Magen:
Magendruck 54, 55
Reizmagen 220
Sodbrennen 54, 55
Völlegefühl 54, 55

Milchfluss (Arzt!) 60, 61
Migräne siehe Kopfschmerzen
Mund:
seitliche Anteile der
Unterlippe geschwollen 64, 65
(kein Kaffee!)
trockener Mund 64, 65
(kein Kaffee!)
Nacken (Spannungsschmerzen) 36, 37
Nase, trockene 64, 65
(kein Kaffee!)
Ohren, trockene 64, 65
(kein Kaffee!)
Penis:
Ausfluss 36, 37
Brennen 36, 37
Wundsein 36, 37
Periode:
unregelmäßig 36, 37
verlängert 36, 37
schmerzhaft 36, 37
verkürzt 36, 37
Schmierblutung 36, 37
Zwischenblutung 36, 37 / 60, 61
Rückenschmerzen:
Nackenschmerzen 36, 37
tiefe Kreuzschmerzen 36, 37
untere Lendenwirbelsäule 36, 37
Verspannungen
der unteren HWS 50, 51 / 54, 55
Verspannungen
der mittleren BWS 40, 41
Verspannungen
der unteren BWS 50, 51 /
54, 55 / 64, 65
Scheide:
Ausfluss 36, 37
Brennen 36, 37
Schmerzen beim Verkehr 36, 37
Wundsein 36, 37
Schilddrüse (Überfunktion) 60, 61
Schlafstörungen:
beim Durchschlafen 64, 65
(kein Kaffee!)
beim Einschlafen 36, 37
Schulter:
Schmerzen links 50, 51 / 54, 55
Schmerzen rechts 64, 65
(kein Kaffee!)
Schwäche (Arzt!)
Stirn (Kopfschmerzen) 36, 37
Stuhl:
Blutauflagerung (Arzt!) 46, 47
breiiger Stuhl 46, 47 / 50, 51
Durchfall 46, 47
Schleimauflagerung 46, 47
Tinnitus 64, 65
(kein Kaffee!)
Unruhe, geistige 40, 41
Unterbauch:
Eisprungschmerzen 36, 37 / 60, 61
Krämpfe (Arzt!) 36, 37
Periodenschmerzen 36, 37
Spannungsgefühl im U. 36, 37
stechende Schmerzen
über d. Leiste 60, 61
Völlegefühl 36, 37
Warzenfortsatz:
hinterer Anteil
links druckschmerzhaft 50, 51 / 54, 55
hinterer Anteil
rechts druckschmerzhaft 64, 65
(kein Kaffee!)
Zähneknirschen 184, 185

Ergänzende Beiträge zu diesem Buch …

… finden Sie im Internet. Dr. Winfried Weber stellt dort zur Verfügung:

- Überblick: Emotional-Taping-Gebrauchsinformation
- eine Tabelle zu den Zusammenhängen zwischen den emotionalen (psychischen) Themen, bestimmten Ängsten und den korrespondierenden körperlichen Problembereichen (für professionelle Anwender von *Emotional Taping*)
- einen Beitrag zum Thema:
  „Rauchen hilft gegen Stress … und die Sonne kreist um die Erde"
- Schlagwortverzeichnis der Symptome

Sie finden diese ergänzenden Materialien unter der folgenden Internetadresse: *http://www.vakverlag.de/vak_download/Weber_Zusatzmaterial.pdf*

Nutzer eines mit der entsprechenden Reader-Software ausgestatteten Handys können den folgenden QR-Code lesen, um direkt auf die genannte Internetseite zu gelangen:

Informationen über Bezugsquellen für Tapes …

… erhalten Sie auf Anfrage bei:
VAK Verlags GmbH
Eschbachstraße 5
79199 Kirchzarten
Deutschland
Fax.: 07661 - 98 71 99
E-Mail: info@vakverlag.de

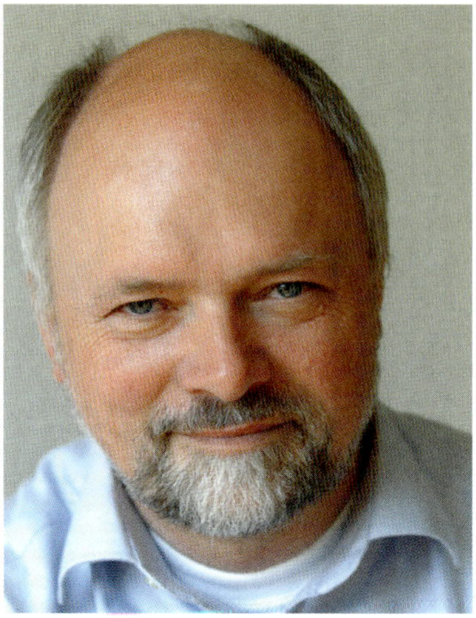

Über den Autor

Dr. Winfried Weber ist Jahrgang 1948, seit 1974 verheiratet und hat vier Kinder. Er studierte in Marburg Medizin und schloss seine Facharztausbildung für Gynäkologie in Oldenburg und Bremen ab. Seit 2005 führt er in Darmstadt eine Praxis mit den Schwerpunkten Präventionsmedizin, ganzheitliche Frauenheilkunde, Schmerztherapie und Stressmanagement.

Dr. Weber absolvierte zertifizierte Weiterbildungen in Naturheilverfahren, Umweltmedizin sowie in Akupunktur und forscht auf den Gebieten der Infrarot-Thermografie, Psychosomatografie, der projektionsfreien Therapie, Akupunktur und Regulationsmedizin. Neben zahlreichen Veröffentlichungen in Fachzeitschriften hielt und hält er auch Vorträge und Kurse über *Emotional Taping* für Ärzte, Therapeuten und interessierte Laien. Geplant ist auch ein Seminarangebot von Dr. Weber beim *IAK-Forum International* in Kirchzarten. (Näheres zu gegebener Zeit unter ***www.iak-freiburg.de***)

Bisherige Buchpublikationen: *Standardisierte Punkt-Thermographie*, Heidelberg: Haug, 1985; *Krankheit als Ausdrucksform*, Heidelberg: Haug, 1993; *Frauen-Ängste, Frauen-Krankheit, Frauen-Schmerz: Zusammenhänge und Lösungen*, Darmstadt: Schirner, 2009.

Weitere Informationen im Internet unter:
www.natuerlich-gesund.com
www.zentrum-burnout.de